JN271869

医学統計学シリーズ
丹後俊郎＝編集
10

経時的繰り返し測定デザイン
治療効果を評価する混合効果モデルとその周辺

丹後俊郎
［著］

朝倉書店

序

　そもそも，「薬が効く」ということはすべての患者に「一様に効く」ということではない．同じ薬剤を同じ用法用量で投与されたすべての患者が同じように反応することは極めて稀である．多くの臨床試験の結果が示しているように早期に改善傾向を示す患者もいれば，症状は変わらずついには残念ながら悪化してしまう患者もいる，というように反応は患者によって様々である．また，どの患者がどちらの方向に反応するかは事前には予測が難しく，投与後の観察でしかわからないという「予測不可能な個人間差（intra-individual variability）」が存在する．つまり，反応に予測不可能なバラツキがあることが薬の効果の解釈を難しくする要因であり，正しく解釈する上で重要な視点となる．

　すなわち，複数の患者に投与するとき，反応が数値（高い値ほど強い改善傾向を示す）で表現できれば，反応のバラツキ，つまり，分布（ヒストグラム）が観察される．例えば200人を100人ずつの2群に無作為に分け，一方の群にはある薬剤を投与し，他方には偽薬（プラセボ）を投与して，その効果を経時的に繰り返し測定して時間を追って比較観察すると，投与群と非投与（プラセボ）群とも個人間差による異なった反応プロファイル（経時的変動パターン）が観察される．薬剤の効果が全くなければ，両群の反応プロファイルの集合体はほぼ重なる．もし，薬剤の効果があれば，薬剤投与群の反応プロファイルはプラセボ投与群より高値へずれることになるだろう．両群の平均プロファイルの差が大きければ大きいほど「効果が大きい」ということになる．しかし，薬剤の効果が大きくても薬剤投与群とプラセボ投与群の平均プロファイルが完全に分離されることは稀であり，重なる部分が生じる．つまり，薬剤を投与された患者より改善傾向が大きいプラセボ投与群の患者が存在するのである．したがって，「平均的な反応プロファイルのずれの大きさ」が「臨床的かつ統計学的に有意な大きさ」である場合に「薬が効く」と判断されるのであって，投与した群の患者すべてが改善することを決

して意味しないのである．このように，薬剤の効果は「予測不可能な個人間差」により反応のバラツキがあるため，事前に適切に見積もった数の患者を，投与する群と投与しない（対照薬を投与する）群の2群に無作為（ランダム）に割り付けて実際にヒトに投与し治療の結果としての分布を観察比較して初めてその効果が評価できるのである．

　この治療への反応プロファイルの個人間差を変量効果（random-effects）で表現し治療効果を評価できる統計モデルとして一般化線形混合効果モデル（generalized linear mixed-effects model）が最近注目を浴びてきている．本書では，経時的繰り返し測定デザインに基づく実際の動物実験データ，臨床試験データを用いて，統計ソフトSASを主に利用し，SASでできない部分については統計ソフトRを利用して，混合効果モデルの適用，結果の解釈を詳細に解説する．更に，最近のベイジアンアプローチの普及もあるので，OpenBUGSを利用したベイジアンアプローチについても紹介する．

　しかし，各治療群毎の平均プロファイルを超えた反応プロファイルの個人間差が存在する場合には，混合効果モデルでは治療効果を評価できない．このような個人差に対応し治療効果を評価できる統計モデルとして潜在プロファイルモデル（latent profile model）を紹介する．

　本書によって治療への反応の個人間差に関する統計モデルに興味をもち，治療効果の評価にあたってはその役割の重要性を認識した読者が少しでも増えれば幸いである．

　　2015年8月

丹 後 俊 郎

目　　次

1. 経時的繰り返し測定デザインとは ……………………………………… 1
2. 動物実験データの解析 …………………………………………………… 5
   2.1　解 析 例 1 …………………………………………………………… 6
   2.2　解 析 例 2 …………………………………………………………… 7
   2.3　解 析 例 3 …………………………………………………………… 8
3. 分散分析モデルから治療効果を学ぶ …………………………………… 14
   3.1　分散分析モデル ……………………………………………………… 15
   3.2　split-plot design …………………………………………………… 21
   3.3　分散共分散構造のモデル …………………………………………… 23
   3.4　分散共分散が薬剤群間で異なる分散分析モデル ………………… 29
4. 分散分析モデルから混合効果モデルへ ………………………………… 33
   4.1　問題の所在：混合効果モデルの導入 ……………………………… 34
   4.2　治療効果の不偏推定値 ……………………………………………… 37
   4.3　ベースラインデータ調整のANCOVA型モデル ………………… 40
5. 混合効果モデルの基礎 …………………………………………………… 46
   5.1　適用例1：成長モデル ……………………………………………… 47
   5.2　適用例2：薬剤効果の比較 ………………………………………… 52
6. 欠測データにも柔軟に対応できる混合効果モデル …………………… 58
   6.1　適用例1：薬剤効果の比較の欠測データ ………………………… 59

6.2 適用例2：成長モデルの欠測データ 61

7. 臨床試験への混合効果モデル——正規線形回帰モデル 64
7.1 完全ケースデータに基づく混合効果モデル 68
7.1.1 治療効果が時点によって変化するRMモデル 68
7.1.2 治療期間中の治療効果一定を仮定するRMモデル 76
7.1.3 治療群間での分散共分散が異なるモデル 80
7.1.4 ベースライン調整のANCOVA型モデル 82
7.2 オリジナルデータの解析——欠測データを無視できる最尤法 88
7.2.1 RMモデル 88
7.2.2 治療群間での分散共分散が異なるモデル 91
7.2.3 ベースライン調整のANCOVA型モデル 92
7.3 まとめ 93

8. 臨床試験への混合効果モデル——ロジスティック回帰モデル 95
8.1 治療効果が時点によって変化するRMモデル 97
8.2 治療期間中の治療効果一定を仮定するRMモデル 109
8.3 ベースライン調整のANCOVA型モデル 113
8.4 まとめ 118

9. 臨床試験への混合効果モデル——Poisson回帰モデル 119
9.1 治療効果が時点によって変化するRMモデル 122
9.2 治療期間中の治療効果一定を仮定するRMモデル 132
9.3 ベースライン調整のANCOVA型モデル 136
9.4 まとめ 141

10. 混合効果モデルへのベイジアンアプローチ 143
10.1 無情報事前分布と信用区間 144
10.2 混合効果正規線形回帰モデル Model V のベイジアンモデル ... 145
10.3 混合効果ロジスティック回帰モデル Model IV のベイジアンモデル 151
10.4 混合効果Poisson回帰モデル Model V のベイジアンモデル ... 155

11. 潜在プロファイルモデル——個人の反応プロファイルの分類 161
  11.1 潜在プロファイルモデル 164
  11.2 比例オッズモデルを組み込んだ潜在プロファイルモデル 168
  11.3 潜在プロファイルの個数 170
  11.4 グリチロン錠二号の臨床試験への適用 171
    11.4.1 推定結果：潜在プロファイルモデル 172
    11.4.2 推定結果：比例オッズモデルを組み込んだ潜在プロファイルモデル 178
    11.4.3 R と OpenBUGS のプログラム 180
    11.4.4 混合効果正規線形回帰モデルとの比較 183
  11.5 うつ病の患者に対する認知行動療法の臨床試験への適用 184
  11.6 まとめ 189

12. 経時的繰り返し測定デザインの最適化とサンプルサイズ 190
  12.1 サンプルサイズの計算の基本方針 191
  12.2 正規線形回帰モデル 192
    12.2.1 $1:T$ デザイン 192
    12.2.2 $S:T$ デザイン 193
    12.2.3 ベースライン調整の ANCOVA 型モデルの場合 196
  12.3 ロジスティック回帰モデル 197
    12.3.1 $1:T$ デザイン 197
  12.4 Poisson 回帰モデル 200
    12.4.1 $1:T$ デザイン 200
    12.4.2 $S:T$ デザイン 201
  12.5 モンテカルロシミュレーションによるサンプルサイズの計算 205
    12.5.1 ロジスティック回帰モデル 206
    12.5.2 Poisson 回帰モデル 208

A. 欠測データ，欠測値 210
  A.1 欠測データメカニズム 211
  A.2 欠測データの補完 215

A.3		補完モデル	216
	A.3.1	1個の変数だけに欠測データがある場合の補完モデル	216
	A.3.2	複数の変数に欠測データがある場合の補完モデル	218
A.4		Rubin のルール	219
A.5		Rubin のルールの妥当性：ベイジアンアプローチ	219

B. 最尤推定値と数値積分 ……………………………………………… 222

B.1		混合効果モデルの尤度	222
	B.1.1	正規線形回帰モデル	222
	B.1.2	ロジスティック回帰モデル	224
	B.1.3	Poisson 回帰モデル	225
B.2		混合効果モデルの最尤推定値	226
	B.2.1	正規線形回帰モデル	226
	B.2.2	ロジスティック回帰モデル	228
	B.2.3	Poisson 回帰モデル	230
B.3		積分の評価	230
	B.3.1	Laplace 近似	231
	B.3.2	Gauss–Hermite 求積法	233
	B.3.3	適応型 Gauss–Hermite 求積法	234
	B.3.4	より現実的な例への適用	236

文　献 …………………………………………………………………… 240

索　引 …………………………………………………………………… 243

1

経時的繰り返し測定デザインとは

　一般の動物実験，臨床試験では処理効果，薬剤等による治療効果などを評価するために，治療開始前のベースライン期間（baseline period），治療期間（treatment period），必要な場合には治療終了後の追跡期間（follow-up period），それぞれの期間に，主要な生体反応である評価項目 y（endpoint，エンドポイント，結果変数とも呼ぶ）を測定し，個体毎の経時的変動パターンである反応プロファイル（response profile）を観察して治療効果を評価することが多い．このような，ある意味自然なデザインを「経時的繰り返し測定デザイン」（repeated measures design）と呼び，そのデータを「経時的繰り返し測定データ」（repeated measures, longitudinal data）と呼ぶ．その中で，多くの研究事例で採用されているデザインが次に示すデザイン（「基本デザイン」，と呼ぶ）であろう：

1) 実験，試験，調査などを始める前のスタート時点，つまり，ベースライン時点（期間）に1回測定（ベースラインデータ）
2) 治療（投薬）期間（必要があれば追跡期間も含め）には一定の時間間隔をおいて T 回の繰り返し測定を計画する[*1]

臨床試験では，このようなプロトコールを事前に作成することは必須であるが，実際の試験では，この計画どおりに患者さんに協力をいただけることは稀であり，病院を訪問する時点が計画時点と大幅にずれていたり，何らかの理由により患者さんが脱落してしまう，など，欠測データ（missing data）が発生し，対象全員に測定時点のデータが揃っていることは稀である．したがって，経時的繰り返し

[*1] この「測定時点」は，試験の内容によって，測定期間，観察時点（期間），来院時点，検査時点などと呼ばれる．

測定データの評価では，

1) 欠測値の扱いが柔軟にできる
2) 定期的に計画された以外の測定時点でのデータの取り扱いが柔軟にできる

点が重要となる．更に，治療効果の評価においては，治療効果を評価する評価時点を 1 時点（例：最終測定時点）に絞り込むケースが少なくない．つまり，経時的繰り返し測定データを測定しながら，評価にあたっては，実質，ベースライン時点 1 回–評価時点 1 回の「**1 : 1 デザイン**」となっていることが多い．つまり，個体 $i(=1,\ldots,N)$ の主要評価項目のデータ y_{ij}（欠測データ含む）を

$$y_{ij} = \{\, i : \text{個体の番号},\ j : \text{測定時点}\,\}$$

と定義すると，使用できるデータ系列とその利用状況は

$$\begin{aligned}\boldsymbol{y}_i &= (\ldots, y_{i0}, y_{i1}, \ldots, y_{iT}, \ldots)^t \\ &= (\ \underbrace{y_{i0}}_{\text{ベースラインデータ}}, y_{i1}, \ldots, y_{i(T-1)}, \underbrace{y_{iT}}_{\text{評価時点のデータ}}\ )^t\end{aligned} \quad (1.1)$$

という構造である．また，治療効果の推定・検定では，ベースラインデータ y_{i0} が他の重要な交絡因子と一緒に共変量調整（covariate adjustment）に使用される共分散分析型の解析が中心である．しかし，これでは，統計学的推測の 3 原則の一つ「反復測定」が無視され，その結果，欠測データの影響をもろに受け，LOCF (last observation carried forward) が蔓延る原因を作りだしている．更に，反復測定によってサンプルサイズ（sample size）の低減が図れる可能性がある，という恩恵を拒絶したデザインにもなっている．

図 1.1 には，好ましい試験デザインとして，著者がよく引用する事例であるが，非インスリン依存型糖尿病患者において，経口糖尿病薬であるトログリタゾンの 2 用量とプラセボを比較した無作為化並行群間比較臨床試験[30]における空腹時グルコースの経過観察を示す．この試験デザインと解析はエンドポイントとして「ベースライン期間の 8 週の 5 回の測定値の平均値（ベースラインデータ）–治療期間の 24～26 週の 2 回の測定値の平均値」を取り上げ，参加施設，ベースラインデータを共変量（交絡因子の調整）とした共分散分析を適用している．「好まし

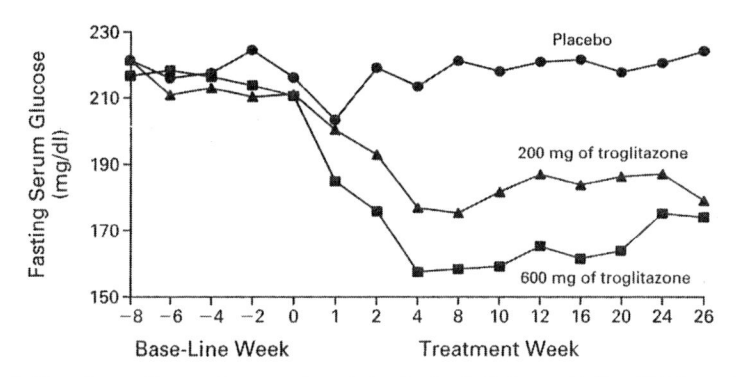

Figure 2. Mean Serum Glucose Concentrations during Fasting in Patients with Type II Diabetes during the Base-Line Period and during Treatment with Troglitazone or Placebo.
To convert values for glucose to millimoles per liter, multiply by 0.056.

図 1.1 非インスリン依存型糖尿病患者において経口糖尿病薬である troglitazone の 2 用量と placebo を比較した無作為化並行群間比較臨床試験[30]における空腹時グルコースの治療群毎の平均プロファイル

い」と述べたのは，ベースライン期間と治療期間それぞれに複数回の測定をしている点であるが，プロトコールで「平均をとる」と規定して，結果的に，「1：1デザイン」としている点は「好ましいとは言えない」．それぞれのデータを繰り返しデータとして利用する混合効果モデルの代表的な適用例となる．

そこで，本書では，デザインの最適化（第 12 章参照）を目指して「定常性が仮定できるベースライン期間に S 回，定常性が仮定できる治療効果の評価期間（治療期間の一部）に T 回の繰り返し測定を行う」「$S:T$ デザイン[38]」を究極のデザインと考える．つまり，

$$\boldsymbol{y}_i = (\underbrace{y_{i(-S+1)}, \ldots, y_{i0}}_{\text{ベースライン期間}}, \underbrace{y_{i1}, \ldots, y_{ik}, y_{i(k+1)}, \ldots, y_{i(k+T)}}_{\text{治療期間}})^t$$

$$= (\underbrace{y_{i(-S+1)}, \ldots, y_{i0}}_{\text{ベースライン期間}}, y_{i1}, \ldots, y_{ik}, \underbrace{y_{i(k+1)}, \ldots, y_{i(k+T)}}_{\text{評価期間}})^t \quad (1.2)$$

となる．これでは，これからの説明が少々煩雑となるので，治療期間の評価期間に入る前のデータ $(y_{i1}, \ldots, y_{ik})$ を省略して，

$$\boldsymbol{y}_i = (\underbrace{y_{i(-S+1)}, \ldots, y_{i0}}_{\text{ベースライン期間}}, \underbrace{y_{i1}, \ldots, y_{iT}}_{\text{評価期間}})^t \quad (1.3)$$

と表現する．ここで，評価期間の「定常性」は「ある程度」という意味であり，言い換えれば，大きな変動が期待されない評価期間での平均的な値に興味がある．著者が関与した最近の $S:T$ デザインの事例としては，消化器疾患領域において患者日誌から症状消失の治療効果を推測する混合効果モデルの検討がある[49]．評価項目は，患者自身が症状を記録する患者日誌で，ベースライン週「$-7, -6, \ldots, -1$」の 7 日間，4 週目を評価週とした「$22, 23, \ldots, 28$」の 7 日間，計 14 日間の繰り返し測定データを治療効果の評価に利用する 7:7 デザインである．つまり，1 日当たりの症状消失確率に対する治療効果を評価するためのモデルとして，混合効果ロジスティック回帰モデルを検討したものである．

ただ，この「$S:T$」デザインを採用して，データが入手可能な臨床試験の事例が著者の知る限り存在しないので，本書では，次に示す基本デザインである $1:T$ デザイン

$$
\begin{aligned}
\boldsymbol{y}_i &= (\ \underbrace{y_{i0}}_{\text{ベースライン時点}}\ ,\ \underbrace{y_{i1}, \ldots, y_{i(T-1)}, y_{iT}}_{\text{治療期間}}\ )^t \\
&= (\ \underbrace{y_{i0}}_{\text{ベースラインデータ}}\ ,\ \underbrace{y_{i1}, \ldots, y_{i(T-1)}, y_{iT}}_{\text{評価期間のデータ}}\ )^t
\end{aligned}
\quad (1.4)
$$

と仮定して，混合効果モデル（mixed-effects model）を解説する．

なお，混合効果モデルを説明する前に，その歴史的背景と分散分析の基礎知識が混合効果モデルを理解するには必要不可欠であるため，第 3 章，第 4 章では経時的繰り返し測定デザインのための分散分析モデル（analysis of variance model）を説明する．その際，分散分析モデルでは，データ y の添え字を

$$
y_{ijk} = \{\ i : \text{治療群},\ j : \text{治療群 } i \text{ の中の個体の番号},\ k : \text{測定時点}\ \}
$$

と変更している点に注意したい．

2

動物実験データの解析

　図 2.1, 表 2.1 には，2 種類（実験薬と対照薬）の薬剤を，それぞれ 6 匹のラットに無作為に割り付け，薬剤効果の主要な生体反応の特性値として，ある検査項目をベースライン時点（0 週），薬剤投与開始後 1 週毎に 3 週時点まで計 4 回測定した検査データと，その個体毎の反応プロファイルを示した．薬剤の効果としては検査値を下げる効果が期待されている．ここでは，医学論文でよく見られる解

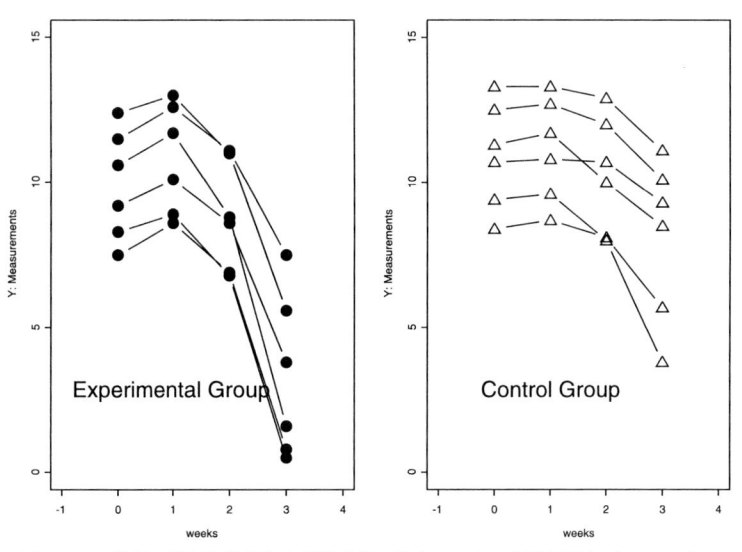

図 2.1　2 種類の薬剤を比較した動物実験の検査データの個体毎反応プロファイル

表 2.1　2 種類の薬剤を比較した動物実験の検査データ（各群は 6 匹のラット）

| 個体 | 実験群 | | | | 個体 | 対照群 | | | 計 |
No.	投与前	1 週	2 週	3 週	No.	投与前	1 週	2 週	3 週
1	7.5	8.6	6.9	0.8	7	13.3	13.3	12.9	11.1
2	10.6	11.7	8.8	1.6	8	10.7	10.8	10.7	9.3
3	12.4	13.0	11.0	5.6	9	12.5	12.7	12.0	10.1
4	11.5	12.6	11.1	7.5	10	8.4	8.7	8.1	5.7
5	8.3	8.9	6.8	0.5	11	9.4	9.6	8.0	3.8
6	9.2	10.1	8.6	3.8	12	11.3	11.7	10.0	8.5

析の例を見ていこう[*1]．

2.1　解　析　例　1

まずは，医学論文でよく見られる，時点毎に 2 群間の平均値の差の検定を t 検定で行った解析例を表 2.2 と図 2.2 に示す．薬剤の投与前，すなわち，ベースラインの第 0 週の検査データに対しても 2 群比較を行っているこの解析は，何の差を検定しているのか，不適切な解析と言わざるを得ない．また，後で示すように（式 (4.22) 参照），時点毎の検査データだけの比較は時点間相関が大きいときは検出力が小さい（本当は差があるにもかかわらず検定で検出されにくい）ことが知られている．

表 2.2　測定時点毎に，2 群間の平均値の差の t 検定を繰り返した解析例

	時点	0	1	2	3
実験群	平均	9.92	10.82	8.87	3.30
	標準誤差	0.78	0.77	0.77	1.16
対照群	平均	10.93	11.13	10.28	8.08
	標準誤差	0.75	0.73	0.82	1.14
差（実験群 − 対照群）	平均	−1.02	−0.32	−1.42	−4.78
	標準誤差	1.08	1.06	1.12	1.62
	t 値（自由度 10）	−0.94	−0.30	−1.26	−2.95
	両側 p 値 *	0.370	0.771	0.236	0.0146

[*1]　このデータは，拙著『医学への統計学 第 3 版』8.5 節の表 83 と同じであるが，ここでは，同様の解析を含め，その解析をより深く検討する．

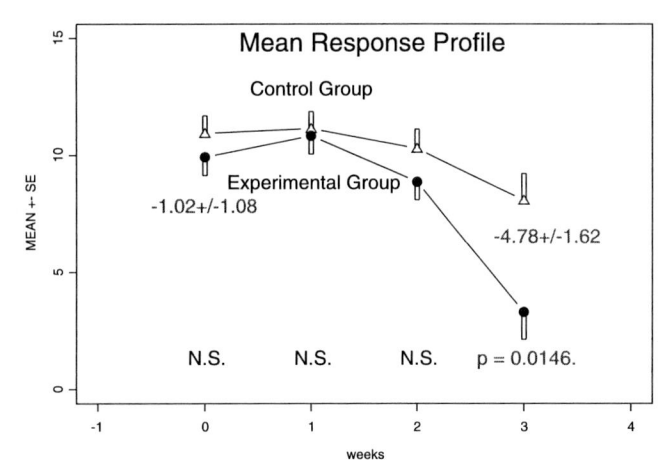

図 2.2 群毎の平均値の経時的変動と平均値の差の t 検定結果

2.2 解 析 例 2

次は，薬剤の投与前の第 0 週のベースラインデータ（baseline data）からの差 CFB（change from baseline）を薬剤効果の指標として考えて，CFB の平均値の差の検定を，時点毎に t 検定で行った例である．更に，検定を 3 回繰り返すので，検定の多重性を調整するために p 値の Bonferroni の調整法を利用して，時点毎の有意水準を $\alpha = 0.05/3 = 0.0167$ として検定を繰り返した．結果は表 2.3 と図 2.3 に示すように第 1 週目と第 3 週目に有意差が認められ，薬剤間には有意な差があると解釈される．しかし，問題はその解釈である．第 1 週目では実験群が対照群に比較して，有意に高く，第 3 週目では有意に低いという「有意な差」である．第 1 週目の差はわずかであるが，p 値は第 3 週目のそれよりもはるかに小さい．この結果は，単純に実験群の薬剤の効果が対照群のそれより高いとは，言えない．データの解析結果を見た後ではなく，実験を始める前に，薬剤の効果の指標と評価時点を明確に定めておかないと，結果に振り回されることになる．

表 2.3 測定時点毎に，ベースラインからの差 CFB の 2 群間の平均値の差の t 検定を p 値の Bonferroni の調整法で繰り返した解析例

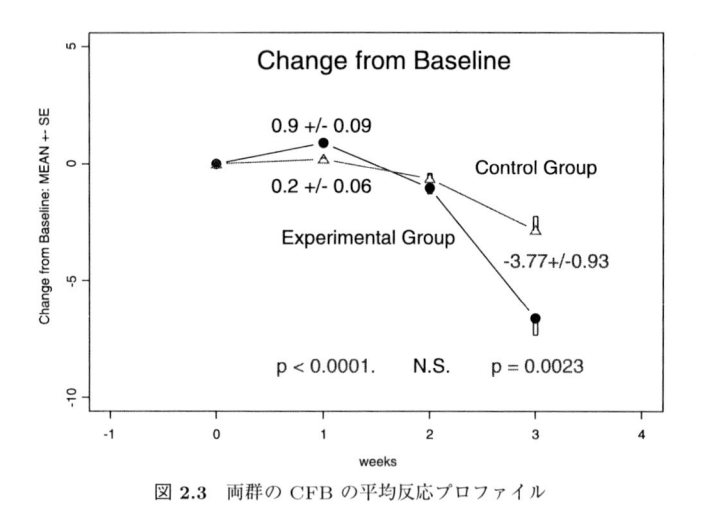

		時点	1	2	3
実験群	平均		0.90	-1.05	-6.62
	標準誤差		0.09	0.24	0.72
対照群	平均		0.20	-0.65	-2.85
	標準誤差		0.06	0.23	0.59
差（実験群 − 対照群）	平均		0.7	-0.4	-3.77
	標準誤差		0.115	0.33	0.93
	t 値（自由度 10）		6.06	-1.20	-4.06
	両側 p 値 *		< 0.0001	0.258	0.0023

図 2.3 両群の CFB の平均反応プロファイル

2.3 解析例 3

ここでは，最終測定時点である第 3 週の CFB を薬剤効果の指標と考えて，ベースライン時点での両群の平均値の差を調整 (adjustment) する共分散分析 (ANCOVA, analysis of covariance) を行った例を示す．

一般に交絡因子（評価項目との間に無視できない大きさの相関がある）のベースライン時点の分布の不均衡による平均値の差によって，評価時点の平均値の差の中に見かけの差が入り込み，薬剤効果の推定にバイアスが生じる場合がある．これを回避すると同時に検出力の向上を目指して，ベースライン時点の交絡因子

を共変量とした共分散分析を適用する場合が少なくない．ただ，評価項目のベースラインデータを共変量として調整することには直観的にはその妥当性に疑問が生じるが（その問題と理論的背景は第 4 章参照），多施設共同臨床試験では，評価項目のベースラインデータ，施設，ベースライン時点のその他の交絡因子などを共変量としてその影響を「調整」する共分散分析を適用するのは常套手段となっている．「調整」の基本的な意味と共分散分析の簡単な計算方法については後述の補足（p.12）を参照されたい．なお，評価項目の評価時点のデータ (y) をそのベースラインデータ (x) で調整する共分散分析と，$CFB(=y-x)$ をベースラインデータ (x) で調整する共分散分析によって推定される「調整された処理間差，すなわち，調整された効果の大きさ（adjusted effect size）」は同じであることに注意したい．また，個体が処理に無作為に割り付けられていれば，CFB も共分散分析も処理間差の不変推定量となるが，推定誤差については共分散分析の方がわずかに小さい，ことが知られている（第 4 章参照）．共分散分析の具体的な解析の流れを以下に示す．

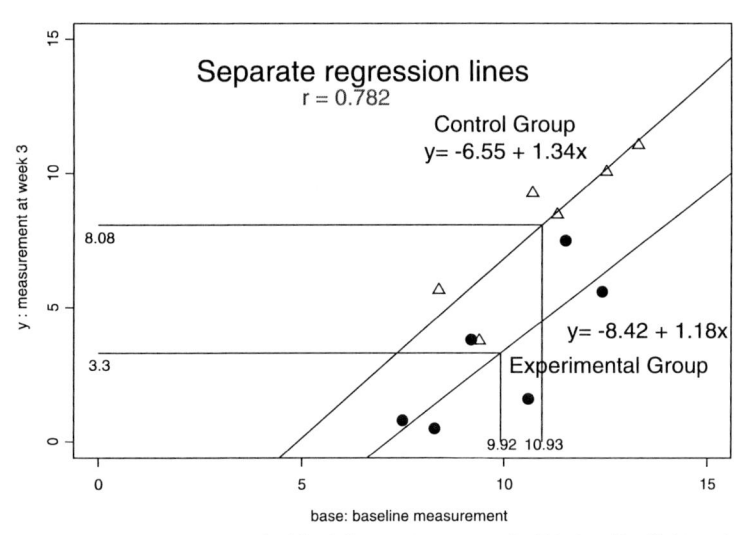

図 **2.4** ベースラインデータ（x 軸）と第 3 週目のデータ（y 軸）との間の散布図，相関係数，とそれぞれの群での回帰直線

1) 図 2.4 に示すように，両群一緒にしたデータで，ベースラインデータ x と第 3 週目のデータ y との間の相関係数は $r = 0.782$ と正の高い相関がある．つまり，y の x に対する回帰直線が推定できる．実験群では $y = -8.42 + 1.18x$，対照群では $y = -6.55 + 1.34x$ と推定された．これらの二つの回帰直線は次に示す SAS の解析結果からも計算できる．

2) 次に，この二つの群の回帰直線が平行であるか，否かを検討する必要がある．以下に SAS の正規線形回帰モデル proc glm を利用して解析した結果の一部を示す[*2]．使用している変数は，

- group：カテゴリー変数で，実験群か対照群のいずれかを表現し，実験群 $= 2$，対照群 $= 1$，
- base：ベースライン時点の検査データ，
- y：第 3 週目の検査データ

である．平行であれば群とベースラインデータとの交互作用項 base*group が有意とならない．交互作用項の推定結果の p 値は $p = 0.79$ であり，平行とみなして構わない結果である．

SAS の proc glm を用いた解析 I

〈SAS プログラム〉
```
data d0;
  infile 'c:\book\RepeatedMeasure\ancova1.dat' missover;
  input id group base y;

proc glm; class group/ref=first;
model y =  group base group*base  /solution clparm;
run;
```

〈出力結果の一部〉
```
パラメータ           推定値            標準誤差      t 値   Pr > |t|
Intercept       -6.551567398 B  4.56828269    -1.43   0.1894
group     2     -1.873191000 B  6.09174346    -0.31   0.7663
group     1      0.000000000 B   .              .       .
base             1.338557994 B  0.41296151     3.24   0.0119
base*group 2    -0.156229416 B  0.57511924    -0.27   0.7928
base*group 1     0.000000000 B
```

[*2] ここでは，SAS プログラムの詳細については省略するので，必要な読者は SAS マニュアルを参照のこと．

2.3 解析例 3

そこで，二つの平行な直線を推定するために，交互作用項を除いた解析を実施した．そのSASでの解析例を下に示すと同時に，図2.5に示した．

SAS の proc glm を用いた解析 II

〈SAS プログラム〉
```
proc glm; class group/ref=first;
model y  =  group base  /solution clparm;
run;
```

〈出力結果の一部〉
```
パラメータ         推定値           標準誤差      t 値    Pr > |t|
Intercept       -5.670886126 B  3.04837299   -1.86    0.0958
group      2    -3.504358658 B  0.97170216   -3.61    0.0057
group      1     0.000000000 B  .     .   .
base             1.258007877    0.27222891    4.62    0.0013
```

実験群では $y = -9.17 + 1.26x$，対照群では $y = -5.68 + 1.26x$ と推定された．

3) 表2.2からベースライン時点には両群では有意差はないが，対照群の方が

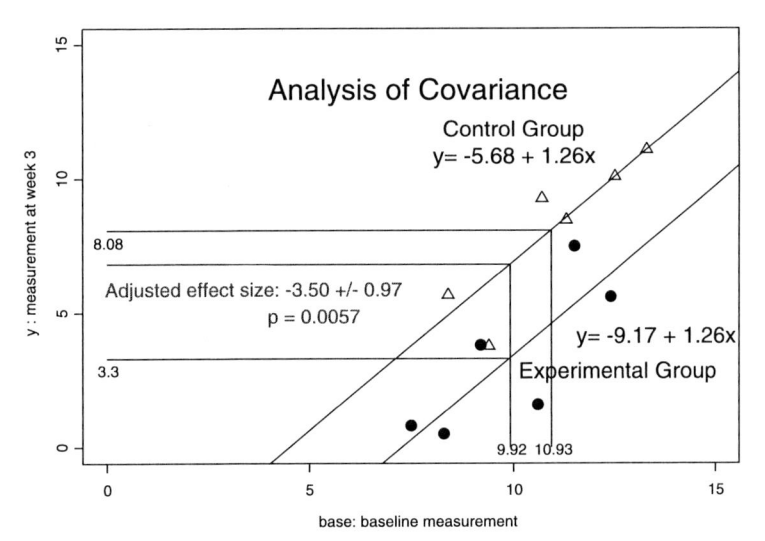

図 2.5 ベースラインデータ（x 軸）と第3週目のデータ（y 軸）との間の散布図とそれぞれの群の勾配が等しいと仮定した二つの回帰直線．この図上で共分散分析による薬剤効果の推定結果が示されている．

平均値で 1.02 だけ高い．そこで，共分散分析を適用すると，薬剤間の効果の差の推定値は，平行な回帰直線の y 切片の差，つまり，カテゴリー変数 group の「group = 2」の回帰係数（対照群を基準カテゴリー「group=1」として，それに対する差を表現）に一致し

$$\hat{\alpha}_2 - \hat{\alpha}_1 = (\bar{y}_2 - \bar{y}_1) - \beta(\bar{x}_2 - \bar{x}_1)$$
$$= -4.78 - 1.26 \times -1.02 = -3.50 \ (\pm 0.97)$$

と推定される．t 検定の結果は $t = -3.61$, 自由度 9, $p = 0.006$, となる．

4) ただ，無作為割り付けに基づく動物実験ではよくあるように，この実験データでも，共分散分析によるベースラインデータを調整した薬剤間差の推定値は表 2.3 の CFB による薬剤間差の推定値 -3.77 ± 0.93, $p = 0.002$ と大きな差は見られない．また，共分散分析でベースラインデータを調整した結果の方が良かったのかどうかは，これだけではわからない（4.3 節参照）．□

補足：共分散分析とは

ある二つの変量 (X, Y) との間の母回帰直線が同じ勾配を持つ

$$\text{Group 1: } y = \alpha_1 + \beta x$$
$$\text{Group 2: } y = \alpha_2 + \beta x$$

と仮定できる場合には，2 群の差は変量 X の値にかかわらず，二つの回帰直線の y 軸方向の距離，つまり，y 切片の差 $(\alpha_2 - \alpha_1)$ であることは自明であろう．そこで，変量 Y の測定データの平均値の差 $\bar{y}_2 - \bar{y}_1$ を考えてみると

$$\text{Group 1: } \bar{y}_1 = \alpha_1 + \beta \bar{x}_1$$
$$\text{Group 2: } \bar{y}_2 = \alpha_2 + \beta \bar{x}_2$$

であるから，

$$\bar{y}_2 - \bar{y}_1 = (\alpha_2 - \alpha_1) + \beta(\bar{x}_2 - \bar{x}_1)$$

と分解できる．つまり，変量 X の測定データの平均値の差 $(\bar{x}_2 - \bar{x}_1)$ が偏り $\beta(\bar{x}_2 - \bar{x}_1)$ を作りだしていることがわかる．この分解を利用して 2 群の差 $(\alpha_2 - \alpha_1)$ を推定する方法が「変量 X を調整する」共分散分析である．なお，$\beta = 0$，すなわち，相関のない変量 X，あるいは，平均値の差がほとんど 0 に等しい場合には偏りは無視できる．この意味で，事前に無作為割り付けを行えば

$$E(\bar{X}_2 - \bar{X}_1) = 0$$

と期待されるので，偏りの調整は，無作為割り付けのない観察研究ほど深刻な問題とはならない．

3

分散分析モデルから治療効果を学ぶ

　臨床試験では，患者の脱落，測定時点のずれ，患者が来院しない，などの理由により欠測値が発生し，対象全員の調査時点のデータが揃っていることは稀で，しかも，無作為割り付けをしてもベースラインの不均衡が生じ交絡因子の調整が必要な場合が少なくなく，経時的繰り返し測定デザインのための古典的な split-plot design の分散分析（ANOVA, analysis of variance）が利用されることは稀である．しかし，分散分析は経時的繰り返し測定デザインのための基本構造を構成するとともに，

表 **3.1**　表 2.1 のデータの制限付き最尤推定法（REML）を利用した Repeated measure 分散分析の結果

	分散共分散構造のモデル			
	CS	Autoregressive model		Unstructured
		First-order	General	
(1) AIC	144.80	131.8	133.1	**108.3**
(2) 交互作用項「時点 × 群」の検定				
F 値（自由度）	19.7 (3, 30)	22.53 (3, 30)	20.05 (3, 30)	23.61 (3, 10)
p 値	< .0001	< .0001	< .0001	< .0001
(3) CFB over time: 推定値 = −1.16				
SE	0.52	0.54	0.63	**0.41**
t 値（自由度）	−2.23 (30)	−2.15 (30)	−1.84 (30)	−2.81 (10)
p 値	0.033	0.040	0.075	**0.019**
(4) CFB at week 3: 推定値 = −3.77				
SE	0.63	0.74	0.88	**0.93**
t 値（自由度）	−5.95 (30)	−5.07 (30)	−4.27 (30)	−4.06 (10)
p 値	<0.001	<0.001	0.002	**0.002**
(5) CFB at week 1: 推定値 = 0.7				
SE	0.63	0.44	0.44	**0.12**
t 値（自由度）	1.11 (30)	1.59 (30)	1.59 (30)	6.06 (10)
p 値	0.278	0.122	0.119	**<0.001**

1) 時点間相関（serial correlation）を考慮し，
2) 欠測データ（missing data）にも柔軟に対応でき，
3) 従来の共分散分析が主体の評価方法に比べると必要な症例の数，すなわちサンプルサイズ数（sample size）の低減が期待できる

混合効果モデルへの自然な拡張が可能である．また，経時的繰り返しデータの解析とその解釈に関する重要な基礎事項が含まれているので，分散分析の考え方をきちんと理解することは極めて重要である．

3.1　分散分析モデル

表 2.1 の動物実験データと同様に，薬剤（治療）の効果を調べる実験を例にすると，従来の基本的な実験計画（必ずしも最適ではない）は次のとおりであろう：

目的：G 種類の薬剤（treatment）の効果の比較を行う．特に本書では 2 群比較を中心に解説するので，原則，**対照群を群 1，実験（新薬，新治療）群を群 2** とする．

対象：それぞれの薬剤群 i に大きさ n_i の個体を無作為に割り付ける（$n_1 + n_2 + \cdots + n_G = N$）．検出力を最大にするには同数割り付け（$n_1 = \cdots = n_G = n$）が望ましい．

測定方法：治療を開始する（薬剤を投与する）前のベースライン期間の 1 時点と，投与開始後にあらかじめ決められた T 個の測定時点で，薬剤（治療法）の効果を評価するための反応特性を測定する[*1)]．

この実験デザインを表現する典型的な統計モデルを概念的に表現すると，

$$\text{反応特性値} = \text{全平均} + \text{薬剤群} + \text{時点} + \text{薬剤群} \times \text{時点} + \text{偶然誤差} \quad (3.1)$$

となる．ただし，分散分析が適用できる前提条件は，「各薬剤に割り付けられた個体の反応プロファイル（経時的変動パターン）は均質」である．つまり，「個体」は偶然誤差を評価するための "繰り返し" を意味する．したがって，「個体 × 時点」の交互作用は存在せず，薬剤群毎の平均的な反応プロファイルは薬効プロファイルとなる，ことに注意したい．

[*1)] 本来は，ベースライン期間にも複数時点で測定を繰り返すのが望ましい．その目的と理由は第 12 章参照．

この統計モデルを分散分析で使用される線形モデル，つまり，分散分析モデルの表現形を使用する[*2]と，薬剤 i を投与した群の個体 $j(=j(i))$ の測定値ベクトル $\boldsymbol{y}_{ij} = (y_{ij0}, y_{ij1}, \ldots, y_{ijT})^t$ に対して（必要であれば，正規分布に近似できる適当な変数変換 f を施したデータ）

$$y_{ijk} = \mu + \alpha_i + \beta_k + \gamma_{ik} + \epsilon_{ijk}, \tag{3.2}$$
$$i = 1, \ldots, G;\ j = 1, \ldots, n_i;\ k = 0\ (\text{baseline}), 1, 2, \ldots, T$$

と表現できる．ここに

α_i：薬剤群の母数効果（fixed-effects）（$i = 1, \ldots, G$）

β_k：時点の母数効果（$k = 0, 1, \ldots, T$）

γ_{ik}：薬剤群 × 時点の交互作用を表す母数効果

であり，ϵ_{ij} は個体 $j = j(i)$ の長さ $(T+1)$ の誤差ベクトルで，平均 $\boldsymbol{0}$，分散共分散行列 $\boldsymbol{\Sigma}_i$ を持つ多変量正規分布に従う変量効果（random-effects）と仮定する：

$$\boldsymbol{\epsilon}_{ij} = (\epsilon_{ij0}, \ldots, \epsilon_{ijT})^t \sim N(\boldsymbol{0}, \boldsymbol{\Sigma}_i) \tag{3.3}$$

ただし，各パラメータ $\alpha_i, \beta_k, \gamma_{ik}$ の一意解を得るため，次の制約条件を置く：

$$\begin{cases} \alpha_1 = 0\ （本書では最初のカテゴリー（薬剤群）は「対照群」と設定） \\ \beta_0 = 0\ （観測時点の最初は，原則「ベースライン時点」と設定） \\ \gamma_{10} = \gamma_{11} = \cdots = \gamma_{1T} = 0 \\ \gamma_{10} = \gamma_{20} = \cdots = \gamma_{G0} = 0 \end{cases} \tag{3.4}$$

ここでは，最初のカテゴリーを基準カテゴリー（reference category）として，それに対する効果を表す意味で，最初のカテゴリーの値を 0 に置くことにする．これはカテゴリー変数を含む回帰分析では一般的であると思われるが，分散分析では

$$\sum_{i=1}^{G} \alpha_i = 0,\ \sum_{k=0}^{T} \beta_k = 0,\ \sum_{i=1}^{G} \gamma_{ik} = \sum_{k=0}^{T} \gamma_{ik} = 0$$

などと，和を 0 と置くのが一般的であることに注意したい．なお，本書で多用する SAS の proc glm, proc mixed, proc glimmix などでは最後のカテゴリーを reference としているので，最初のカテゴリーを 0 とするには class 文で /ref=first

---

[*2] 第 4 章で解説する混合効果モデルでの表現は，個人を i，測定時点を j としている点で，モデル表現が異なることに注意したい．

の指定が必要である．また，交互作用項 γ_{ik} の自由度（推定すべきパラメータの数）は $(G-1) \times T$ であることに注意したい．

さて，式 (3.2) の統計モデルの解釈には次の注意が必要である．

1) α_i の解釈

　　ベースライン時点で測定される反応の薬剤群の群間差を意味し，薬剤の効果とは何の関係もない差である．無作為割り付けが実施されていれば，群間差が 0 であることが期待される．後述する split-plot design の分散分析での「薬剤群間差の検定」$H_0 : \alpha_1 = \cdots = \alpha_G$ は薬剤 i の効果に関する興味ある統計的推測の対象とはならない．

2) β_k の解釈

　　$(\beta_0, \beta_1, \ldots, \beta_T)$ は，反応のデータ全体での平均的経時的変動パターン，すなわち「反応プロファイル」を表す．しかし，薬剤群間で反応プロファイルの差を検討するのが実験（試験）の目的であるから，「時点間差」は当然あることを期待している．したがって，「時点間差の検定」$H_0 : \beta_0 = \beta_1 = \cdots = \beta_T$ も興味ある統計的推測の対象とはならない．

3) γ_{ik} の解釈

　　各個体毎の反応プロファイルが薬剤群内ではまずまず共通と仮定した場合，その平均的なプロファイルが薬剤によって異なるか否か，つまり，「薬剤群 × 時点」の交互作用（interaction）の効果を表現する γ_{ik} である．ただし，通常の交互作用効果の有意性検定

$$H_0 : \gamma_{ik} = 0, \quad \text{for all } (i, k) \tag{3.5}$$

は自由度 $(G-1)T$ を持つ総括的な検定（omnibus test）であり，一定方向の薬剤の優劣を検出するための指向性は有しない．そのため検定結果の有意性が処理の優劣につながる，より指向性の強い指標を，交互作用効果 γ_{ik} の関数として導入する必要がある．

実は，臨床研究でよく利用されている時点 k の測定データのベースラインデータからの差 CFB

$$CFB_{ijk} = y_{ijk} - y_{ij0} \tag{3.6}$$

の期待値が

$$E(CFB_{ijk}) = E(y_{ijk} - y_{ij0}) = (\beta_k - \beta_0) + (\gamma_{ik} - \gamma_{i0}) \tag{3.7}$$

となり，時点間差に加えて交互作用項の差が含まれている．したがって，「測定時点 k における薬剤群 i の薬剤群 m に対する CFB の平均値の群間差」の期待値 $\tau_{im}^{(k)}$ は，共通の時点間差が消えて

$$
\begin{aligned}
\tau_{im}^{(k)} &= E\left(\frac{1}{n_i}\sum_{j=1}^{n_i} CFB_{ijk} - \frac{1}{n_m}\sum_{j=1}^{n_m} CFB_{mjk}\right) \\
&= (\gamma_{ik} - \gamma_{i0}) - (\gamma_{mk} - \gamma_{m0})
\end{aligned}
\tag{3.8}
$$

と表現できる．実験群（$i=2$）の対照群（$i=1$）に対する 2 群比較の場合は式 (3.4) の制約条件の下で

$$\tau_{21}^{(k)} = \gamma_{2k}, \quad k=1,\ldots,T \tag{3.9}$$

と簡単になる．つまり，CFB の薬剤群間差は交互作用項から構成される薬剤の効果の大きさを表現する代表的な指標である．ただし，測定時点毎に薬剤群間の差を CFB を用いて検定を繰り返すことは検定の多重性の問題を引き起こすので，複数時点で検定を繰り返す必要性があるときは，例えば，p 値の **Bonferroni** の調整法を利用し，時点毎の有意水準を

$$\frac{\alpha}{h}, \quad h \text{ は検定する時点の数}$$

などと設定する必要がある．最近では閉手順の原理（principle of closed testing procedure）を利用したより検出力の高い手法が提案されているが，ここでは省略する．一方で，薬剤群 i の薬剤群 m に対する測定期間（$k=1,\ldots,T$）を通じた平均的な薬剤群間差の期待値は

$$\tau_{im} = \frac{1}{T}\sum_{k=1}^{T}\tau_{im}^{(k)} \tag{3.10}$$

となる．例えば，表 2.1 のデータのように投与後の 3 時点で反応特性を測定し，CFB のパターンが図 2.3 と同様で，その期待値のパターンが図 3.1 のような場合には $T=3$ であるから，薬剤群 2 の薬剤群 1 に対する薬剤群間差の期待値は

$$\tau_{21} = \frac{1}{3}(\tau_{21}^{(1)} + \tau_{21}^{(2)} + \tau_{21}^{(3)}) = \frac{1}{3}\sum_{k=1}^{3}\{(\gamma_{2k} - \gamma_{20}) - (\gamma_{1k} - \gamma_{10})\}$$

3.1 分散分析モデル

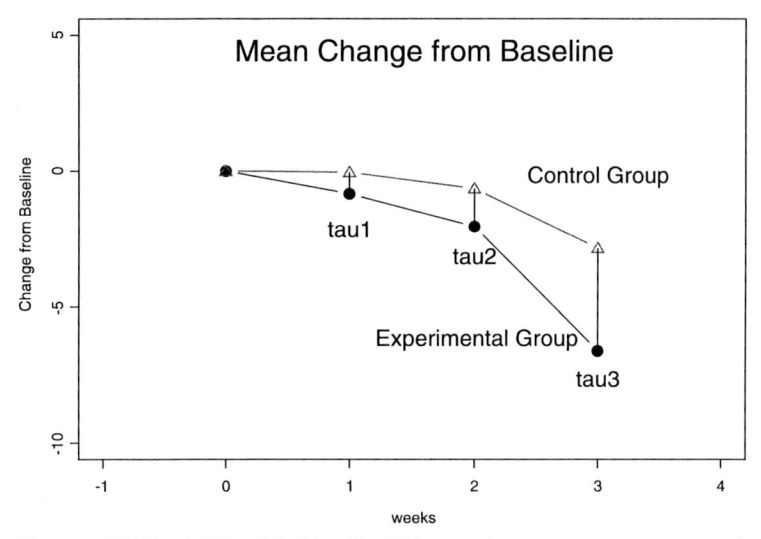

図 3.1 2 群比較における,それぞれの群の平均 CFB (mean change from baseline) の期待値のプロファイルの例

$$= \frac{1}{3}(3, -1, -1, -1, -3, 1, 1, 1)(\gamma_{10}, \gamma_{11}, \gamma_{12}, \gamma_{13}, \gamma_{20}, \gamma_{21}, \gamma_{22}, \gamma_{23})^t \tag{3.11}$$

なる線形対比 (linear contrast) で表現できる.その推定と検定は

$$\hat{\tau}_{im} = \frac{1}{T}\sum_{k=1}^{T}\left\{\frac{1}{n_i}\sum_{j=1}^{n_i}CFB_{ijk} - \frac{1}{n_m}\sum_{j=1}^{n_m}CFB_{mjk}\right\} \tag{3.12}$$

$$H_0: \tau_{im} = 0, \quad H_1: \tau_{im} \neq 0 \tag{3.13}$$

となる.なお,プロトコールなどで,事前に評価時点を測定時点 k_s から k_e までの期間に限定して評価をするケースでは,薬剤の効果を表現する線形対比として

$$\tau_{im}(k_s, k_e) = \frac{1}{k_e - k_s + 1}\sum_{k=k_s}^{k_e}\{(\gamma_{ik} - \gamma_{i0}) - (\gamma_{mk} - \gamma_{m0})\} \tag{3.14}$$

$$\hat{\tau}_{im}(k_s, k_e) = \frac{1}{k_e - k_s + 1}\sum_{k=k_s}^{k_e}\left\{\frac{1}{n_i}\sum_{j=1}^{n_i}CFB_{ijk} - \frac{1}{n_m}\sum_{j=1}^{n_m}CFB_{mjk}\right\} \tag{3.15}$$

とすればよい．臨床試験のデザインでは，測定期間を最終測定時点 $k=T$ とするケースが多いが，それは決して良いデザインとは言えない．経時的繰り返し測定データに基づく治療効果の評価においては，主要評価項目（endpoint）に関する実験目的に合った適切な線形対比を事前に設定することが重要となる．

さて，次の問題として，$\hat{\tau}_{im}$ の推定誤差を推定するのに
1) 使用する時点のデータだけを利用するのか
2) 実験データ全体を利用しようとするのか

が問題となる．多くの医学系の研究者は，前者の「使用する時点のデータだけを利用」した解析を行う傾向が強い．式 (3.15) のケースでは，薬剤群 i の個体 j の評価項目のデータを $(k_e - k_s + 1)$ 個の CFB の平均値

$$\frac{1}{k_e - k_s + 1} \sum_{t=k_s}^{k_e} CFB_{ijt} \tag{3.16}$$

で置き換えて，薬剤群間の比較に単純な平均値の差の検定を利用することも可能である．表 2.1 のデータについて，$k_s = 1$, $k_e = T$ と置いた式 (3.16) の平均値の差を t 検定で行った例を表 3.2 に示した．測定期間全体を通じた CFB の差の推定値は $\hat{\tau}_{12} = -1.16$ であり t 値は 2.81（自由度 10），両側 p 値は $p = 0.019$ であった．しかし，次節以降で解説するように，SAS, R などの統計パッケージを利用して，実験データ全体を利用した繰り返し測定データ解析のための分散分析（線形モデル）を適用すれば，時点間分散共分散構造 $\mathbf{\Sigma}_i$ をモデル化してデータに最もフィットした最適モデルを選択した推測が可能となる．

なお，分散分析モデルの枠組みで解説した治療（薬剤）効果の大きさ（effect size）の推定値 $\hat{\tau}_{im}^{(k)}$ が，測定時点 k での治療（薬剤）群 i の CFB の平均値と，治療（薬剤）群 m の CFB の平均値との差を，また治療効果 $\hat{\tau}_{im}$ は治療期間での $\hat{\tau}_{im}^{(k)}$ の平均値を意味するものであるが，第 8 章で解説する混合効果ロジスティック回帰モデル，第 9 章で解説する混合効果 Poisson 回帰モデルにおいても全く同

表 3.2 投与（測定）期間全体を通じた平均的な薬剤群間差の推定と検定

	平均	標準誤差	
群 1	-2.25	0.32	
群 2	-1.1	0.26	
差（群 2 − 群 1）	-1.16	0.41	
t 値（自由度 10）			2.81
両側 p 値			0.019

様に，治療効果を表現する重要な線形対比であることに注意したい．一般化線形モデル（generalized linear model）の枠組みで考えるとロジスティック回帰モデルは連結関数（link function，式 (12.3) 参照）に対数オッズ，Poisson 回帰モデルでは対数をとるので，「CFB」はそれぞれ，「オッズ（odds）の対数のベースライン時点からの差」，「率（ratio）の対数のベースライン時点からの差」を意味する．つまり，exp(CFB の平均値) は，それぞれ，「ベースライン時点に対するオッズ比（odds ratio）の推定値」，「ベースライン時点に対する率比（rate ratio）の推定値」を意味する．したがって，治療効果を表す $\exp(\hat{\tau}_{im}^k)$，$\exp(\hat{\tau}_{im})$ の意味は，ロジスティック回帰モデルでは，「ベースライン時点に対するオッズ比の比（ratio of odds ratios）の推定値」であり，Poisson 回帰モデルでは，「ベースライン時点に対する率比の比（ratio of rate ratios）の推定値」である．これらは第 4 章以降での混合効果モデルの枠組みで治療効果を表現する線形対比を考える際に頻繁に引用されるので，よく理解してほしい．

3.2　split-plot design

すべての測定値が互いに独立（無相関）で，正規分布に従い，かつ誤差分散が薬剤群，時点に関係なく一定，すなわち，等分散・無相関構造

$$\Sigma_i = \Sigma = \sigma^2 I \quad (I \text{ は単位行列}) \tag{3.17}$$

であれば，交互作用の検定と推定は，表 3.3 の split-plot design の分散分析が適用可能である．まず，後の混合効果モデルとの比較のために，ベースラインデータが含まれているので，薬剤効果とは言えない薬剤群間差

表 3.3　経時的繰り返し測定データの解析での split-plot design の分散分析表

要因	平方和	自由度	平均平方和	F 値
個体間変動				
群	SS_G	$G-1$	V_G	$F_G = \frac{V_G}{V_{BE}}$
群内誤差	SS_{BE}	$N-G$	V_{BE}	
個体内変動				
時点	SS_T	T	V_T	$F_T = \frac{V_T}{V_{T \times WE}}$
時点 × 群	$SS_{T \times G}$	$(G-1)T$	$V_{T \times G}$	$F_{T \times G} = \frac{V_{T \times G}}{V_{T \times WE}}$
時点 × 群内誤差	$SS_{T \times WE}$	$(N-G)T$	$V_{T \times WE}$	

$N = n_1 + \cdots + n_G$

$$H_0 : \alpha_1 = \cdots = \alpha_G$$

についても触れておこう．その検定は，分散分析表の次の F 検定

$$F_G = \frac{V_G}{V_{BE}} \underset{H_0}{\sim} \text{自由度 } (G-1,\ N-G) \text{ の } F \text{ 分布} \qquad (3.18)$$

が適用可能である．ここで

$$V_G = \frac{\sum_{ijk}(\bar{y}_{i\cdot\cdot} - \bar{y}_{\cdot\cdot\cdot})^2}{G-1}$$

$$V_{BE} = \frac{\sum_{ijk}(\bar{y}_{ij\cdot} - \bar{y}_{\cdot\cdot\cdot})^2 - \sum_{ijk}(\bar{y}_{i\cdot\cdot} - \bar{y}_{\cdot\cdot\cdot})^2}{N-G}$$

である．一方，重要な式 (3.5) に示す「薬剤群 × 時点」の交互作用の検定は，split-plot design の分散分析表では，次の F 検定

$$F_{T \times G} = \frac{V_{T \times G}}{V_{T \times WE}} \underset{H_0}{\sim} \text{自由度 } ((G-1)T,\ (N-G)T) \text{ の } F \text{ 分布} \qquad (3.19)$$

で計算される．ここで，

$$V_{T \times G} = \frac{\sum_{ijk}(\bar{y}_{i\cdot k} - \bar{y}_{i\cdot\cdot} - \bar{y}_{\cdot\cdot k} + \bar{y}_{\cdot\cdot\cdot})^2}{T(G-1)}$$

$$V_{T \times WE} = \frac{\sum_{ijk}(\bar{y}_{ijk} - \bar{y}_{ij\cdot} - \bar{y}_{i\cdot k} + \bar{y}_{i\cdot\cdot})^2}{T(N-G)}$$

である．しかし，経時的繰り返し測定デザインでは時点間に時点相関（serial correlation）が生じる[*3)]ため，式 (3.19) の F 分布は成立しない．一方，薬剤群間の差の検定はその影響は受けないので，式 (3.18) の検定が適用可能である．しかし，系列相関があっても，その特別な場合として，薬剤群にかかわらず「等分散・等相関（compound symmetry, exchangeable などと呼ばれる）」構造

$$\boldsymbol{\Sigma}_i = \boldsymbol{\Sigma} = \sigma_E^2 \boldsymbol{I} + \sigma_B^2 \boldsymbol{J}, \quad \rho = \frac{\sigma_B^2}{\sigma_E^2 + \sigma_B^2} \qquad (3.20)$$

であれば上記の F 検定は妥当である．ここに，$\boldsymbol{I}$ は単位行列，$\boldsymbol{J}$ は要素がすべて 1 の行列である．しかし，現実には等相関構造で近似できるケースは多くなく，その結果として時点に関連した要因効果を検定するための $\boldsymbol{F}$ 値が大きめになり，有意になりやすくなるのである．古典的には，この時点間相関の程度に応じて，F 検定の自由度を低めに調整すれば，近似的に F 検定が可能となることが知られている．

[*3)] その理由は 4.1 節参照．

表 3.4 表 2.1 のデータの split-plot design の分散分析表（一部のみ）

要因	平方和	自由度	平均平方和	F 値	p 値	Greenhouse–Geisser prob	Huynh–Feldt prob
個体間変動							
群	42.56	1	42.56	2.54	0.142		
群内誤差	167.54	10	16.75				
個体間変動							
時点（省略）	…	…	…	…			
時点 × 群	35.50	3	11.83	19.67	0.0000	0.0008	0.0004
時点 × 群内誤差	18.05	30	0.60				

典型的な調整方法としては，Greenhouse–Geisser[12]，あるいは，Huynh–Feldt[14] による自由度修正の方法が知られており，提案された修正項 ϵ（その詳細は省略）を用いて，式 (3.19) の F 検定の自由度を次のように修正する：

$$F_{T \times G} = \frac{V_{T \times G}}{V_{T \times WE}} \sim 自由度\ ((G-1)T\epsilon,\ (N-G)T\epsilon)\ の\ F\ 分布 \quad (3.21)$$

表 3.4 に表 2.1 のデータについて split-plot design の分散分析表の結果の一部を示した．そこでは，通常の F 検定の結果に加えて Greenhouse–Geisser の方法と Huynh–Feldt の方法の 2 種類で自由度を調整した p 値を計算している．いずれの結果も高度に有意であった．「時点 × 群」の交互作用の検定の F 値は，以下に解説する SAS による解析の結果である表 3.1 の「等分散・等相関 CS」の場合の F 値と同じであることに注意したい．また，系列相関の影響を受けない薬剤群間差の検定（式 (3.18)）の結果は，後述の SAS の出力結果の「固定効果 Type 3 検定」の結果と一致することにも注意したい．

3.3 分散共分散構造のモデル

最近では，式 (3.20) の分散共分散構造 $\mathbf{\Sigma}_i = (\sigma_{st})$ にいくつかのモデルを仮定し，制限付き最尤法（REML, restricted maximum likelihood）（式 (B.38) 参照）でパラメータの推定を行い，情報量規準 AIC（Akaike information criterion）などで最適モデルを選択する方法が可能となっている．そのモデルの一つとして，上述の split-plot design も含まれており，SAS では，混合効果モデルのための proc mixed を利用して解析ができる．例えば，表 2.1 の動物実験データの $\mathbf{\Sigma}_i$ は 4×4 の行列となるが，次の 4 種類のモデルは代表的なものである：

(1) 等分散・等相関モデル（CS: compound symmetry model, exchangeable model）

$$\Sigma_{4\times 4} = \sigma^2 \times \begin{pmatrix} 1 & \rho & \rho & \rho \\ \rho & 1 & \rho & \rho \\ \rho & \rho & 1 & \rho \\ \rho & \rho & \rho & 1 \end{pmatrix}$$

(2) 1 次自己回帰モデル（first-order autoregressive model）

$$\Sigma_{4\times 4} = \sigma^2 \times \begin{pmatrix} 1 & \rho & \rho^2 & \rho^3 \\ \rho & 1 & \rho & \rho^2 \\ \rho^2 & \rho & 1 & \rho \\ \rho^3 & \rho^2 & \rho & 1 \end{pmatrix}$$

(3) 一般自己回帰モデル（general autoregressive model）

$$\Sigma_{4\times 4} = \sigma^2 \times \begin{pmatrix} 1 & \rho_1 & \rho_2 & \rho_3 \\ \rho_1 & 1 & \rho_1 & \rho_2 \\ \rho_2 & \rho_1 & 1 & \rho_1 \\ \rho_3 & \rho_2 & \rho_1 & 1 \end{pmatrix}$$

(4) 無構造モデル（un: unstructured model）

$$\Sigma_{4\times 4} = \begin{pmatrix} \sigma_1^2 & \sigma_1\sigma_2\rho_1 & \sigma_1\sigma_3\rho_2 & \sigma_1\sigma_4\rho_3 \\ \sigma_2\sigma_1\rho_1 & \sigma_2^2 & \sigma_2\sigma_3\rho_4 & \sigma_2\sigma_4\rho_5 \\ \sigma_3\sigma_1\rho_2 & \sigma_3\sigma_1\rho_4 & \sigma_3^2 & \sigma_3\sigma_4\rho_6 \\ \sigma_4\sigma_1\rho_3 & \sigma_4\sigma_3\rho_5 & \sigma_4\sigma_3\rho_6 & \sigma_4^2 \end{pmatrix}$$

ここでは，表 2.1 のデータに対して SAS の proc mixed を適用した結果を示す．その前に，表 3.5 に SAS で使用するデータフォーマットを示した．SAS プログラム例を p.26 の囲みの中に示す．使用している変数名は，id が個体 No. を表すカテゴリー変数，group が群を表現するカテゴリー変数（対照群 = 1，実験群 = 2），week は測定時点（週）を表現するカテゴリー変数で，0, 1, 2, 3，y が検査データを表す連続変数である．

この例では，実験群の対照群に対する薬剤の効果として，時点毎の効果，式 (3.9)，

3.3 分散共分散構造のモデル

表 3.5 表 2.1 に示す動物実験データの SAS での解析用データファイルの構造（3 匹目までのデータを示す）

個体 id	実験群 group	測定週 week	検査データ y
1	2	0	7.50
1	2	1	8.60
1	2	2	6.90
1	2	3	0.80
2	2	0	10.60
2	2	1	11.70
2	2	2	8.80
2	2	3	1.60
3	2	0	12.40
3	2	1	13.00
3	2	2	11.00
3	2	3	5.60

と実験期間を通じた薬剤の効果，式 (3.11)，を推定してみよう．

1) 第 1 週時点の薬剤の効果：$\tau_{21}^{(1)} = (\gamma_{21} - \gamma_{20}) - (\gamma_{11} - \gamma_{10}) = \gamma_{21}$
2) 第 2 週時点の薬剤の効果：$\tau_{21}^{(2)} = \gamma_{22}$
3) 第 3 週時点の薬剤の効果：$\tau_{21}^{(3)} = \gamma_{23}$
4) 実験期間を通じた薬剤の効果 τ_{21}：次の線形対比を利用する：

$$(3, -1, -1, -1, -3, 1, 1, 1)(\gamma_{10}, \gamma_{11}, \gamma_{12}, \gamma_{13}, \gamma_{20}, \gamma_{21}, \gamma_{22}, \gamma_{23})^t$$

さて，γ_{ik} に関する制約条件からその推定できるパラメータの数は $(G-1)T = 3$ 個であるので，時点毎の薬剤効果を出力させるには線形対比を利用するのが一般的であるが，ここでは，$\gamma_{21}, \gamma_{22}, \gamma_{23}$ の三つを直接出力させてみよう．ただ，SAS では，モデルに取り入れた説明変数がカテゴリー変数の場合には，デフォルトとして基準カテゴリー（reference category, reference group）が一番最後のカテゴリーとなるので，以下の前処理が必要である：

1) class 文に，ref=first を追加し最初のカテゴリー（ベースライン時点）を基準カテゴリーと設定
2) 交互作用項の group*week については，式 (3.11) に示すように γ_{ik} については

$$(\gamma_{10}, \gamma_{11}, \gamma_{12}, \gamma_{13}, \gamma_{20}, \gamma_{21}, \gamma_{22}, \gamma_{23})$$

の順序が基本であるが，最後のカテゴリーを基準とするために，i について順序を逆にして，k について最初のカテゴリーを最後に持っていく操作が

必要となる．つまり，その順序は

$$(\gamma_{21}, \gamma_{22}, \gamma_{23}, \gamma_{20}, \gamma_{11}, \gamma_{12}, \gamma_{13}, \gamma_{10})$$

と設定する（SAS の出力形式を見よ）．したがって，実験期間を通じた薬剤効果の線形対比のベクトルは

$$(3, -1, -1, -1, -3, 1, 1, 1) \to (1, 1, 1, -3, -1, -1, -1, 3)$$

と変更する必要がある．

以下に，SAS プログラムを示す：

SAS の proc mixed を利用したプログラム

```
data d1;
infile 'c:\book\RepeatedMeasure\experimentRat.dat' missover;
input id group week y;

proc mixed data = d1 method=reml covtest;
   class id group week/ ref=first ;
   model y = group week group*week / s cl ddfm=sat ;
   repeated / type = cs subject = id r  rcorr ;
 ( repeated / type = un subject = id r  rcorr ; )
   estimate 'mean CFB ' group*week  1 1 1 -3  -1 -1 -1 3
                       / divisor=3 cl alpha=0.05;
 run ;
```

プログラム全体の簡単な概説は以下のとおり：

- データ入力はデータファイルを指定して input id group week y;
- method=reml は制限付き最尤法の指定
- 変数 group, week はカテゴリー変数であるので，class 文でその指定を行う
- モデルの指定は model y = group week group*week / s cl ddfm=sat ; 特に，ddfm=sat は自由度調整の Satterthwaite[29] の方法（第 B 章の式 (B.42) 参照）の指定である
- 経時的繰り返しデータの指定は repeated 文で，分散共分散のモデルの指定は「type =」で行う．等分散・等相関モデルの場合は「type = cs」，無構造モデルの場合は「type = un」とする
- 実験期間を通じた処理の効果の線形対比の指定は estimate 'mean CFB '

group*week 1 1 1 −3 −1 −1 −1 3 / divisor=3 cl alpha=0.05;
- これ以上の詳細はSASのマニュアルを参照のこと

解析結果（type =cs, un）の出力の一部を次ページの囲みの中に示す．等分散・等相関モデルの場合は，式 (3.20) の分散 σ_B^2, σ_E^2 の推定値が，それぞれ，共分散パラメータ，CS, Residual, の項に出力され

$$\hat{\sigma}_B^2 = 4.0382, \quad \hat{\sigma}_E^2 = 0.6017$$

と推定されている．分散共分散行列，相関行列も出力されているが，それぞれ式 (3.20) より簡単に計算できるので，ここでは省略した．時点毎の薬剤の効果は
1) 第1週時点の薬剤の効果：$\hat{\tau}_{21}^{(1)} = 0.7000 \pm 0.6333, p = 0.28$
2) 第2週時点の薬剤の効果：$\hat{\tau}_{21}^{(2)} = -0.4000 \pm 0.6333, p = 0.53$
3) 第3週時点の薬剤の効果：$\hat{\tau}_{21}^{(3)} = -3.7667 \pm 0.6333, p < .0001$
4) 実験期間を通じた薬剤の効果：$\hat{\tau}_{21} = -1.1556 \pm 0.5171, p = 0.033$

と推定された．また，分散共分散が無構造モデル（type=un）の場合は，その分散共分散行列は「id 2 の推定 R 行列」の項に示されている．実験群の対照群に対する群間差（薬剤の効果ではない）$\hat{\alpha}_2$ の推定値は，group 2 の推定値から -1.0167 ± 1.0820（$p = 0.37$）と表 2.2 に示すベースライン時点の群間差と一致し，また，薬剤効果とは言えない薬剤群間差の検定（式 (3.18)）の結果についても，

$$F = 2.54, \quad p = 0.142$$

と，split-plot design の分散分析表 3.4 の結果と，SAS の結果（Type 3 検定）が分散共分散の type にかかわらず一致していることに注意したい．

分散共分散構造に関する4種類のモデルに対する，制限付き最尤法（REML）を利用した解析結果をそれぞれ表 3.1 に示した．AIC を利用して最適モデルを選択するといずれも無構造モデル（unstructured model）が最適（AIC=108.3 で最小）で，処理間差の有無を表す交互作用項「時点 × 群（group × week）」の p 値（Type 3 検定）は $p < 0.0001$ と極めて小さく有意であった．また測定期間全体を通じた平均的な CFB の推定値は $\hat{\tau}_{12} = -1.16$ であったが，その推定誤差がモデルによって変化し，無構造モデルでの推定値は 0.41，p 値は 0.019 であった．この結果は表 3.2 の結果と同じである．また，3週時点での CFB，1週時点での CFB の推定値と検定結果も，時点毎に推定した表 2.3 の結果と同じであった．つ

まり，無構造モデルが最適とは，時点により分散の大きさが異なり，「評価する時点だけのデータを利用した解析と同じこと」を意味する．

```
         SAS の proc mixed（等分散・等相関モデル）の出力の一部
適合度統計量
-2 残差対数尤度 140.8
AIC（小さいほどよい）144.8

共分散パラメータ推定値
共分散パラメータ サブジェクト 推定値 標準誤差 Z 値 Pr Z
CS id        4.0382 1.8736 2.16 0.0311
Residual     0.6017 0.1553 3.87 <.0001

固定効果の解
効果 group week 推定値 標準誤差 自由度 t 値 Pr>|t| アルファ 下限 上限
Intercept        10.9333 0.8794 12.2 12.43 <.0001 0.05  9.021 12.846
group      2     -1.0167 1.2436 12.2 -0.82 0.4293 0.05 -3.721  1.6875
group      1      0   . . . . . .
week         1    0.2000 0.4478 30   0.45 0.6584 0.05 -0.7146 1.1146
week         2   -0.6500 0.4478 30  -1.45 0.1570 0.05 -1.5646 0.2646
week         3   -2.8500 0.4478 30  -6.36 <.0001 0.05 -3.7646 -1.9354
week         0    0   . . . . . .
group*week 2 1    0.7000 0.6333 30   1.11 0.2778 0.05 -0.5934 1.9934
group*week 2 2   -0.4000 0.6333 30  -0.63 0.5324 0.05 -1.6934 0.8934
group*week 2 3   -3.7667 0.6333 30  -5.95 <.0001 0.05 -5.0601 -2.4732
group*week 2 0    0   . . . . . .
group*week 1 1    0   . . . . . .
group*week 1 2    0   . . . . . .
group*week 1 3    0   . . . . . .
group*week 1 0    0   . . . . . .

固定効果の Type 3 検定
効果 分子の自由度 分母の自由度 F 値 Pr > F
group        1 10    2.54   0.1420
week         3 30  113.66   <.0001
group*week   3 30   19.67   <.0001

推定値
ラベル        推定値 標準誤差 自由度 t 値 Pr>|t| アルファ 下限 上限
mean CFB    -1.1556 0.5171 30 -2.23 0.0330 0.05 -2.2116 -0.09947
```

```
         SAS の proc mixed（無構造モデル）の出力の一部
適合度統計量
```

```
-2 残差対数尤度 88.3
AIC (小さいほどよい) 108.3

id 2 の推定 R 行列 (共通の分散共分散行列)
行 Col1    Col2    Col3    Col4
1  3.5122 3.4202 3.4787 4.4183
2  3.4202 3.3682 3.3967 4.3453
3  3.4787 3.3967 3.7782 5.1698
4  4.4183 4.3453 5.1698 7.9008

固定効果の解
効果 group week 推定値 標準誤差 自由度 t 値 Pr>|t| アルファ 下限 上限
group 2       -1.0167 1.0820 10 -0.94 0.3696 0.05 -3.4275 1.3942

group*week 2 1  0.7000 0.1155 10  6.06 0.0001 0.05  0.4427  0.9573
group*week 2 2 -0.4000 0.3332 10 -1.20 0.2576 0.05 -1.1423  0.3423
group*week 2 3 -3.7667 0.9267 10 -4.06 0.0023 0.05 -5.8315 -1.7018

固定効果の Type 3 検定
効果         分子の自由度 分母の自由度   F 値   Pr > F
group             1         10        2.54   0.1420
week              3         10       81.17   <.0001
group*week        3         10       23.61   <.0001

推定値
ラベル       推定値 標準誤差 自由度 t 値 Pr > |t| アルファ 下限 上限
mean CFB    -1.1556 0.4117 10 -2.81 0.0186 0.05 -2.0730 -0.2381
```

3.4 分散共分散が薬剤群間で異なる分散分析モデル

これまでは,薬剤群 i の分散共分散構造 Σ_i は,すべての薬剤群に共通の分散共分散構造 $\Sigma_i = \Sigma$,つまり等分散共分散 (homogeneous variance covariance) を仮定してきた.ここでは,薬剤群 i にはそれぞれ異なった分散共分散構造 Σ_i,すなわち,不等分散共分散 (heterogeneous variance covariance) を仮定する. t 検定の例で言えば,等分散の Student t 検定に対する不等分散の場合の Welch の t 検定のようなものである.等分散性の判断は,ここでは,AIC で評価することにする.

SAS の proc mixed プログラムで,薬剤群別に異なる分散共分散構造 Σ_i を仮定するには,前節の p.26 に示した SAS プログラムの「repeated / type」文の後

ろに

$$\text{group} = \text{group}$$

を追加すればよい[*4]. ただし，この場合には，治療群を表す変数は class 文で指定したカテゴリー変数でなければならないことに注意したい（第 7 章参照）．全体のプログラムは以下のとおり．

SAS の proc mixed のプログラム（分散共分散が薬剤群間で異なる場合）

```
data d1;
infile 'c:\book\RepeatedMeasure\experimentRat.dat' missover;
input id group week y;

proc mixed data = d1 method=reml covtest;
   class id group week/ ref=first ;
   model y = group week group*week / s cl ddfm=sat ;
   repeated / type = cs subject = id r  rcorr group = group;
( repeated / type = un subject = id r  rcorr group = group; )
   estimate 'mean CFB ' group*week  1 1 1 -3  -1 -1 -1 3
                        / divisor=3 cl alpha=0.05;
 run ;
```

ここでも，等分散・等相関モデル（type=cs）と無構造モデル（type=un）の結果の一部を次ページの囲みの中に示す．等分散・等相関モデルでは薬剤群毎の分散 σ_B^2, σ_E^2 の推定値が，それぞれ，グループ毎にパラメータ CS, Variance として出力されているが，グループ間でほとんど差がないことがわかる．また，無構造モデルでは薬剤群毎の分散共分散行列が共分散パラメータ $U(k_1, k_2)$ として出力されている．いずれのモデルでも，それぞれの分散は薬剤群間で大きな差がない．また，治療効果の推定値，標準誤差は不変で，検定の自由度が若干変化しそれに応じて検定結果も若干変化している．モデルの適合度を AIC で見てみると，等分散モデルから不等分散モデルへと

- 等分散・等相関モデル：$144.8 \to 148.4$
- 無構造モデル：$108.3 \to 111.2$

と増加し，いずれも等分散モデルの方が適合度が良いことがわかる．

[*4] 同じ group で紛らわしいが，左辺の group が SAS の命令文で，右辺の group が変数名である．

薬剤群間で分散共分散が異なる場合の結果(等分散・等相関モデル)の一部

適合度統計量
-2 残差対数尤度 140.4
AIC (小さいほどよい) 148.4

共分散パラメータ推定値
共分散パラメータ サブジェクト グループ 推定値 標準誤差 Z 値 Pr Z
Variance id group 2 0.6950 0.2538 2.74 0.0031
CS   id group 2 3.9975 2.6389 1.51 0.1298
Variance id group 1 0.5083 0.1856 2.74 0.0031
CS   id group 1 4.0788 2.6605 1.53 0.1252

固定効果の解
効果   group week 推定値 標準誤差 自由度 t 値 Pr > |t| アルファ 下限 上限
group*week 2 1   0.7000 0.6333 29.3 1.11 0.2780 0.05 -0.5947 1.9947
group*week 2 2 -0.4000 0.6333 29.3 -0.63 0.5326 0.05 -1.6947 0.8947
group*week 2 3 -3.7667 0.6333 29.3 -5.95 <.0001 0.05 -5.0614 -2.4719

固定効果の Type 3 検定
効果 分子の自由度 分母の自由度 F 値 Pr > F
group   1   10   2.54   0.1420
week   3   29.3 113.66 <.0001
group*week 3   29.3 19.67 <.0001

推定値
ラベル 推定値 標準誤差 自由度 t 値 Pr > |t| アルファ 下限 上限
mean CFB -1.1556 0.5171 29.3 -2.23 0.0332 0.05 -2.2127 -0.09840

薬剤群間で分散共分散が異なる場合の結果(無構造モデル)の一部

適合度統計量
-2 残差対数尤度 71.2
AIC (小さいほどよい) 111.2

共分散パラメータ推定値(群別の分散共分散行列)
共分散パラメータ サブジェクト グループ 推定値 標準誤差 Z 値 Pr Z
UN(1,1) id group 2 3.6217 2.2905 1.58 0.0569
UN(2,1) id group 2 3.5637 2.2633 1.57 0.1154
UN(2,2) id group 2 3.5657 2.2551 1.58 0.0569
UN(3,1) id group 2 3.4147 2.2145 1.54 0.1231
UN(3,2) id group 2 3.4187 2.2067 1.55 0.1213
UN(3,3) id group 2 3.5507 2.2456 1.58 0.0569
UN(4,1) id group 2 4.2820 3.0798 1.39 0.1644
UN(4,2) id group 2 4.3120 3.0735 1.40 0.1606

```
UN(4,3) id group 2  4.9940  3.2698  1.53  0.1267
UN(4,4) id group 2  8.0320  5.0799  1.58  0.0569

UN(1,1) id group 1  3.4027  2.1520  1.58  0.0569
UN(2,1) id group 1  3.2767  2.0749  1.58  0.1143
UN(2,2) id group 1  3.1707  2.0053  1.58  0.0569
UN(3,1) id group 1  3.5427  2.2882  1.55  0.1216
UN(3,2) id group 1  3.3747  2.1949  1.54  0.1242
UN(3,3) id group 1  4.0057  2.5334  1.58  0.0569
UN(4,1) id group 1  4.5547  3.0719  1.48  0.1382
UN(4,2) id group 1  4.3787  2.9600  1.48  0.1391
UN(4,3) id group 1  5.3457  3.4554  1.55  0.1219
UN(4,4) id group 1  7.7697  4.9140  1.58  0.0569
```

固定効果の解
```
効果 group week 推定値 標準誤差 自由度 t 値 Pr > |t| アルファ 下限 上限
group*week 2 1   0.7000 0.1155 8  6.06 0.0003 0.05  0.4337  0.9663
group*week 2 2  -0.4000 0.3332 9.99 -1.20 0.2576 0.05 -1.1424  0.3424
group*week 2 3  -3.7667 0.9267 9.62 -4.06 0.0025 0.05 -5.8427 -1.6907
```

推定値
```
ラベル 推定値 標準誤差 自由度 t 値 Pr > |t| アルファ 下限 上限
mean CFB -1.1556 0.4117 9.5 -2.81 0.0195 0.05 -2.0796 -0.2315
```

4

分散分析モデルから混合効果モデルへ

2.3 節の「解析例 3」では，薬剤の効果の主要な評価指標が最終測定時点である第 3 週の CFB に対して，ベースライン時点で測定された平均値の差を調整する共分散分析（ANCOVA）を行った例を示した．図 2.4 に示したように，両群一緒にしたデータで，ベースラインデータ y_{ij0} と第 3 週目のデータ y_{ij3} との間の相関係数は $r = 0.782$ と正の高い時点間相関があった．また，第 11 章で紹介する慢性肝炎に対する肝機能改善を目的としたグリチロン錠二号のプラセボ対照多施設共同二重盲検試験における，肝機能の主要指標である GPT 値（対数変換値）

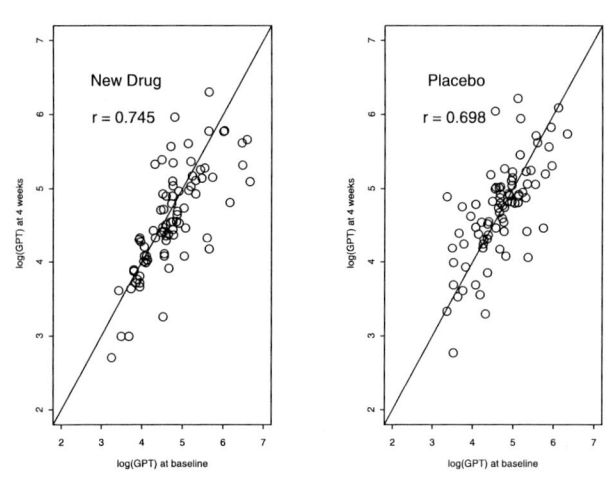

図 4.1 慢性肝炎に対する肝機能改善を目的としたグリチロン錠二号のプラセボ対照多施設共同二重盲検試験で，肝機能の主要指標である GPT 値（対数変換値）のベースラインデータ（x 軸）と第 4 週目のデータ（y 軸）との間のそれぞれの群での散布図，相関係数，回帰直線

のベースラインデータと第 4 週目のデータでも同様の相関がある（図 4.1）．しかし，個体毎には独立に測定しているはずなのに，この「時点間相関」とは何か？また，「ベースラインデータの調整」として共分散分析がよく利用されるのはなぜか？，など直観的には自明ではない．この問題を理解するには，分散分析モデルの枠組みから混合効果モデルの枠組みへ変更する必要がある．

4.1　問題の所在：混合効果モデルの導入

問題の所在を理解するために，式 (3.2) で表現される経時的繰り返し測定デザインの分散分析モデルの主要評価項目 y の評価時点 $k\,(>0)$ での測定データ y_{ijk} とベースライン時の測定データ y_{ij0} の関係について考えてみよう．簡単のため，新薬群（$i=2$）とプラセボ群（$i=1$）の 2 群比較（$G=2$）の場合を考える．式 (3.2) の誤差項に，ϵ'_{ijk} とダッシュ「$'$」をつけていることに注意したい．

分散分析モデルでは，この誤差項の分散共分散構造にいくつかのモデルを適用し，適合度の最も良いモデルを選択する，というアプローチを採用した．しかし，この方法では，なぜ，そのような分散共分散構造が生じるのか？という本来の意味でのモデル化とは言えない．そこで，より意味あるモデル化を目指して誤差項を

誤差項 ＝ 個体間差の項 ＋ 個体間差では説明できないその他の誤差項

に分解することを考えてみよう．例えば，

$$y_{ij0} = \mu + \alpha_i + \beta_0 + \gamma_{i0} + \epsilon'_{ij0}$$
$$= \mu + \alpha_i + (b_{0ij} + \epsilon_{ij0})$$
$$y_{ijk} = \mu + \alpha_i + \beta_k + \gamma_{ik} + \epsilon'_{ijk}$$
$$= \mu + \alpha_i + \beta_k + \gamma_{ik} + (b_{0ij} + b_{1ij} + \epsilon_{ijk})$$

という分解を考えることができる．ここで，b_{0ij} はベースライン時点での個体間差，b_{1ij} は治療への反応の個体間差であり，この個体間差に

$$\boldsymbol{b}_{ij} = (b_{0ij}, b_{1ij}) \sim N(\boldsymbol{0}, \boldsymbol{\Phi})$$
$$\boldsymbol{\Phi} = \begin{pmatrix} \sigma_{B0}^2 & \rho_B \sigma_{B0} \sigma_{B1} \\ \rho_B \sigma_{B0} \sigma_{B1} & \sigma_{B1}^2 \end{pmatrix}$$

という変量効果（random-effects）を仮定することができる．このようにして，母数効果（fixed-effects）であるパラメータ $\mu, \alpha_i, \beta_0, \beta_k, \gamma_{ij}$ と変量効果である b_{ij} が混在したモデルということで，このモデルを混合効果モデルと呼ぶ．

ここで，次章から始まる混合効果モデルの定式化に合わせて，モデルの添え字を変更し，個体の番号を $i(=1,\ldots,N)$ とし，繰り返し時点の番号を $j(=0,1,\ldots,T)$ とし，個体 i の主要評価項目の第 j 時点の測定データ（欠測データを含む）を y_{ij} と変更する．つまり，個体 i の経時的繰り返し測定データ

$$\boldsymbol{y}_i = (y_{i0}, y_{i1}, \ldots, y_{iT})^t, \; i=1,\ldots,N \tag{4.1}$$

と表現しよう．ここで，「$ij \to i, k \to j$」と変更していることに注意．この表現形に合わせると，分散分析モデルは次の混合効果モデルで表現できる．

RM モデル

$$y_{ij} = \begin{cases} \mu + \xi x_{1i} + b_{0i} + \epsilon_{i0}, & \text{for } j=0 \\ \mu + \xi x_{1i} + \beta_j + \tau_j x_{1i} + b_{0i} + b_{1i} + \epsilon_{ij}, & \text{for } j \geq 1 \end{cases} \tag{4.2}$$

本書では，このモデルのように，経時的測定データ全体を被説明変数（結果変数）と考える自然なモデルを **RM** モデル（repeated measures model）と呼ぶ．ここで，

1) x_{1i} は新薬群であれば 1，プラセボ群であれば 0 をとる **2** 値の連続変数
2) ξ はベースラインデータの群間差で，$\xi = \alpha_2 - \alpha_1 = \alpha_2$ に対応する
3) ここでは，式 (3.6) で定義された CFB を

$$d_{ij} = y_{ij} - y_{i0} \tag{4.3}$$

で定義し直す．

4) τ_j は測定時点 j での治療（薬剤）効果を表し，式 (3.9) の $\tau = \tau_{21}^{(k)} = \gamma_{2k}$ に対応する
5) $\epsilon_{i0}, \epsilon_{i1}$ は測定誤差などを含めた残りの誤差成分を表す変量効果で，その分散は時点，薬剤群によらず等分散を仮定する：

$$\epsilon_{ij} \sim N(0, \sigma_E^2), \quad j=0,1,\ldots,T$$

6) $b_{0i}, b_{1i}, \epsilon_{i0}, \epsilon_{i1}$ は互いに独立と仮定する

さて，この場合，RM モデルでは

$$E(y_{i0}) = \mu + \xi x_{1i} \tag{4.4}$$

$$E(y_{ij}) = \mu + \xi x_{1i} + \beta_j + \tau_j x_{1i} \tag{4.5}$$

$$E(d_{ij}) = \beta_j + \tau_j x_{1i} \tag{4.6}$$

$$\text{Var}(y_{i0}) = \sigma_{B0}^2 + \sigma_E^2 \tag{4.7}$$

$$\text{Var}(y_{ij}) = \sigma_{B0}^2 + \sigma_{B1}^2 + 2\rho_B \sigma_{B0} \sigma_{B1} + \sigma_E^2 \tag{4.8}$$

$$\text{Var}(d_{ij}) = \sigma_{B1}^2 + 2\sigma_E^2 \tag{4.9}$$

$$\text{Cov}(y_{i0}, y_{i1}) = \sigma_{B0}^2 + \rho_B \sigma_{B0} \sigma_{B1} \tag{4.10}$$

$$\text{Cov}(y_{ij_1}, y_{ij_2}) = \sigma_{B0}^2 + \sigma_{B1}^2 + 2\rho_B \sigma_{B0} \sigma_{B1} \tag{4.11}$$

となり，y_{i0} と y_{ij} は 2 変量正規分布に従う．その相関係数は

$$\rho_{0j} = \frac{\sigma_{B0}^2 + \rho_B \sigma_{B0} \sigma_{B1}}{\sqrt{\sigma_{B0}^2 + \sigma_E^2}\sqrt{\sigma_{B0}^2 + \sigma_{B1}^2 + 2\rho_B \sigma_{B0} \sigma_{B1} + \sigma_E^2}} \tag{4.12}$$

となる．また，y_{ij_1} と y_{ij_2} も 2 変量正規分布に従い，その相関係数は

$$\rho_{j_1 j_2} = \frac{\sigma_{B0}^2 + \sigma_{B1}^2 + 2\rho_B \sigma_{B0} \sigma_{B1}}{\sigma_{B0}^2 + \sigma_{B1}^2 + 2\rho_B \sigma_{B0} \sigma_{B1} + \sigma_E^2} \tag{4.13}$$

となる．特に，治療への反応の個体間差が無視できる場合，つまり，$\sigma_{B1}^2 = 0$ の場合は

$$\rho_{0j} = \rho_{j_1 j_2} = \frac{\sigma_{B0}^2}{\sigma_{B0}^2 + \sigma_E^2} \tag{4.14}$$

となる．つまり，ベースライン時点の個体間差 $\boldsymbol{\sigma_{B0}^2}$ の存在が相関を生じる原因となり，個体間差が大きいほどベースライン値との時点間相関は大きくなることが理解できよう．この場合は，式 (3.20) に示す等分散・等相関 (compound symmetry) 構造となる ($\sigma_{B0}^2 = \sigma_B^2$)．これに対して，次に示すように，ベースラインデータを調整のための共変量の一つとして扱うモデルを ANCOVA 型モデル (ANCOVA-type model) と呼んで区別する．

ANCOVA 型モデル

$$y_{ij} = \mu + \theta y_{i0} + \tau_{j,Ancova} x_{1i} + b_{i(Ancova)} + \epsilon_{ij}, \text{ for } j \geq 1 \quad (4.15)$$

ここで，

1) θ はベースラインデータの回帰係数
2) $\tau_{j,Ancova}$ は測定時点 j の治療（薬剤）効果
3) $b_{i(Ancova)}$ は基本的には $b_{0i} + b_{1i}$ を意味し，

$$b_{i(Ancova)} \sim N(0, \sigma^2_{B(Ancova)}) \quad (4.16)$$

$$\sigma^2_{B(Ancova)} = \sigma^2_{B0} + \sigma^2_{B1} + 2\rho_B \sigma_{B0} \sigma_{B1} \quad (4.17)$$

である．

4.2 治療効果の不偏推定値

さて，式 (4.2) の混合効果モデルによる測定時点 j の治療効果の不偏推定値は，通常の CFB に一致し，式 (3.8) より

$$\hat{\tau}_j = \hat{\gamma}^{(j)}_{21} = \frac{1}{n_2} \sum_{i=1}^{N} d_{ij} x_{1i} - \frac{1}{n_1} \sum_{i=1}^{N} d_{ij}(1 - x_{1i}) \quad (4.18)$$

で推定される．その分散は

$$\text{Var}(\hat{\tau}_j) = \frac{n_1 + n_2}{n_1 n_2} (\sigma^2_{B1} + 2\sigma^2_E) \quad (4.19)$$

である．
一方，測定時点 j における二つの群の単純な平均値の差 $\hat{\tau}_{j,Mean}$ も

$$E(\hat{\tau}_{j,Mean}) = E\left(\frac{1}{n_2} \sum_{i=1}^{N} y_{ij} x_{1i} - \frac{1}{n_1} \sum_{i=1}^{N} y_{ij}(1 - x_{1i}) \right) = \tau_j + \xi \quad (4.20)$$

となり，バイアス ξ が生じ不偏推定値とはならない．しかし，無作為化が実施される RCT では $\xi = 0$ が期待されるので，不偏推定値と考えられる．その分散は

$$\text{Var}(\hat{\tau}_{j,Mean}) = \frac{n_1 + n_2}{n_1 n_2} (\sigma^2_{B0} + \sigma^2_{B1} + 2\rho_B \sigma_{B0} \sigma_{B1} + \sigma^2_E) \quad (4.21)$$

となる．したがって，この二つの推定値の分散を比較して

$$\sigma_{B0}^2 + \sigma_{B1}^2 + 2\rho_B \sigma_{B0} \sigma_{B1} + \sigma_E^2 > \sigma_{B1}^2 + 2\sigma_E^2$$
$$\to \sigma_{B0}^2 + 2\rho_B \sigma_{B0} \sigma_{B1} > \sigma_E^2$$

の場合に分散の小さい CFB を選んだ方がよいことがわかる．特に，$\sigma_{B1}^2 = 0$ の場合は

$$\mathrm{Cor}(y_{i0}, y_{ij}) = \rho_{0j} > \frac{1}{2} \qquad (4.22)$$

となる場合である．

さて，次に，図 2.5 に例示した，「ベースラインデータ調整」としての ANCOVA による推定値を考えよう．それは，時点 j のデータ y_{ij} のベースラインデータ y_{i0} を固定した下での条件付き推測であり，その線形モデルは

$$y_{ij} \mid y_{i0} = E(y_{ij} \mid y_{i0}) + \delta_{ij} \qquad (4.23)$$

で表現できる．ここで δ_{ij} は誤差項であり

$$E(y_{ij} \mid y_{i0}) = E(y_{ij}) + \rho_{0j} \sqrt{\frac{\mathrm{Var}(y_{ij})}{\mathrm{Var}(y_{i0})}} (y_{i0} - E(y_{i0}))$$
$$= \mu + \xi x_{1i} + \beta_j + \tau_j x_{1i} + \rho_{0j} \sqrt{\frac{\mathrm{Var}(y_{ij})}{\mathrm{Var}(y_{i0})}} (y_{i0} - (\mu + \xi x_{1i}))$$
$$= \beta_j + (1-\phi)\mu + (\tau_j + (1-\phi)\xi) x_{1i} + \phi y_{i0}$$
$$= \beta_j + (1-\phi)\mu + \tau_{j, Ancova} x_{1i} + \phi y_{i0}$$

となる．ここで，

$$\phi = \frac{\sigma_{B0}^2 + \rho_B \sigma_{B0} \sigma_{B1}}{\sigma_{B0}^2 + \sigma_E^2} \quad (= \rho_{0j}, \text{ for } \sigma_{B1}^2 = 0)$$

である．また，CFB を被説明変数，つまり $d_{ij} = y_{ij} - y_{i0}$ を被説明変数として，ベースラインデータを調整する ANCOVA のモデルも同様に

$$d_{ij} \mid y_{i0} = E(d_{ij} \mid y_{i0}) + \delta'_{ij} \qquad (4.24)$$

と表現でき

$$E(d_{ij} \mid y_{i0}) = E(d_{ij}) + \rho_{d,y0} \sqrt{\frac{\mathrm{Var}(d_{ij})}{\mathrm{Var}(y_{i0})}} (y_{i0} - E(y_{i0}))$$
$$= \beta_j + \tau_j x_{1i} + (\phi - 1)(y_{i0} - (\mu + \xi x_{1i}))$$
$$= \beta_j + (1-\phi)\mu + (\tau_j + (1-\phi)\xi) x_{1i} + (\phi - 1) y_{i0}$$

$$= \beta_j + (1-\phi)\mu + \tau_{j,Ancova}x_{1i} + (\phi-1)y_{i0}$$

となる．つまり，ANCOVA による治療効果の期待値は，いずれのモデルでも

$$\tau_{j,Ancova} = \tau_j + (1-\phi)\xi \tag{4.25}$$

となり，ここでも，バイアス $(1-\phi)\xi$ が生じ，不偏推定値とはならない．しかし，RCT では $\xi = 0$ が期待されるので，ANCOVA による治療効果も不偏推定値と考えられる．その推定値は分散 (σ_E^2, Φ) を既知（given）とした下で

$$\hat{\tau}_{j,Ancova} = \hat{\tau}_j + (1-\phi)\left\{\frac{1}{n_2}\sum_{i=1}^{N} y_{i0}x_{1i} - \frac{1}{n_1}\sum_{i=1}^{N} y_{i0}(1-x_{1i})\right\} \tag{4.26}$$

で与えられる．その分散は

$$\mathrm{Var}(\hat{\tau}_{j,Ancova}) = \frac{n_1+n_2}{n_1 n_2}(\sigma_{B1}^2 + 2\sigma_E^2)\left\{1 - \frac{(\sigma_E^2 - \rho_B\sigma_{B0}\sigma_{B1})^2}{(\sigma_{B1}^2 + 2\sigma_E^2)(\sigma_{B0}^2 + \sigma_E^2)}\right\}$$

$$= \mathrm{Var}(\hat{\tau}_j)\left\{1 - \frac{(\sigma_E^2 - \rho_B\sigma_{B0}\sigma_{B1})^2}{(\sigma_{B1}^2 + 2\sigma_E^2)(\sigma_{B0}^2 + \sigma_E^2)}\right\} \tag{4.27}$$

となり，CFB に基づく推定値 $\hat{\tau}_j$ の分散より小さいことが理解できる．

ここでは，式 (4.2) の RM モデルが仮定できる場合に，治療効果の推定値として3種類を検討してきた．特に，CFB に基づく自然な不偏推定値 $\hat{\tau}_j$ は，治療への反応の個体間差が無視できる $(\sigma_{B1}^2 = 0)$ 場合には，$y_{i0} + y_{i1} = y_{i+}$ がベースライン時点の個体間差 b_{0i} の十分統計量（第 12 章参照）となるので，その条件付き尤度を最大にする最尤推定値が $\hat{\tau}_j$ に一致するという意味で，治療効果の推定には式 (4.2) で定式化されている RM モデルで十分である．しかし，無作為化によるバイアスが無視できる状況では，よりベターな推定精度が得られるという意味で，ベースラインデータを「調整」した ANCOVA 推定値を利用することも可能である．多くの RCT の場合には，どちらの推定結果もほぼ同様な結果を得ることが多い．

しかし，ベースライン期間に2回以上の測定を考えるデザイン[*1] ではベースライン調整は不自然なモデル化となり，RM モデルの方が自然である．また，治療効果の推定だけでなく，それぞれの治療群の効果のプロファイルを推定することも重要，という立場からは，RM モデルが自然である．更に，サンプルサイズが

[*1] 治療効果を評価するデザインとしては，ベースライン期間に複数回測定する方が優れている．これについても第 12 章参照．

表 4.1　12 週時点での log(GPT) 値をエンドポイントとした 3 種類の解析結果の比較

要因	自由度	平方和	平均平方和	F 値	p 値	治療効果推定値 (SE)
(1) 平均値の差						
治療効果	1	2.970	2.970	6.326	0.0129	-0.269
Residuals	162	76.057	0.469			(0.107)
(2) CFB の平均値の差						
治療効果	1	4.008	4.008	8.057	0.0051	-0.313
Residuals	162	80.057	0.497			(0.110)
(3) ANCOVA						
$\log(\text{GPT}_0)$	1	17.920	17.920	50.027	< 0.0001	
治療効果	1	3.438	3.438	9.598	0.0023	-0.290
Residuals	161	57.670	0.358			(0.094)

小さい場合，あるいは，無作為化がきちんと機能しなかった場合などには単純な平均値の差に基づく推定値 $\hat{\tau}_{j,Mean}$，ANCOVA に基づく推定値 $\hat{\tau}_{j,Ancova}$ には無視できないバイアスが生じることに注意したい．

実例として，慢性肝炎に対する肝機能改善を目的としたグリチロン錠二号のプラセボ対照多施設共同二重盲検試験 (矢野ら[43]) で，肝機能の主要指標である GOT の対数値を主要評価項目とした RCT での解析例を示す．表 4.1 には，試験終了時の 12 週時点での log(GPT) 値を主要評価項目として (1) 平均値の差，(2) CFB の平均値の差，(3) ベースラインデータの調整を行った ANCOVA それぞれの解析結果を示した．(3) ANCOVA の結果では，治療効果が $-0.290(\pm 0.094)$ と推定され，その p 値は 0.0023 であった．一方，(1) 平均値の差は $-0.269(\pm 0.107)$，$p = 0.0129$，(2) CFB の平均値の差は $-0.313(\pm 0.110)$，$p = 0.0051$ となった．CFB の平均値の差の推定値 -0.313 に比べて，平均値の差の推定値は $-0.313 - (-0.269) = -0.044$ の差があり，ANCOVA の推定値は $-0.313 - (-0.290) = -0.023$ の差があり，それぞれ，バイアスの項 ξ, $(1-\phi)\xi$ に対応している．ただ，推定精度 (SE) の観点からは，平均値の差，CFB の平均値の差よりベースラインデータを調整した ANCOVA の結果が優れていることがわかる．

4.3　ベースラインデータ調整の ANCOVA 型モデル

前節では，事前に定められた測定時点における反応特性値の解析にベースラインデータを調整する ANCOVA を解説した．ここでは，経時的繰り返し測定デー

表 4.2 表 3.5 に示すデータファイルの構造をベースラインデータを新たに変数として加えたデータ構造（3 匹目までのデータを示す）

個体 id	実験群 group	測定週 week	検査データ y	ベースラインデータ ybase
1	2	1	8.60	7.50
1	2	2	6.90	7.50
1	2	3	0.80	7.50
2	2	1	11.70	10.60
2	2	2	8.80	10.60
2	2	3	1.60	10.60
3	2	1	13.00	12.40
3	2	2	11.00	12.40
3	2	3	5.60	12.40
4	...	...	...	
4	...	...	...	

タ全体を利用して，ベースラインデータを調整する ANCOVA 型モデルを解説する．ここで使用する変数などの添え字は，第 3 章の分散分析の結果と比較することを狙いとするため，分散分析モデルを踏襲する．この場合に使用するデータファイルは，結果変数のベースラインデータ y_{ij0} が含まれている経時的繰り返し測定データファイルからベースラインデータを除き，ベースラインデータは他の共変量と同じく新たな変数として追加して新しいデータファイルを作成する必要があることに注意したい．例えば，結果変数を含めた変数が p 個，個体数が N，個体毎の測定の繰り返し回数が等しく，ベースラインを含めて $T+1$ 回とすると，RM モデルの解析のためのデータ構造は $(T+1)N \times p$ の構造となるが，ベースラインデータを調整する ANCOVA 型モデルのデータファイルは $TN \times (p+1)$ の構造に変換する必要がある．表 3.5 に示すデータファイルの構造を変換して，ベースラインデータを新たに変数として加えたデータ構造を表 4.2 に示す．さて，新しく作成されたデータファイルに関する，次の三つのモデルを考えよう：

$$\text{Model A:} \quad y_{ijk} = \mu + \alpha'_i + \beta'_k + \gamma'_{ik} + \epsilon'_{ijk} \tag{4.28}$$

$$\text{Model B:} \quad y_{ijk} = \mu + \theta y_{ij0} + \alpha'_i + \beta'_k + \gamma'_{ik} + \epsilon'_{ijk} \tag{4.29}$$

$$\text{Model C:} \quad y_{ijk} = \mu + \theta y_{ij0} + \alpha'_i + \beta'_k + \phi_k y_{ij0} \times \text{Time}_k + \gamma'_{ik} + \epsilon'_{ijk}$$

$$k = 1, 2, \ldots, T \tag{4.30}$$

$$\boldsymbol{\epsilon}'_{ij} = (\epsilon'_{ij1}, \ldots, \epsilon'_{ijT})^t \sim N(\mathbf{0}, \boldsymbol{\Sigma}'_i)$$

と表現できる．ここに

α'_i：時点 $k=1$ での薬剤群の群間差（$i=1,\ldots,G$）

β'_k：時点の母数効果（$k=1,\ldots,T$）

γ'_{ik}：薬剤群 × 時点の交互作用（母数効果）

Time_k：測定時点 k を表すダミー変数

θ：ベースラインデータの回帰係数

ϕ_k：「ベースラインデータ × 測定時点」の交互作用の測定時点 k での回帰係数

$\boldsymbol{\epsilon}'_{ij}$：被験者 i の長さ T の誤差ベクトル（$j=1,\ldots,n_i$）

Model A はベースライン調整をしない RM モデル，Model B はベースラインの効果はすべての測定時点に共通と仮定した ANCOVA 型モデル，それに Model C はベースラインデータの効果は測定時点によって異なることを仮定した ANCOVA 型モデルである．これらのモデルに対応して，$CFB: d_{ijk} = y_{ijk} - y_{ij0}$ を結果変数としたモデル群

$$\text{Model A:} \quad d_{ijk} = \mu + \alpha'_i + \beta'_k + \gamma'_{ik} + \epsilon'_{ijk} \tag{4.31}$$

$$\text{Model B:} \quad d_{ijk} = \mu + \theta y_{ij0} + \alpha'_i + \beta'_k + \gamma'_{ik} + \epsilon'_{ijk} \tag{4.32}$$

$$\text{Model C:} \quad d_{ijk} = \mu + \theta y_{ij0} + \alpha'_i + \beta'_k + \phi_k y_{ij0} \times \text{Time}_k + \gamma'_{ik} + \epsilon'_{ijk}$$

$$k = 1, 2, \ldots, T \tag{4.33}$$

$$\boldsymbol{\epsilon}'_{ij} = (\epsilon'_{ij1}, \ldots, \epsilon'_{ijT})^t \sim N(\boldsymbol{0}, \boldsymbol{\Sigma}'_i)$$

を考えると，次の事実がわかる：

1) Model A に関しては，どちらを用いても同じ治療効果の推定値（標準誤差）が得られる．
2) Model B, Model C に関しては，前節の議論から，結果変数が，y_{ijk}，あるいは，$y_{ijk} - y_{ij0}$ のいずれであっても，「ベースラインデータを調整」した治療効果の推定値（標準誤差）は同じである．
3) CFB である d_{ijk} を被説明変数に用いれば，同じベースラインデータ調整用のデータセットが利用できるので，これらの三つのモデルの適合度の比較が AIC などで可能となる利点がある．

そこで，CFB を結果変数としたモデルを用いて表2.1の実験データを解析してみ

4.3 ベースラインデータ調整の ANCOVA 型モデル

よう．なお，その場合には，式 (3.8)，(3.14) などの治療効果を表現する線形対比は薬剤群の母数効果 α'_i が含まれた次式で定義されることに注意したい．つまり，

$$\tau_{21}^{(k)} = (\alpha'_2 - \alpha'_1) + (\gamma'_{2k} - \gamma'_{1k}) \tag{4.34}$$

$$\tau_{21}(k_s, k_e) = (\alpha'_2 - \alpha'_1) + \frac{1}{k_e - k_s + 1} \sum_{k=k_s}^{k_e} (\gamma'_{2k} - \gamma'_{1k}) \tag{4.35}$$

例えば，第 3 週時点 $k=3$ での平均値の差に関心がある場合は

$$\tau_{21}^{(3)} = (-1, 1)(\alpha'_1, \alpha'_2)^t + (0, 0, -1, 0, 0, 1)(\gamma'_{11}, \gamma'_{12}, \gamma'_{13}, \gamma'_{21}, \gamma'_{22}, \gamma'_{23})^t$$

期間全体で平均値の差に関心のある場合は

$$\tau_{21}(1,3) = (-1, 1)(\alpha'_1, \alpha'_2)^t + \frac{1}{3}(-1, -1, -1, 1, 1, 1)(\gamma'_{11}, \gamma'_{12}, \gamma'_{13}, \gamma'_{21}, \gamma'_{22}, \gamma'_{23})^t$$
$$= \frac{1}{3}\{(-3, 3)(\alpha'_1, \alpha'_2)^t + (-1, -1, -1, 1, 1, 1)(\gamma'_{11}, \gamma'_{12}, \gamma'_{13}, \gamma'_{21}, \gamma'_{22}, \gamma'_{23})^t\}$$

などとなる．なお，第 3 章の解析例では，時点毎の治療効果 γ_{2k} を直接出力させるために「class 文に ref=first を追加」したり，線形対比の順序を変更したが，ここでは，上記の α' と γ' の関数としての線形対比で治療効果を推定するので，特別な指定をする必要はない．

以下に，SAS の proc mixed を適用したプログラムと結果を示す．前節の分散分析の結果では無構造を仮定した分散共分散構造モデルが最適であったので，ここでも，無構造を仮定しよう．SAS プログラム例とその出力の一部を囲みの中に示す．変数 ybase がベースラインデータで，( ) で括られている二つの model 文は Model B と Model C 用である．

無構造を仮定した ANCOVA 型モデルの SAS プログラム

```
⟨data input⟩
data d3;
  infile 'c:\book\RepeatedMeasure\experimentRatPre.dat' missover;
  input id group week y ybase;
  cfb=y-ybase;

proc mixed data = d3 method=reml covtest;
class id group week ;
  model cfb =         group week group*week / s ddfm=sat;
( model cfb = ybase group week group*week / s ddfm=sat; )
( model cfb = ybase ybase*week group week group*week / s ddfm=sat; )
```

```
repeated / type = un subject = id r  rcorr ;
estimate 'CFB at week 1'
 group -1 1 group*week -1  0  0   1 0 0 / divisor=1 cl alpha=0.05;
estimate 'CFB at week 2'
 group -1 1 group*week  0 -1  0   0 1 0 / divisor=1 cl alpha=0.05;
estimate 'CFB at week 3'
 group -1 1 group*week  0  0 -1   0 0 1 / divisor=1 cl alpha=0.05;
estimate 'mean CFB '
 group -3 3 group*week -1 -1 -1   1 1 1 / divisor=3 cl alpha=0.05;
run ;
```

無構造を仮定した ANCOVA 型モデルの SAS 出力例

〈Model A〉
適合度統計量
AIC（小さいほどよい）61.4

推定値
ラベル 推定値 標準誤差 自由度 t 値 Pr > |t| アルファ 下限 上限
CFB at week 1   0.7000 0.1155 10 6.06 0.0001 0.05 0.4427 0.9573
CFB at week 2 -0.4000 0.3332 10 -1.20 0.2576 0.05 -1.1423 0.3423
CFB at week 3 -3.7667 0.9267 10 -4.06 0.0023 0.05 -5.8315 -1.7018
mean CFB   -1.1556 0.4117 10 -2.81 0.0186 0.05 -2.0730 -0.2381

〈Model B〉
適合度統計量
AIC（小さいほどよい）64.2

推定値
   ラベル 推定値 標準誤差 自由度 t 値 Pr>|t| アルファ 下限 上限
ybase   -0.0545 0.02929 9   -1.86 0.0959 0.05 -0.1207 0.01179
CFB at week 1 0.6446 0.1239 8.83 5.20 0.0006 0.05 0.3634 0.9258
CFB at week 2 -0.4554 0.3393 10.1 -1.34 0.2090 0.05 -1.2106 0.2999
CFB at week 3 -3.8220 0.9471 9.98 -4.04 0.0024 0.05 -5.9330 -1.7111
mean CFB   -1.2109 0.4294 9.93 -2.82 0.0183 0.05 -2.1685 -0.2533

〈Model C〉
適合度統計量
AIC（小さいほどよい）66.0

推定値
ラベル 推定値 標準誤差 自由度 t 値 Pr > |t| アルファ 下限 上限
CFB at week 1 0.6734 0.1231 9 5.47 0.0004 0.05 0.3949 0.9518
CFB at week 2 -0.4097 0.3662 9 -1.12 0.2922 0.05 -1.2381 0.4187
CFB at week 3 -3.5044 0.9717 9 -3.61 0.0057 0.05 -5.7025 -1.3062
mean CFB   -1.0802 0.4441 9 -2.43 0.0378 0.05 -2.0849 -0.07560

4.3 ベースラインデータ調整の ANCOVA 型モデル

これらの結果から，薬剤間で共通な分散共分散構造 Σ に無構造 (unstructured) を仮定した場合では，

- ベースラインデータを調整しない Model A は，y_{ijk} を結果変数とした分散分析モデルの結果（第 3 章）と同じであり，それは，表 2.3 に示した測定時点毎に，2 群間の CFB の差の t 検定を繰り返した解析結果と同じとなる．
- 測定時点毎にベースラインデータの効果が異なると仮定した Model C の結果は，「CFB at week 3」の薬剤効果の推定結果と図 2.5 に示した共分散分析の結果が同じであるように，時点毎に独立にベースラインデータを調整した結果となっている．
- モデルの良さの基準である AIC の値（Model A = 6.14, Model B = 64.2, Model C = 66.0），あるいは，Model B の変数 ybase の p 値（0.0959）から判断して，ANCOVA 型モデルよりベースラインデータを調整しない RM モデルの Model A が最適となる．

5

混合効果モデルの基礎

本章からは，4.1 節で導入した混合効果モデルの枠組みにおいて，主要評価項目に関する個体 $i(=1,2,\ldots,n)$ の第 $j(=0,1,\ldots,T)$ 時点の繰り返し測定データ（欠測データも含む）を y_{ij} として，個体 i の経時的繰り返し測定データ，すなわち，反応プロファイルを

$$\boldsymbol{y}_i = (y_{i0}, y_{i1}, \ldots, y_{iT})^t \tag{5.1}$$

と表現する．ここに，y_{i0} は薬剤投与前（治療開始前）の測定値，すなわち，ベースラインデータである．この表現は，第 3 章，第 4 章で解説した分散分析モデルの添え字（薬剤 i，個体 $j(i)$，時点 k）とは異なることに注意したい．さて，この反応プロファイルには，個体間差があると考えるのが自然であり，それを各治療群の平均的プロファイルの周りにばらつく確率変数（測定できない潜在変数である），つまり，変量効果で表現したモデルを線形混合効果モデル（linear mixed-effects model），あるいは単に混合効果モデル（mixed-effects model）と呼ぶ．前章で説明したように，変量効果を導入することで時点間相関を表現することができる．

各治療群の平均的プロファイルは母数効果[*1]（fixed-effects）で表現し，変量効果（random-effects）は記号 $b_{0i}, b_{1i}, \ldots$，母数効果は記号 $\beta_0, \beta_1, \ldots$ などで表現する．母数効果のパラメータは最尤法（ML），変量効果の分散は最尤法あるいは制限付き最尤法（REML）で推定する（第 B 章参照）．また，次章で解説するように，欠測データがある場合に，欠測データが MCAR（missing completely at random），あるいは MAR（missing at random）である場合には，特別な技巧を必要とせずに，欠測した時点のデータを無視して解析できる点で柔軟なモデルと

[*1] 統計ソフト SAS では固定効果と訳しているが，正しい統計用語ではない．

言える（第 A 章参照）．

5.1 適用例 1：成長モデル

図 5.1, 表 5.1 はある処理を施した 30 匹のラットの 5 週間の体重を測定した実験データである．このデータについて混合効果モデルの適用を考えてみよう．問題を一般化して，ある処理の効果を動物の成長で観察するために，N 例のラッ

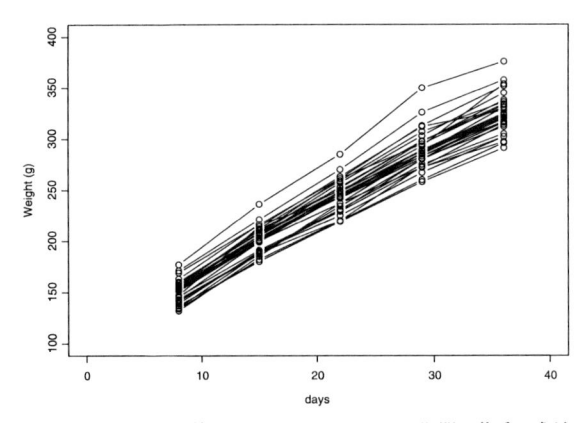

図 5.1 ある処理を施した 30 匹のラットの 5 週間の体重の成長

表 5.1 ある処理を施した 30 匹のラットの 5 週間の体重の測定データ

Rat No.	days					Rat No.	days				
	8	15	22	29	36		8	15	22	29	36
1	151.0	199.0	246.0	283.0	320.0	16	160.0	207.0	248.0	288.0	324.0
2	145.0	199.0	249.0	293.0	354.0	17	142.0	187.0	234.0	280.0	316.0
3	147.0	214.0	263.0	312.0	328.0	18	156.0	203.0	243.0	283.0	317.0
4	155.0	200.0	237.0	272.0	297.0	19	157.0	212.0	259.0	307.0	336.0
5	135.0	188.0	230.0	280.0	323.0	20	152.0	203.0	246.0	286.0	321.0
6	159.0	210.0	252.0	298.0	331.0	21	154.0	205.0	253.0	298.0	334.0
7	141.0	189.0	231.0	275.0	305.0	22	139.0	190.0	225.0	267.0	302.0
8	159.0	201.0	248.0	297.0	338.0	23	146.0	191.0	229.0	272.0	302.0
9	177.0	236.0	285.0	350.0	376.0	24	157.0	211.0	250.0	285.0	323.0
10	134.0	182.0	220.0	260.0	296.0	25	132.0	185.0	237.0	286.0	331.0
11	160.0	208.0	261.0	313.0	352.0	26	160.0	207.0	257.0	303.0	345.0
12	143.0	188.0	220.0	273.0	314.0	27	169.0	216.0	261.0	295.0	333.0
13	154.0	200.0	244.0	289.0	325.0	28	157.0	205.0	248.0	289.0	316.0
14	171.0	221.0	270.0	326.0	358.0	29	137.0	180.0	219.0	258.0	291.0
15	163.0	216.0	242.0	281.0	312.0	30	153.0	200.0	244.0	286.0	324.0

トの体重を T 回の測定時期（日齢）$(t_1,\ldots,t_T)$ で測定した経時的繰り返し測定データ y_{ij} に対して，母数効果の正規線形回帰モデル

$$y_{ij} = \beta_0 + \beta_1 t_j + \epsilon_{ij}, \quad \epsilon_{ij} \sim N(0, \sigma_E^2), \quad \epsilon_{ij_1} \perp \epsilon_{ij_2} \tag{5.2}$$
$$i = 1,\ldots,N;\ j = 1,\ldots,T$$

を考えてみよう．ここで，測定時期の変数 t_j は連続変数である．この実験の目的の一つは出生時体重 β_0 $(t=0)$ の推定にある．図5.1を見ても，y 切片 β_0 も傾き β_1 も成長の個体差が大きく，一つの線形回帰直線で表現できると考えるには少々無理がありそうと考えられるだろう．このような場合には，個体差を表現するために，まず，出生時体重の個体差を表す変量効果 b_{0i} を加えたモデル

$$y_{ij} \mid b_{0i} = (\beta_0 + b_{0i}) + \beta_1 t_j + \epsilon_{ij}, \quad \epsilon_{ij} \sim N(0, \sigma_E^2) \tag{5.3}$$
$$\epsilon_{ij} \perp b_{0i}, \quad b_{0i} \sim N(0, \sigma_{B0}^2)$$

更に，成長の速さの個体差，つまり，傾きにも変量効果 b_{1i} を加えたモデル

$$y_{ij} \mid \boldsymbol{b}_i = (\beta_0 + b_{0i}) + (\beta_1 + b_{1i})t_j + \epsilon_{ij}, \quad \epsilon_{ij} \sim N(0, \sigma_E^2) \tag{5.4}$$
$$\epsilon_{ij} \perp \boldsymbol{b}_i, \quad \boldsymbol{b}_i = (b_{0i}, b_{1i})^t \sim N(\boldsymbol{0}, \boldsymbol{\Phi})$$

$$\boldsymbol{\Phi} = \begin{pmatrix} \sigma_{B0}^2 & \rho\sigma_{B0}\sigma_{B1} \\ \rho\sigma_{B0}\sigma_{B1} & \sigma_{B1}^2 \end{pmatrix} \tag{5.5}$$

の二つを考えることができる．この混合効果モデルで重要な仮定は，
1) 変量効果 $\boldsymbol{b}_i = (b_{0i}, b_{1i})^t$ は測定できない潜在的確率変数で，正規分布に従う
2) 変量効果 $\boldsymbol{b}_i = (b_{0i}, b_{1i})^t$ が与えられたという条件付きで，繰り返し測定データ $(y_{i1},\ldots,y_{ir})$ は独立

の2つである．

表 **5.2** 表5.1に示すデータのSASでの解析用データファイル構造
（2匹目までのデータを示す）

no no	体重 y	個体id id	測定日 day	no no	体重 y	個体id id	測定日 day
1	151	1	8	6	145	2	8
2	199	1	15	7	199	2	15
3	246	1	22	8	249	2	22
4	283	1	29	9	293	2	29
5	320	1	36	10	354	2	36

統計ソフト SAS の正規線形回帰モデルを実行する proc glm を利用して，表 5.1 の実験データに，まず式 (5.2) の正規線形回帰モデルを適用してみよう．SAS での解析用データファイル構造を表 5.2 に示す．変数名は以下のとおり：
1) y：体重を表す連続変数
2) day：測定日を表す連続変数
3) id：個体 $\mathrm{id}(=1, 2, \ldots, 30)$ を表すカテゴリー変数

以下の囲みの中に SAS のプログラムと解析結果の出力の一部を示す．

式 (5.2) の正規線形回帰モデルの SAS proc glm を用いた解析

〈SAS プログラム〉
```
data d3;
  infile 'c:\book\RepeatedMeasure\ratlong.dat' missover;
  input no y id day;
proc glm data=d3;   class group;
model y =   day    /solution clparm;
run;
```

〈出力結果の一部〉
```
  R2 乗   変動係数   Root MSE   y の平均
0.935910 6.648275   16.13226    242.6533

パラメータ 推定値   標準誤差  t 値  Pr >|t|     95% 信頼限界
Intercept 106.5676 3.20994  33.20  <.0001   100.2243 112.9108
day         6.1857 0.13305  46.49  <.0001     5.9227   6.4486
```

推定された回帰式は $y = 106.6 + 6.19x$ で，y 切片，傾きの推定誤差はそれぞれ 3.21, 0.133，モデルの誤差分散は Root MSE の値から $\hat{\sigma}_E^2 = 16.13^2 = 260.2$ であった．ただ，傾きの有意性検定 $H_0: \beta_1 = 0$ は高度に有意であった．次に，式 (5.3) の混合効果モデルを適用した結果を示す．

式 (5.3) の混合効果モデルの SAS proc mixed を用いた解析

〈SAS プログラム〉
```
proc mixed data = d3 method=reml covtest;
    class id ;
    model y =   day  / s cl ddfm=sat;
    random  intercept /   subject=id g gcorr ;
    repeated  / type=simple subject=id r rcorr;
```

```
    run ;

〈出力結果の一部〉
共分散パラメータ推定値
共分散パラメータ サブジェクト 推定値   標準誤差  Z 値  Pr > Z
Intercept         id        196.94   55.2812 3.56 0.0002
Residual          id         67.3025  8.7251 7.71 <.0001

適合度統計量
-2 残差対数尤度 1137.3
AIC (小さいほどよい) 1141.3

固定効果の解
効果      推定値 標準誤差  自由度  t 値 Pr > |t| アルファ 下限   上限
Intercept 106.57  3.0380   49  35.08 <.0001  0.05  100.46 112.67
day         6.1857 0.06766 119 91.42 <.0001  0.05    6.0517  6.3197
```

推定された回帰式は $y = 106.6 + 6.19x$ と同じであるが，変量効果 b_{0i} の分散は $\hat{\sigma}_{B0}^2 = 196.9$，モデルの誤差分散は $\hat{\sigma}_E^2 = 67.3$ と推定された．y 切片の個体差を考慮しないモデルの誤差分散がこの二つの成分にほぼ分離され，モデルの誤差分散が小さくなっていることに注目したい．この結果として，y 切片，傾きの推定誤差は，それぞれ $3.03 (< 3.21), 0.068 (< 0.133)$ と小さくなっており，t 値が増大して，推定精度の向上と検定の有意性の向上が認められた．次に，成長の度合いにも個体差を入れた式 (5.4) の混合効果モデルを適用した結果を以下に示す．

その際，SAS プログラムの指定において，変量効果間の相関（式 (5.5)）を考慮したモデル $\rho_B \neq 0$ では

```
random   intercept day / type=un subject=id g gcorr ;
```

変量効果間は独立 $\rho_B = 0$ を仮定したモデルでは

```
random   intercept day / type=simple subject=id g gcorr ;
```

と random 文の後で type=un, type=simple（これは省略できる）と指定しなければならないことに注意したい．この二つのモデルの適合度の良さの比較は AIC などを参考にする．

式 (5.4) の混合効果モデル：**SAS proc mixed** を用いたプログラムと出力例

〈SAS プログラム〉
```
proc mixed data = d3 method=reml covtest;
  class id ;
  model y =  day  / s cl ddfm=sat cl ;
  random  intercept day  / type=un subject=id g gcorr ;
( random   intercept day  / type=simple subject=id g gcorr ; )
  repeated / type=simple subject=id r rcorr;
```

〈出力結果の一部: type=un のモデル〉
共分散パラメータ推定値
共分散パラメータ サブジェクト 推定値 標準誤差 Z 値 Pr Z
UN(1,1) id 115.42 42.0847 2.74 0.0030
UN(2,1) id -0.8731 1.4493 -0.60 0.5469
UN(2,2) id 0.2607 0.08853 2.94 0.0016
Residual id 36.1756 5.3927 6.71 <.0001

適合度統計量
-2 残差対数尤度 1095.4
AIC（小さいほどよい）1103.4

固定効果の解
効果 推定値 標準誤差 自由度 t 値 Pr > |t| アルファ 下限 上限
Intercept 106.57 2.2977 29 46.38 <.0001 0.05 101.87 111.27
day 6.1857 0.1056 29 58.58 <.0001 0.05 5.9698 6.4017

〈出力結果の一部: type=simple のモデル〉
共分散パラメータ サブジェクト 推定値 標準誤差 Z 値 Pr > Z
Intercept id 106.31   37.4931 2.84 0.0023
day   id   0.2417   0.07887 3.06 0.0011
Residual id 36.8340   5.4817 6.72 <.0001

適合度統計量
-2 残差対数尤度 1095.8
AIC（小さいほどよい）1101.8

固定効果の解
効果 推定値 標準誤差 自由度 t 値 Pr > |t| アルファ 下限 上限
Intercept 106.57   2.2365 32.6 47.65 <.0001 0.05 102.02 111.12
day   6.1857 0.1028 32.6 60.18 <.0001 0.05 5.9765 6.3949

上記いずれのモデルにおいても，推定された回帰式は $y = 106.6 + 6.19x$ と出生時体重の個体間差だけを考慮したモデル (5.3) と同じであるが，AIC の値から変量効果間が独立 ($\rho_B = 0$) を仮定したモデルが採用される．このモデルでの変量効果

の分散は $\hat{\sigma}_{B0}^2 = 106.31$, $\hat{\sigma}_{B1}^2 = 0.2417$ で,モデルの誤差分散は $\hat{\sigma}_E^2 = 36.83$ と更に小さくなっている.その結果,y 切片,傾きの推定誤差がそれぞれ $2.24 (< 3.21)$, $0.103 (< 0.133)$ と個体差を全く考慮しないモデル (5.2) よりも小さくなり,t 値が増大して,推定精度の向上と検定の有意性の向上が認められている.成長の度合いに個体差を「考慮したモデル (5.4)」の AIC は 1102 で,「考慮しないモデル」の 1141 から判断して,出生時の体重と成長の度合いの両方に個体差を考慮したモデルの適合度が最も良いことがわかる.なお,この実験の目的の一つは出生時体重の推定にあるので,最後のモデルで推定された出生時体重,すなわち,β_0 の推定値は 106.6,95%信頼区間は $(102.0, 111.1)$ と推定された.

5.2 適用例 2:薬剤効果の比較

表 2.1 のデータについては,すでに第 2 章,第 3 章で分散分析モデル,あるいはベースラインを調整する ANCOVA 型のモデルで解析した例を紹介した.ここでは,式 (3.2) の分散分析モデルに代わって,個体間差を変量効果で表現した混合効果モデルの枠組みで解析してみよう.このモデルについては第 7 章で詳細に説明するのでここではその雰囲気を感じていただきたい.

まず,ベースライン時点の個体間差を変量効果で表現したモデルを考えてみよう.4.1 節では,ベースライン時点と評価時点のデータが 1 個の場合に,個体間差を変量効果で表現した簡単な混合効果モデルを紹介した(式 (4.2))が,一般には次のモデルで表現できる:

$$y_{ij} \mid b_{0i} = \beta_0 + \beta_1 x_{1i} + \sum_{k=1}^{3} \beta_{2k} z_{kij} + \sum_{k=1}^{3} \beta_{3k} x_{1i} z_{kij} + b_{0i} + \epsilon_{ij} \quad (5.6)$$

$$= \beta_0 + 薬剤群 + 時点 + 薬剤群 \times 時点 + 個体間差 + 誤差$$

$$\epsilon_{ij} \perp b_{0i}, \quad b_{0i} \sim N(0, \sigma_{B0}^2), \quad \epsilon_{ij} \sim N(0, \sigma_E^2)$$

$$j = 0, 1, 2, 3; \quad \beta_{20} = 0, \quad \beta_{30} = 0$$

ここで

1) x_{1i} は薬剤群を表す変数で,実験群であれば 1,対照群であれば 0 をとる連続変数である.もし,比較する治療群が 3 群以上あれば,当該の薬剤群を表す 2 値のダミー変数である.

2) z_{kij} は測定時点 k を表すダミー変数で，測定時点を表すカテゴリー変数の第 1 カテゴリー（ベースライン時点）を基準カテゴリーとして，測定時点が k であれば 1，それ以外は 0 の値をとる 2 値の連続変数

である．この混合効果モデルにおける実験群の対照群に対する測定時点毎の治療効果は，第 1 カテゴリーを $\beta_{30} = 0$ と置いて

$$\beta_{3j} = \beta_{3j} - \beta_{30}, \quad j = 1, 2, 3 \tag{5.7}$$

で推定でき，第 2 章で解説した CFB の差（の期待値）に等しい（式 (3.9)）．線形対比を利用すれば分散分析モデルの記号 $\tau_{im}^{(k)}, \gamma_{ik}$ を利用して

$$\tau_{21}^{(3)} = \gamma_{23} = \beta_{33} - \beta_{30} = (-1, 0, 0, 1)(\beta_{30}, \beta_{31}, \beta_{32}, \beta_{33})^t \tag{5.8}$$

となる．したがって，実験期間中の平均的な薬剤の効果は，式 (3.11) を利用して

$$\begin{aligned}\tau_{21} &= \frac{1}{3}\sum_{j=1}^{3}(\beta_{3j} - \beta_{30}) \\ &= \frac{1}{3}(-3, 1, 1, 1)(\beta_{30}, \beta_{31}, \beta_{32}, \beta_{33})^t\end{aligned} \tag{5.9}$$

となる．このモデルは前章で述べたように，時点にかかわらず時点間相関がすべて一定の相関係数

$$\rho = \frac{\sigma_{B0}^2}{\sigma_E^2 + \sigma_{B0}^2}$$

を持つ等分散・等相関モデル（compound symmetry model）となる．

さて，この混合効果モデルを SAS を利用して解析してみよう．そのプログラムと結果の一部を次ページに示すが，3.3 節の分散分析モデルの SAS プログラム (p.26) と類似しているので，異なる点を説明する．

1) 3.3 節の分散分析モデルの SAS プログラムでは，変数名 group はカテゴリー変数（対照群=1，実験群=2）と設定したが，式 (5.6) の混合効果モデルでは，連続変数 x_{1i} として使用するため，class 指定を外して，対照群=0，実験群=1，となる連続変数に変更する．そのため，変数変換「group = group −1」を追加する

2) ベースライン時点の個体間差を変量効果で表現するため random 文「random intercept」を追加し，それに伴い，「repeated week / type=simple」と repeated 文を変更する

3) mean CFB を推定するところでは，対比の β_{30} に相当する部分を最後に持ってきて，「group*week 1 1 1 −3」に変更する（カテゴリー変数の場合の対比「1 1 1 −3 −1 −1 −1 3」と異なることに注意）

式 (5.6) の混合効果モデルの SAS プログラム

```
data d1;
  infile 'c:\book\RepeatedMeasure\experimentRat.dat' missover;
  input id group week y;
  group=group-1;

proc mixed data=d1 method=reml covtest;
  class id   week / ref=first ;
  model y = group week group*week / s cl ddfm=sat ;
  random intercept /  subject= id g gcorr ;
  repeated week/ type = simple subject = id r  rcorr ;
  estimate 'mean CFB ' group*week 1 1 1 -3
                     / divisor=3 cl alpha=0.05;
run;
```

この解析結果の一部を下の囲みの中に示す．分散分析モデルの等分散・等相関モデルの出力結果（p.28）と比較してみると，変量効果の分散 σ_{B0}^2 が「共分散パラメータ推定値」の欄に，パラメータ CS ではなく Intercept として表示されている．それ以外の推定値は同じである．

式 (5.6) の混合効果モデルの SAS 出力の一部

```
適合度統計量
-2 残差対数尤度 140.8
AIC (小さいほどよい) 144.8
BIC (小さいほどよい) 145.8

共分散パラメータ推定値
共分散パラメータ  サブジェクト  推定値  標準誤差  Z 値   Pr > Z
Intercept         id           4.0382  1.8736    2.16   0.0156
Residual          id           0.6017  0.1553    3.87   <.0001

固定効果の Type 3 検定
効果       分子の自由度  分母の自由度   F 値   Pr > F
  group          1           10         2.54    0.1420
  week           3           30       113.66    <.0001
  group*week     3           30        19.67    <.0001
```

5.2 適用例2：薬剤効果の比較

```
固定効果の解
効果      week 推定値 標準誤差 自由度 t 値 Pr > |t| アルファ 下限 上限
Intercept      10.9333 0.8794 12.2 12.43 <.0001 0.05 9.0212 12.8455
group          -1.0167 1.2436 12.2 -0.82 0.4293 0.05 -3.7208 1.6875
week      2    0.2000 0.4478 30 0.45 0.6584 0.05 -0.7146 1.1146
week      3   -0.6500 0.4478 30 -1.45 0.1570 0.05 -1.5646 0.2646
week      4   -2.8500 0.4478 30 -6.36 <.0001 0.05 -3.7646 -1.9354
week      1    0  . . . . .
group*week 2   0.7000 0.6333 30 1.11 0.2778 0.05 -0.5934 1.9934
group*week 3  -0.4000 0.6333 30 -0.63 0.5324 0.05 -1.6934 0.8934
group*week 4  -3.7667 0.6333 30 -5.95 <.0001 0.05 -5.0601 -2.4732
group*week 1   0

推定値
ラベル     推定値 標準誤差 自由度 t 値 Pr > |t| アルファ 下限 上限
mean CFB  -1.1556 0.5171  30  -2.23 0.0330 0.05 -2.2116 -0.09947
```

さて，ベースラインデータだけでなく，薬剤投与後の薬剤への反応にも個体間差を入れてみよう．第3章では，治療への反応の個体間差 b_{1i} は治療期間一定というモデルを考えたが，そのモデルについては第7章で改めて紹介することとして，ここでは，時点毎に変化する個体間差 b_{1ij} ($j = 1, \ldots, T$) を導入してみよう．そのモデルは

$$y_{ij} \mid \boldsymbol{b}_i = b_{0i} + \beta_0 + \beta_1 x_{1ij} + \sum_{k=1}^{3}(\beta_{2k} + b_{1ik})z_{kij} + \sum_{k=1}^{3}\beta_{3k}x_{1ij}z_{kij} + \epsilon_{ij} \tag{5.10}$$

$$\epsilon_{ij} \perp \boldsymbol{b}_i, \quad \boldsymbol{b}_i = (b_{0i}, b_{1i1}, \ldots, b_{1i3})^t \sim N(\boldsymbol{0}, \boldsymbol{\Phi}), \quad \epsilon_{ij} \sim N(0, \sigma_E^2)$$

$$j = 0, 1, 2, 3; \quad \beta_{20} = 0, \quad \beta_{30} = 0$$

と表現できる．この混合効果モデルを SAS で解析するため random 文を

random intercept week

と week を追加して実行したところ「最終 Hessian 行列は正定値ではありません」というエラーメッセージが表示され推定値が出力されない[*2]．ただ，このモデルの y_{ij} の分散共分散はあきらかに無構造となるので，2.3 節で解説した分散分析モ

[*2] ひょっとして，本来はできるのであって，できないのは，筆者の乏しい SAS の知識によるものかもしれない．

デルのプログラム（random 文を利用せず，repeated 文のところで type=un と設定した）を利用すればよい．その結果は group がカテゴリー変数から連続変数となって，出力形態が少々異なるが薬剤効果などの推定結果は同じである（p.28 の出力例参照）．ただし，測定時点毎の変量効果の分散は推定できない．

これに対し，統計ソフト R（version 3.0.1, 2013-05-16）では，この混合効果モデルは「lmer」を利用して

summary(lmer(y~group*week + (week | id), data=experimentRat))

と指定するだけで実行できる．R では SAS とは異なり，基準群は最初のカテゴリーとなるので，特段の指定は必要ない．その結果は下に示すとおりである．

式 (5.10) の混合効果モデルの統計ソフト R の lmer を用いた解析

```
> summary(lmer(y~group*week + (week|id), data=experimentRat))
Linear mixed model fit by REML

   AIC   BIC logLik deviance REMLdev
 127.3 162.9 -44.66   81.24   89.33
Random effects:
 Groups   Name        Variance  Std.Dev. Corr
 id       (Intercept) 3.4940931 1.869249
          week2       0.0015652 0.039562 -1.000
          week3       0.3040572 0.551414 -0.019  0.019
          week4       2.5185092 1.586981  0.315 -0.315  0.869
 Residual             0.0192424 0.138717

Fixed effects:
             Estimate Std. Error t value
(Intercept)   10.9333     0.7652  14.288
group1        -1.0167     1.0822  -0.939
week2          0.2000     0.0817   2.448
week3         -0.6500     0.2389  -2.720
week4         -2.8500     0.6528  -4.366
group1:week2   0.7000     0.1155   6.058
group1:week3  -0.4000     0.3379  -1.184
group1:week4  -3.7667     0.9232  -4.080
```

測定時点毎の薬剤効果（group1:week2, group1:week3, group1:week4）の推定値は表 3.1 の分散共分散に無構造を仮定した結果と同じである．また，時点毎の

個体間差の分散も表示されている．ただ，統計ソフト R の混合効果モデル lmer では t 値の後に，自由度，p 値は出力されていない．混合効果モデルでは母数効果のパラメータ β の最尤推定値は変量効果の分散の推定値の関数であるが，分散推定値の誤差が考慮されていないため，推定誤差が実際より小さくなるバイアス（downward bias）が生じることが知られている．この推定誤差のバイアスは適当な自由度を持つ t 分布で低減できる可能性があり，様々な t 分布への近似法が提案されている．R では，その選択はユーザーに任せて，出力されないようである．SAS ではいくつかの方法が指定できるが，3.3 節でも述べたが，Satterthwaite[29] の自由度調整の方法（ddfm=sat）がよく利用される（式 (B.42) 参照）．これまでの SAS のプログラムではすべてこの近似を利用している．なお，繰り返しを含めた全体のデータの数（自由度）が大きい場合は，t 値は正規分布で近似できる z 値と解釈してかまわない．R での推定値については，2.3 節の SAS の結果を引用して自由度 10 として p 値が計算できる．

6

欠測データにも柔軟に対応できる混合効果モデル

　動物実験，臨床試験では欠測データが生じるのは不自然ではない．特に，動物実験では何らかの手違い，間違いで測定できないケースが生じる．そのような，実験データ（結果変数のデータ）に欠測が無作為に（at random）生じていると考えられる MAR が仮定できる場合には，特別な技巧を必要とせずに，欠測した時点のレコードを除いて解析できる点で混合効果モデルは柔軟なモデルである．このような方法を「尤度に基づく無視できる解析（likelihood-based ignorable analysis）」，あるいは，「無視できる最尤法（ignorable maximum likelihood method）」などと呼ぶ（第 A 章参照）．

　もちろん，実験データ全体を見てから，特定のデータが望む結果ではないと考えて，捨てることにより生じた欠測データの場合は，測定されたデータの値に依存して捨てるか捨てないかを決定している，すなわち欠測のメカニズムが左右されているので，それは MAR ではなく，MNAR（missing not at random）という．MNAR の場合には測定されているデータだけの解析（完全ケース解析，complete case analysis）から妥当な結果を得ることは困難である．MAR などの欠測デー

表 6.1　表 2.1 の 2 種類の薬剤の効果をある検査値で比較した動物実験データの二つのデータを無作為に欠測にしたデータ（各群は 6 匹のラット）

個体 No.	群 1 投与前	1 週	2 週	3 週	個体 No.	群 2 投与前	1 週	2 週	計 3 週
1	7.5	8.6	6.9	0.8	7	13.3	13.3	12.9	11.1
2	10.6	11.7	8.8	1.6	8	10.7	10.8	10.7	missing
3	12.4	13.0	11.0	5.6	9	12.5	12.7	12.0	10.1
4	11.5	12.6	11.1	7.5	10	8.4	8.7	8.1	5.7
5	8.3	8.9	missing	0.5	11	9.4	9.6	8.0	3.8
6	9.2	10.1	8.6	3.8	12	11.3	11.7	10.0	8.5

タのメカニズム，それに対する対処法などに関するより詳細な解説は第 A 章を参照のこと．

本章では，前章で解析した二つの動物実験データについて，一部のデータを無作為に欠測データとしたデータの解析を混合効果モデルで解析してみよう．欠測データを無作為に発生させたということは，欠測データの発生メカニズムが本来測定されるべき値に依存しないということで，MAR が仮定でき，無視できる最尤法が適用可能となる[*1)]．

6.1 適用例 1：薬剤効果の比較の欠測データ

表 6.1 は表 2.1 の実験データの一部（二つ）を無作為に欠測にしたデータセットである．この欠測データのある不完全データにまず，ベースラインデータの個体間差に変量効果を表現した式 (5.6) の混合効果モデルを適用してみよう．それには，データファイルを欠測データ（'NA' などと置き換える）を含むデータファイルに置き換えて，5.2 節と同じプログラムを実行するだけである．結果は下に示すように 5.2 節の完全データの結果と類似している．

```
          式 (5.6) の混合効果モデルの SAS 出力の一部
                 （表 6.1 に示す不完全データの解析）
適合度統計量
-2 残差対数尤度 134.8
AIC（小さいほどよい）138.8

共分散パラメータ推定値
共分散パラメータ サブジェクト 推定値 標準誤差 Z 値 Pr > Z
Intercept         id          4.0351 1.8740  2.15 0.0157
Residual          id          0.5928 0.1584  3.74 <.0001

固定効果の解
効果       week 推定値 標準誤差 自由度 t 値 Pr > |t| アルファ 下限 上限
Intercept       10.9333 0.8782 12.2  12.45 <.0001  0.05  9.0225 12.8442
group           -1.0167 1.2420 12.2  -0.82  0.4288 0.05 -3.7190  1.6857
week       2     0.2000 0.4445 28     0.45  0.6562 0.05 -0.7105  1.1105
week       3    -0.6500 0.4445 28    -1.46  0.1548 0.05 -1.5605  0.2605
week       4    -3.1029 0.4729 28.1  -6.56 <.0001  0.05 -4.0714 -2.1343
```

[*1)] ただ，欠測データのメカニズムが MAR か否かの証明は，一般には不可能であることに注意したい．

```
week          1  0 . . . . . . .
group*week    2  0.7000 0.6287 28   1.11 0.2750 0.05 -0.5877 1.9877
group*week    3 -0.3892 0.6490 28.1 -0.60 0.5536 0.05 -1.7185 0.9402
group*week    4 -3.5138 0.6490 28.1 -5.41 <.0001 0.05 -4.8432 -2.1844
group*week    1  0 . .

推定値
ラベル        推定値 標準誤差 自由度 t 値 Pr>|t| アルファ 下限    上限
mean CFB     -1.0677 0.5189    28  -2.06 0.0490  0.05  -2.1305 -0.00479
```

次に，ベースラインデータだけでなく，治療開始後の治療への反応にも，時点毎に変化する個体間差を表現する変量効果 b_i を考慮した式 (5.10) の混合効果モデルの適用にあたっても，5.2 節と全く同じプログラムを適用すればよい．結果は下に示すとおりである．

```
            式 (5.10) の混合効果モデルの SAS の出力の一部
                （表 6.1 に示す不完全データの解析）

適合度統計量
-2 残差対数尤度  85.4
AIC（小さいほどよい） 105.4

固定効果の解
効果       week 推定値 標準誤差 自由度 t 値 Pr > |t| アルファ 下限    上限
group*week 2   0.7000 0.1155   10    6.06 0.0001   0.05   0.4427  0.9573
group*week 3  -0.3013 0.3271  10.2  -0.92 0.3781   0.05  -1.0278  0.4251
group*week 4  -3.7376 0.9342   9.91 -4.00 0.0026   0.05  -5.8220 -1.6533
group*week 1   0

推定値
ラベル       推定値 標準誤差 自由度 t 値 Pr > |t| アルファ 下限    上限
mean CFB   -1.1130 0.4043    9.9  -2.75  0.0205   0.05  -2.0149 -0.2110
```

これらの結果を分散共分散構造が等分散・等相関モデルと無構造モデルの二つについて，完全データの解析結果（表 3.1）と欠測データがある場合の解析結果との比較を表 6.2 に示した．分散共分散構造別に見ると推定，検定結果はほぼ類似していることがわかる．特に無構造モデルでは評価時点のデータだけを利用した解析となる（3.3 節参照）ので欠測データのない 1 週目の結果は同じになることに注意したい．

表 6.2　表 2.1 のデータの REML を利用した repeated measure 分散分析の結果で，分散共分散構造が等分散・等相関モデルと無構造モデルの二つについて，完全データの解析結果（表 3.1）と欠測データがある場合（不完全データ）のそれとの比較

	等分散・等相関モデル		無構造モデル	
	完全データ	不完全データ	完全データ	不完全データ
(1) AIC	144.80	138.8	108.3	105.4
(2) 交互作用項「時点 × 群」の検定				
F 値（自由度）	19.7 (3, 30)	16.1 (3, 28.1)	23.61 (3, 10)	25.74 (3, 8.9)
p 値	< .0001	< .0001	< .0001	< .0001
(3) CFB over time:				
推定値	−1.16	−1.07	−1.16	−1.11
SE	0.52	0.52	0.41	0.40
t 値（自由度）	−2.06 (28)	−2.15 (30)	−2.81 (10)	−2.75 (9.9)
p 値	0.033	0.049	0.019	0.021
(4) CFB at week 3:				
推定値	−3.77	−3.52	−3.77	−3.74
SE	0.63	0.65	0.93	0.93
t 値（自由度）	−5.95 (30)	−5.41 (28.1)	−4.06 (10)	−4.00 (9.9)
p 値	<0.001	<0.001	0.002	0.003
(5) CFB at week 1:				
推定値	0.7	0.7	0.7	0.7
SE	0.63	0.63	0.12	0.12
t 値（自由度）	1.11 (30)	1.11 (28)	6.06 (10)	6.06 (10)
p 値	0.278	0.275	<0.001	<0.001

6.2　適用例 2：成長モデルの欠測データ

　表 6.3 は表 5.1 の実験データの一部（8 個）を無作為に欠測にしたデータセットである．この欠測データのある不完全データに，前節と同様のベースラインデータの個体間差に変量効果を表現したモデル（式 (5.3)），ベースラインに加えて成長の度合いを示す傾きにも，個体間差を考慮し二つの変量効果は独立（$\rho_B = 0$）を仮定した混合効果モデル（式 (5.4)）を適用してみよう．データファイルを欠測データ（'NA' などと置き換える）を含むデータファイルに置き換えて，5.1 節と同じプログラムを実行するだけである．結果は次ページに示すように 5.1 節の完全データの結果と類似している．

6. 欠測データにも柔軟に対応できる混合効果モデル

表 6.3 表 5.1 の体重のデータの一部を無作為に欠測にしたデータ

Rat No.	8	15	days 22	29	36
1	151.0	199.0	246.0	283.0	320.0
2	145.0	199.0	249.0	293.0	354.0
3	147.0	214.0	263.0	312.0	328.0
4	155.0	200.0	237.0	missing	missing
5	135.0	188.0	230.0	280.0	323.0
6	159.0	210.0	252.0	298.0	331.0
7	141.0	189.0	231.0	275.0	305.0
8	159.0	201.0	248.0	297.0	338.0
9	177.0	236.0	285.0	350.0	376.0
10	134.0	182.0	220.0	260.0	296.0
11	160.0	208.0	missing	313.0	352.0
12	143.0	188.0	220.0	273.0	314.0
13	154.0	200.0	244.0	289.0	325.0
14	171.0	221.0	270.0	326.0	358.0
15	163.0	216.0	242.0	281.0	312.0
16	160.0	207.0	248.0	288.0	324.0
17	142.0	187.0	234.0	280.0	316.0
18	156.0	203.0	243.0	283.0	317.0
19	157.0	212.0	259.0	307.0	336.0
20	152.0	203.0	246.0	286.0	321.0
21	154.0	205.0	253.0	298.0	334.0
22	139.0	190.0	225.0	267.0	302.0
23	146.0	191.0	missing	missing	missing
24	157.0	211.0	250.0	285.0	323.0
25	132.0	185.0	237.0	286.0	331.0
26	160.0	missing	257.0	missing	345.0
27	169.0	216.0	261.0	295.0	333.0
28	157.0	205.0	248.0	289.0	316.0
29	137.0	180.0	219.0	258.0	291.0
30	153.0	200.0	244.0	286.0	324.0

表 6.3 に示す不完全データに式 (5.3) の混合効果モデルを適用した結果

〈SAS プログラム〉
```
proc mixed data = d3m method=reml covtest;
   class id ;
   model y =   day   / s cl ddfm=sat;
   random  intercept /   subject=id g gcorr ;
   repeated  / type=simple subject=id r rcorr;
   run ;
```

〈出力結果の一部〉
共分散パラメータ推定値
共分散パラメータ サブジェクト　推定値　標準誤差 Z 値 Pr > Z
Intercept   id   188.33   52.9284 3.56 0.0002

6.2 適用例 2：成長モデルの欠測データ

```
Residual        id           62.9778  8.4439 7.46 <.0001
```

適合度統計量
-2 残差対数尤度 1070.2
AIC（小さいほどよい）1074.2

固定効果の解
効果   推定値 標準誤差 自由度 t 値 Pr>|t| アルファ 下限   上限
Intercept 105.82 2.9733   48.9 35.59 <.0001 0.05 99.8477 111.80
day   6.241 0.06758 112   92.34 <.0001 0.05   6.1070   6.3748

表 6.3 に示す不完全データに式 (5.4) の混合効果モデル（$\rho_B = 0$）を適用した結果

〈SAS プログラム〉
```
proc mixed data = d3m method=reml covtest;
  class id ;
  model y =  week / s cl ddfm=sat cl ;
  random  intercept day  / subject=id g gcorr ;
  repeated / type=simple subject=id r rcorr;
run ;
```

〈出力結果の一部〉
共分散パラメータ推定値
共分散パラメータ サブジェクト 推定値 標準誤差 Z 値 Pr > Z
Intercept id 107.10 37.4757 2.86 0.0021
day   id   0.2047 0.07027 2.91 0.0018
Residual id 37.2246 5.6936 6.54 <.0001

適合度統計量
-2 残差対数尤度 1037.3
AIC（小さいほどよい）1043.3

固定効果の解
効果 推定値 標準誤差 自由度 t 値 Pr > |t| アルファ 下限 上限
Intercept 105.89 2.2634 33.9 46.78 <.0001 0.05 101.29 110.49
day   6.24 0.0990 33.4 62.98 <.0001 0.05   6.0338 6.4365

7

臨床試験への混合効果モデル──正規線形回帰モデル

　ここでは，うつ病の患者（depressed patients）にコンピュータターミナルを介して設計された対話型プログラム（"Beat the Blues" と呼ばれている）により，認知行動療法（CBT, cognitive behavioural therapy）を施す RCT[10)28)] のデータを取り上げる．うつ病の患者は認知行動療法（BtheB, Beat the Blues program），あるいは，通常の治療（TAU, treat as usual）のいずれかに無作為に割り付けられた．ここでは，その一部の任意に選択された 100 名のデータ（BtheB 群は 52 名，TAU 群は 48 名）を利用する．エンドポイントの一つは Beck のうつ病評価尺度 II（BDI, Beck Depression Inventory II Score）で，ベースライン，試験開始後 2 か月，3 か月，5 か月，8 か月の計 5 回の測定が行われている．データセット[*1)]の一部を表 7.1 に示したが，試験の途中で欠測となる患者が多いことがわかる．表 7.2 は long format と呼ばれる経時的繰り返し測定データの解析用のデータファイルに変換したもので，横は変数，縦は患者毎にベースラインを含めた 5 回の BDI のスコアが並んでいる形式である．したがって，患者 id，ベースライン時点の背景因子である drug, length，それに割り付けられた治療群を示す treatment のデータは同じデータが繰り返されていることに注意したい．BDI の欠測データのコードとしては「NA」を使用している．

　ここで，これらの背景因子には欠測データがないことに注目したい．RCT では患者の適格条件，選択基準，除外基準などにより治療の対象となる患者の属性を明確に定義することが重要となる．その際，これらを規定する変数に欠測データ

[*1)] このデータセットは統計ソフト R に内蔵されているデータフレーム（data.frame）BtheB であり，データ関数 data("BtheB", package = "HSAUR2") で利用できる．

表 7.1 うつ病の患者に対するコンピュータターミナルを介した CBT の効果を評価した RCT のデータの一部

Subject	drug	length	treatment	bdi.pre	bdi.2m	bdi.3m	bdi.5m	bdi.8m
1	No	>6m	TAU	29	2	2	missing	missing
2	Yes	>6m	BtheB	32	16	24	17	20
3	Yes	<6m	TAU	25	20	missing	missing	missing
4	No	>6m	BtheB	21	17	16	10	9
5	Yes	>6m	BtheB	26	23	missing	missing	missing
6	Yes	<6m	BtheB	7	0	0	0	0
7	Yes	<6m	TAU	17	7	7	3	7
8	No	>6m	TAU	20	20	21	19	13
9	Yes	<6m	BtheB	18	13	14	20	11
10	Yes	>6m	BtheB	20	5	5	8	12
11	No	>6m	TAU	30	32	24	12	2
12	Yes	<6m	BtheB	49	35	missing	missing	missing
13	No	>6m	TAU	26	27	23	missing	missing
14	Yes	>6m	TAU	30	26	36	27	22
15	Yes	>6m	BtheB	23	13	13	12	23
16	...							
17	...							

表 7.2 表 7.1 のデータの long format のデータの一部で, 欠測データに NA を入れているデータファイル

No.	subject	drug	length	treatment	visit	bdi
1	1	0	1	0	0	29
2	1	0	1	0	2	2
3	1	0	1	0	3	2
4	1	0	1	0	5	NA
5	1	0	1	0	8	NA
6	2	1	1	1	0	32
7	2	1	1	1	2	16
8	2	1	1	1	3	24
9	2	1	1	1	5	17
10	2	1	1	1	8	20
11	3	1	0	0	0	25
12	3	1	0	0	2	20
13	3	1	0	0	3	NA
14	3	1	0	0	5	NA
15	3	1	0	0	8	NA
16	4	0	1	1	0	21
17	...					

があると患者属性が不明確となり組み入れることができないのが通常である．一方で，治療効果の評価に重要と考えられるベースライン時点の共変量についても欠測データがあることを知りながらも試験に組み入れることは，治療効果を評価できない患者を組み入れている点で，倫理的にも許されるべき行為ではない．

〈データ形式〉

表 7.2 の変数名とそのデータは以下のとおりである．実際に使用するデータは以下に示すコードで数値化してある．

1) subject: 患者 id を示すカテゴリー変数
2) drug: 抗うつ薬使用の有無（Yes=1, No=0）を示す連続変数
3) length: 治療開始までのうつ病の期間（6 month 未満=0，それ以上=1）を示す連続変数
4) treatment: 治療群を表し，新治療群としての BtheB 群=1，対照群としての通常の治療である TAU 群=0 の値をとる**連続変数**[*2)]
5) visit: 測定時点（月数）で，0（baseline），2, 3, 5, 8 の値をとるカテゴリー変数
6) bdi: Beck のうつ病評価尺度 II のスコアを示す連続変数

図 7.1 には BtheB 群，TAU 群別，患者個人毎の BDI スコアの反応プロファイル，図 7.2 には BtheB 群，TAU 群別，患者個人毎の BDI スコアの CFB（change

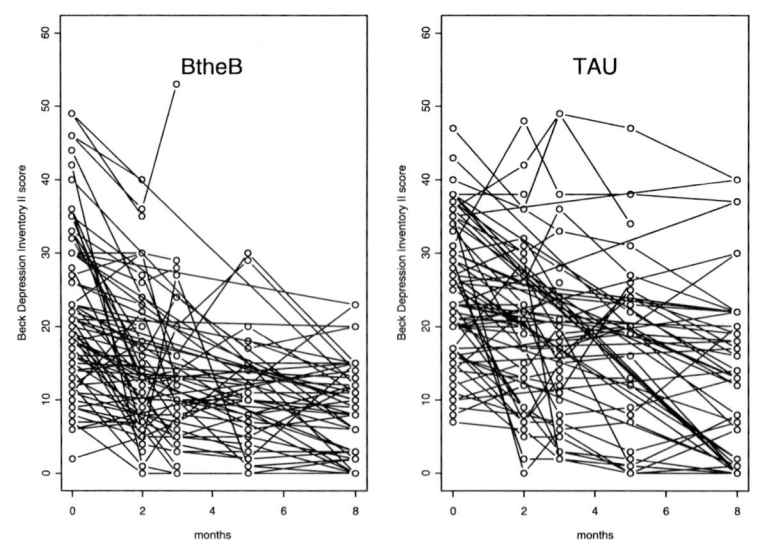

図 **7.1** BtheB 群，TAU 群別，患者個人毎の BDI スコアの反応プロファイル

[*2)] 本章以降では，主に二つの治療の比較を行うので，治療群を表す変数は，このように対照群=0，新治療群=1 の二つの値をとる連続変数として取り扱う．

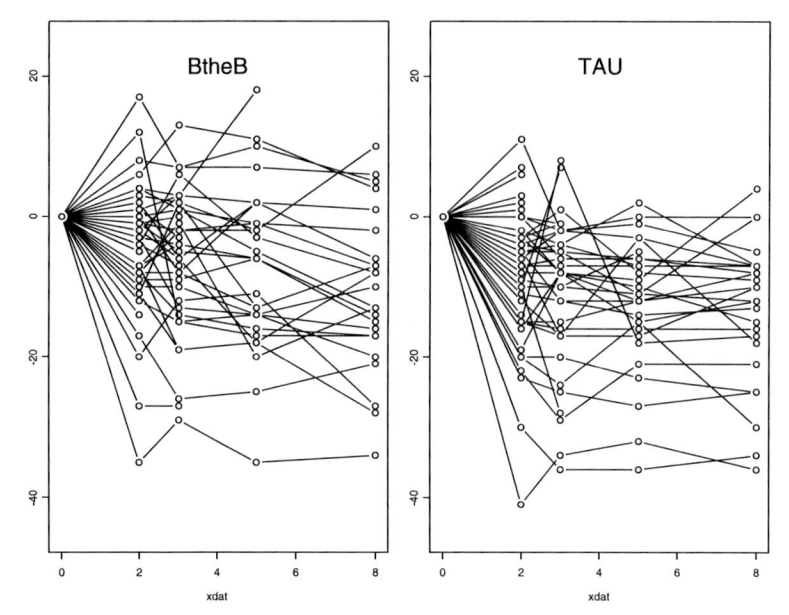

図 **7.2** BtheB 群，TAU 群別，患者個人毎の BDI スコアの CFB の反応プロファイル

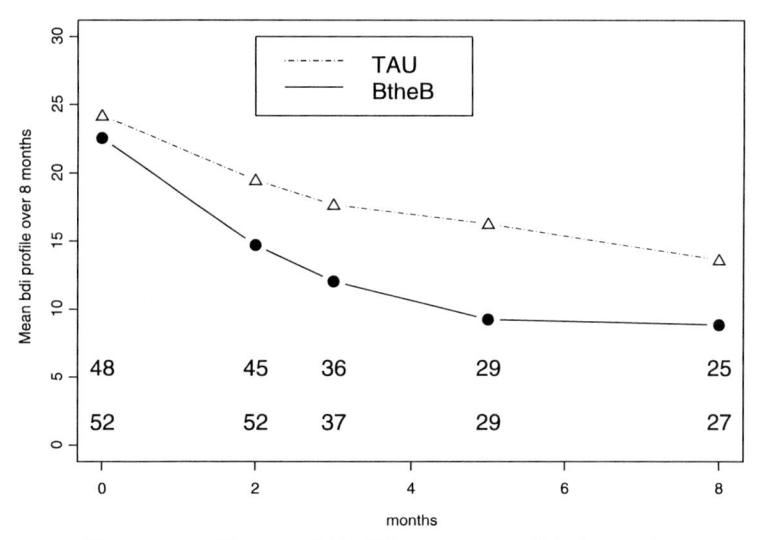

図 **7.3** BtheB 群，TAU 群毎の平均 BDI スコアの反応プロファイル

from baseline),図 7.3 には欠測データを除いて計算した平均値に基づく BtheB 群,TAU 群毎の平均 BDI スコアの反応プロファイル,をそれぞれプロットした.

7.1 完全ケースデータに基づく混合効果モデル

7.1.1 治療効果が時点によって変化する RM モデル

ここでは,欠測データを含むケースを除外した完全ケースデータ(BtheB 群は 27 名,TAU 群は 25 名,計 52 名)を利用し,BDI の経時的繰り返し測定データを y_{ij} と置いて,ベースライン時点の個体間差 b_{0i} だけを考慮に入れた基本モデル Model I を考えることから始める.このモデルは 5.2 節で導入した式 (5.6) のモデルと同じである.「治療効果をどのように考えるか」という観点から,治療群毎に,また,ベースライン時点,治療期間の各測定時点毎に条件付き期待値 $E(y_{i0} \mid b_{i0})$,$E(y_{ij} \mid b_{i0})$ について詳細に検討する.次に,そのいくつかの発展形のモデルを検討するとともに,BDI のデータに適用してそれぞれの推定結果の比較検討を行う.ここで欠測データを含むケースを除く理由は,推定結果の違いがモデルの違いによるものか,欠測データ(の構造,パターン)によるものかが区別がつかないからである.TAU 群(対照群),BtheB 群それぞれの症例数は $n_1 = 25$, $n_2 = 27$ ($n_1 + n_2 = N = 52$)であり,治療開始後の測定回数は $T = 4$ である.

混合効果正規線形回帰モデル Model I:

$$E(y_{i0} \mid b_{0i}) \sim \begin{cases} \beta_0 + b_{0i} + \boldsymbol{w}_i^t \boldsymbol{\xi}, & i = 1, \ldots, n_1 \text{ (TAU group)} \\ \beta_0 + b_{0i} + \beta_1 + \boldsymbol{w}_i^t \boldsymbol{\xi}, & i = n_1 + 1, \ldots, N \text{ (BtheB group)} \end{cases}$$

$$E(y_{ij} \mid b_{0i}) \sim \begin{cases} \beta_0 + b_{0i} + \beta_{2j} + \boldsymbol{w}_i^t \boldsymbol{\xi}, & i = 1, \ldots, n_1 \text{ (TAU group)} \\ \beta_0 + b_{0i} + \beta_1 + \beta_{2j} + \beta_{3j} + \boldsymbol{w}_i^t \boldsymbol{\xi}, & i = n_1 + 1, \ldots, N \\ & \text{(BtheB group)} \end{cases}$$

$$j = 1, \ldots, 4$$

ここで,$\boldsymbol{w}_i^t = (w_{1i}, \ldots, w_{qi})$ は共変量ベクトルであり,パラメータの解釈は以下の通り:

1) β_0:TAU 群のベースライン時点の BDI スコアの全体の平均(共変量がない場合)

2) $\beta_0 + b_{0i}$：TAU 群のベースライン時点の個体 i の BDI スコアの平均（共変量がない場合）
3) b_{0i}：ベースライン時点（y 切片）の個体 i の BDI スコアの全体の平均からの偏差，つまり，共変量では説明しきれない個体間変動（個体間差）を意味し，正規分布 $N(0, \sigma_{B0}^2)$ に従う測定されない変量効果
4) β_1：ベースライン時点における TAU 群に対する BtheB 群の平均 BDI スコアの差[*3)]
5) β_{2j}：TAU 群の，ベースライン時点から治療期間中の測定時点 j への BDI スコアの変化（CFB, change from baseline）の平均値
6) $\beta_{2j} + \beta_{3j}$：BtheB 群の，ベースライン時点から治療期間中の測定時点 j への BDI スコアの変化の平均値
7) β_{3j}：治療期間中の測定時点 j における TAU 群に対する BtheB 群の治療効果（交互作用）で，両群の BDI スコアの CFB の平均値の差
8) $\boldsymbol{\xi}$：共変量の回帰係数ベクトルで，$\boldsymbol{\xi} = (\xi_1, \ldots, \xi_q)^t$

である．そこで，5.2 節と全く同様に，次の二つの連続変数 x_{1i}, z_{kij} を定義しよう．

1) $x_{1i} = (x_{1ij})$ は治療群を表す変数で，BtheB 群であれば 1，TAU 群であれば 0 の値をとる連続変数
2) z_{kij} は測定時点 $k (\geq 1)$ を表すダミー変数と呼ばれるもので，測定時点を表すカテゴリー変数の第 1 カテゴリーを基準カテゴリーとして，測定時点が k であれば 1，それ以外は 0 の値をとる連続変数

そうすると，回帰誤差に正規分布が仮定できる場合，このモデルは式 (5.6) の混合効果モデルに一致する：

$$y_{ij} \mid b_{0i} = \beta_0 + b_{0i} + \beta_1 x_{1i} + \sum_{k=1}^{4} \beta_{2k} z_{kij}$$

$$+ \sum_{k=1}^{4} \beta_{3k} x_{1i} z_{kij} + \boldsymbol{w}_i^t \boldsymbol{\xi} + \epsilon_{ij} \quad (7.1)$$

$$j = 0, 1, 2, 3, 4; \quad \beta_{20} = 0, \quad \beta_{30} = 0$$

$$\epsilon_{ij} \perp b_{0i}, \quad b_{0i} \sim N(0, \sigma_{B0}^2), \quad \epsilon_{ij} \sim N(0, \sigma_E^2)$$

[*3)] 第 3 章の分散分析の α_i と同じ．

この混合効果モデルで重要な仮定の一つは「個体間差 b_{0i} が与えられた（条件付きの）下では，経時的繰り返し測定データ $(y_{i0},\ldots,y_{i4})$ は独立である」ということに注意したい．

次に，ベースライン時点の個体間差 b_{0i} に加えて治療への反応の個体間差を考慮したモデルを考えよう．まずは，測定時点にかかわらず治療への反応が一定の個体間差を表現する変量効果 b_{1i} を考慮したモデル Model II の条件付き期待値は次に示すとおりである．

<u>混合効果正規線形回帰モデル Model II</u>:

$$E(y_{i0} \mid b_{0i}) \sim \begin{cases} \beta_0 + b_{0i} + \boldsymbol{w}_i^t \boldsymbol{\xi}, & i = 1,\ldots,n_1 \text{ (TAU group)} \\ \beta_0 + b_{0i} + \beta_1 + \boldsymbol{w}_i^t \boldsymbol{\xi}, & i = n_1+1,\ldots,N \text{ (BtheB group)} \end{cases}$$

$$E(y_{ij} \mid b_{0i}, b_{1i}) \sim \begin{cases} \beta_0 + b_{0i} + b_{1i} + \beta_{2j} + \boldsymbol{w}_i^t \boldsymbol{\xi}, & i = 1,\ldots,n_1 \text{ (TAU group)} \\ \beta_0 + b_{0i} + b_{1i} + \beta_1 + \beta_{2j} + \beta_{3j} + \boldsymbol{w}_i^t \boldsymbol{\xi}, & i = n_1+1,\ldots,N \\ & \text{(BtheB group)} \end{cases}$$

$$j = 1,\ldots,4$$

このモデルでは，Model I に変量効果 b_{1i} が加わったモデルであり，他の変数，パラメータは Model I と同じである．この場合の混合効果モデルは以下のとおりとなる．

$$\begin{aligned}
y_{ij} \mid (b_{0i}, b_{1i}) = {} & \beta_0 + b_{0i} + b_{1i} x_{2ij} + \beta_1 x_{1i} + \sum_{k=1}^{4} \beta_{2k} z_{kij} \\
& + \sum_{k=1}^{4} \beta_{3k} x_{1i} z_{kij} + \boldsymbol{w}_i^t \boldsymbol{\xi} + \epsilon_{ij} \qquad (7.2)
\end{aligned}$$

$$j = 0,1,2,3,4; \quad \beta_{20} = 0, \quad \beta_{30} = 0$$

$$\epsilon_{ij} \perp \boldsymbol{b}_i, \quad \boldsymbol{b}_i = (b_{0i}, b_{1i}) \sim N(\boldsymbol{0}, \boldsymbol{\Phi}), \quad \epsilon_{ij} \sim N(0, \sigma_E^2)$$

$$\boldsymbol{\Phi} = \begin{pmatrix} \sigma_{B0}^2 & \rho \sigma_{B0} \sigma_{B1} \\ \rho \sigma_{B0} \sigma_{B1} & \sigma_{B1}^2 \end{pmatrix}$$

ここで，

1) x_{2ij} はベースライン時点か治療開始後の測定時点かを表す指示変数で，ベースライン時点であれば 0，治療期間であれば 1 の値をとる連続変数

である. 次は,治療効果が時点毎に変化するのに加えて,治療への反応の個体間差も時点毎に変化する変量効果 b_{1ij} を考慮した混合効果モデル Model III を考えよう. それは,すでに,式 (5.10) で紹介したモデルと同じ（条件付き期待値に関する解説は省略）で,次に示すとおりである.

混合効果正規線形回帰モデル Model III:

$$y_{ij} \mid \boldsymbol{b}_i = \beta_0 + b_{0i} + \beta_1 x_{1i} + \sum_{k=1}^{4}(\beta_{2k} + b_{1ik})z_{kij}$$

$$+ \sum_{k=1}^{4} \beta_{3k} x_{1i} z_{kij} + \boldsymbol{w}_i^t \boldsymbol{\xi} + \epsilon_{ij} \qquad (7.3)$$

$$j = 0, 1, 2, 3, 4; \quad \beta_{20} = 0, \quad \beta_{30} = 0$$

$$\epsilon_{ij} \perp \boldsymbol{b}_i, \quad \boldsymbol{b}_i = (b_{0i}, b_{1i1}, \ldots, b_{1i4}) \sim N(\boldsymbol{0}, \boldsymbol{\Phi}), \quad \epsilon_{ij} \sim N(0, \sigma_E^2)$$

これらのモデルでは,5.2 節ですでに解説したように,「治療群 × 時点」の $\beta_{30} = 0$ と置いた交互作用項 β_{3j} $(j=1,\ldots,4)$ が測定時点 j における BtheB 群（group 2）の TAU 群（group 1）に対する治療効果（effect size），つまり,CFB の期待値（式 (3.8)）であり

$$\tau_{21}^{(j)} = \beta_{3j} - \beta_{30}, \quad j = 1, 2, 3, 4 \qquad (7.4)$$

となる. 例えば,最後の 8 か月時点 ($j=4$) での比較に関心がある場合は β_{34} の推定値を見ればよいが,線形対比を利用すると,式 (5.8), (5.9) を参考にして,

$$\tau_{21}^{(4)} = \beta_{34} - \beta_{30}$$
$$= (-1, 0, 0, 0, 1)(\beta_{30}, \beta_{31}, \beta_{32}, \beta_{33}, \beta_{34})^t \qquad (7.5)$$

と設定できる. 一方,5 か月と 8 か月の二つの時点の平均的な比較に関心がある場合は,式 (3.14) を参考にして

$$\tau_{21}(3,4) = \frac{1}{2}\sum_{j=3}^{4}(\beta_{3j} - \beta_{30})$$
$$= \frac{1}{2}(-2, 0, 0, 1, 1)(\beta_{30}, \beta_{31}, \beta_{32}, \beta_{33}, \beta_{34})^t$$

また,期間全体で平均値の差に関心のある場合は

$$\tau_{21}(1,4) = \frac{1}{4}\sum_{j=1}^{4}(\beta_{3j} - \beta_{30})$$
$$= \frac{1}{4}(-4,1,1,1,1)(\beta_{30},\beta_{31},\beta_{32},\beta_{33},\beta_{34})^t$$

などとすればよい．もちろん，検証的な RCT では主要評価項目としてどれを選ぶか，事前に決めておく必要がある．

ところで，これまでは，対照治療群との相対的な治療効果に注目していたが，各治療法が，評価期間においてエンドポイント（BDI）をどの程度下げ（上げ）るのか，ということを推定しておくことも各治療群のプロファイル（効能）として重要な情報となる．RM モデルでは，

$$E(y_{1j} \mid \boldsymbol{b}_i) - E(y_{10} \mid \boldsymbol{b}_i) = \beta_{2j} + \beta_{3j} \quad \text{（BtheB 群）} \tag{7.6}$$

$$E(y_{0j} \mid \boldsymbol{b}_i) - E(y_{00} \mid \boldsymbol{b}_i) = \beta_{2j} \quad \text{（TAU 群）} \tag{7.7}$$

となるから，線形対比を利用することにより簡単に推定できる．例えば，BtheB 群での 8 か月時点，5 か月と 8 か月の平均，期間全体の平均に関する線形対比は次のようになる．

$$\begin{aligned}
8\text{m} :&= (\beta_{24} - \beta_{20}) + (\beta_{34} - \beta_{30}) \\
&= (-1,0,0,0,1)(\beta_{20},\beta_{21},\beta_{22},\beta_{23},\beta_{24})^t \\
&\quad + (-1,0,0,0,1)(\beta_{30},\beta_{31},\beta_{32},\beta_{33},\beta_{34})^t \\
\text{mean 5-8m} :&= \frac{1}{2}\{(-2,0,0,1,1)(\beta_{20},\beta_{21},\beta_{22},\beta_{23},\beta_{24})^t \\
&\quad + (-2,0,0,1,1)(\beta_{30},\beta_{31},\beta_{32},\beta_{33},\beta_{34})^t\} \\
\text{mean 1-8m} :&= \frac{1}{4}\{(-4,1,1,1,1)(\beta_{20},\beta_{21},\beta_{22},\beta_{23},\beta_{24})^t \\
&\quad + (-4,1,1,1,1)(\beta_{30},\beta_{31},\beta_{32},\beta_{33},\beta_{34})^t\}
\end{aligned} \tag{7.8, 7.9}$$

また，共分散構造の観点から，Model I は 5.2 節でも述べたように時点間相関がすべて一定の相関係数

$$\rho = \frac{\sigma_{B0}^2}{\sigma_E^2 + \sigma_{B0}^2}$$

を持つ等分散・等相関モデル (exchangeable model, compound symmetry model) に等しくなる．Model III はあきらかに無構造モデル（unstructured model）であり，Model II はその中間である．なお，5.2 節でも注意したように，SAS で

Model III を random 文で直接は実行できないようで，その際には，random 文を利用せず，repeated 文のところで type=un と設定すると実行できるようである．

さて，以下の囲みの中に，完全ケースデータに Model II の SAS プログラムと出力例を載せる．SAS プログラムの留意点は以下のとおりである：

1) 変数 x_{1i} は treatment（連続変数）である
2) 変数 x_{2ij} を意味する連続変数 post を作成する
3) ダミー変数群 $\{z_{1ij}, \ldots, z_{4ij}\}$ に対応するのはカテゴリー変数 visit である
4) Model II の変量効果の指定は 5.1 節でも説明したように変量効果間の相関（$\rho_B \neq 0$）を考慮したモデルでは

   random   intercept   post / type=un subject=id g gcorr ;

   変量効果間は独立 $\rho_B = 0$ を仮定したモデルでは

   random   intercept   post / type=simple subject=id g gcorr ;

   と random 文の後で type=un, type=simple（これは省略できる）と指定する
5) 3.3 節でも解説したように，class 文のところで /ref=first と設定し，線形対比については，最初の値を最後に持ってくるように，順番を入れ替える必要がある．例えば，8 か月（$j = 4$）での治療効果の線形対比では，「$-1, 0, 0, 0, 1$」であるところを「$0, 0, 0, 1, -1$」とする．

$\rho_B \neq 0$ を仮定した解析結果から，変量効果の分散は，共分散パラメータの Intercept, post の項を読み取り，誤差分散は visit の項を読み取り，それぞれ，

$$\hat{\sigma}_{B0}^2 = 54.4534, \quad \hat{\sigma}_{B1}^2 = 61.8641, \quad \hat{\rho}_B = -0.4830, \quad \hat{\sigma}_E^2 = 24.5658$$

と推定された．主要評価項目が「治療期間全体での平均的な BDI の増減」と規定されている場合には，BtheB 群はベースライン時点より BDI を平均 12.12 減少させ，その 95%信頼区間は $(-15.84, -8.40)$ である．また，TAU 群に比べた治療効果は，平均的には 4.86 減少させ，その 95%信頼区間は $(-10.22, 0.50)$ で，統計学的に有意水準 5%で有意差が認められない（$p = 0.075$）と報告できる．ちなみに，測定時点毎に見てみると，2 か月で -7.10（$95\%CI : -12.94, -1.27$），3 か月で -5.39（$95\%CI : -11.22, 0.44$），5 か月で -4.32（$95\%CI : -10.15, 1.51$），最終の 8 か月では，-2.63（$95\%CI : -8.46, 3.20$），それぞれ減少させる，と推定される．なお，このモデルの AIC の値は 1712.2 であり独立（$\rho_B = 0$）を仮定し

たモデルの AIC の値 1715.2 より小さく，適合度が良い．

Model II: SAS プログラム

```
data dbbpre2;
  infile 'c:\book\RepeatedMeasure\BBlongpreNoMiss.txt' missover;
  input no subject drug length treatment visit bdi;
  if visit=0 then post=0; else post=1;

proc mixed data=dbbpre2 method=reml covtest;
  class subject visit /ref=first ;
  model bdi = drug length treatment visit treatment*visit /s cl ddfm=sat ;
/* Model II, 相関考慮 */
  random intercept post / type=un subject= subject g gcorr ;
/* Model II, 独立性仮定*/
  random intercept post / type=simple subject= subject g gcorr ;
  repeated visit / type = simple subject = subject r  rcorr ;
  estimate 'CFB:    mean'   treatment*visit  1 1 1 -4
                                / divisor=4 cl alpha=0.05;
  estimate 'CFB:    5-8m'   treatment*visit  0 0 1 1 -2
                                / divisor=2 cl alpha=0.05;
  estimate 'CFB:    8m '    treatment*visit  0 0 0 1 -1
                                / divisor=1 cl alpha=0.05;
  estimate 'BtheB: mean' visit 1 1 1 -4
           treatment*visit  1 1 1 -4
                                / divisor=4 cl alpha=0.05;
  estimate 'BtheB: 5-8m' visit 0 0 1 1 -2
           treatment*visit  0 0 1 1 -2
                                / divisor=2 cl alpha=0.05;
  estimate 'BtheB: 8m ' visit 0 0 0 1 -1
           treatment*visit  0 0 0 1 -1
                                / divisor=1 cl alpha=0.05;
```

Model II：SAS 出力例（変量効果間の相関（$\rho_B \neq 0$）を考慮）

```
推定 G 相関行列
行 効果 subject Col1 Col2
1 Intercept 4 1.0000 -0.4830
2 post 4 -0.4830 1.0000


共分散パラメータ推定値
共分散パラメータ サブジェクト 推定値 標準誤差 Z 値 Pr Z
UN(1,1) subject 54.4534 16.9896 3.21 0.0007
UN(2,1) subject -28.0319 15.1805 -1.85 0.0648
UN(2,2) subject 61.8641 18.8501 3.28 0.0005
visit subject 24.5658 2.8366 8.66 <.0001
```

7.1 完全ケースデータに基づく混合効果モデル

```
適合度統計量
-2 残差対数尤度 1704.2
AIC (小さいほどよい) 1712.2

固定効果の解
効果 visit 推定値 標準誤差 自由度 t 値 Pr > |t| アルファ 下限 上限
Intercept      19.1363 2.2808 56.6  8.39 <.0001 0.05 14.5682 23.7043
drug    1.1236 2.0270 48  0.55 0.5819 0.05 -2.9519  5.1991
length  7.2253 1.9884 48  3.63 0.0007 0.05  3.2273 11.2233
treatment   -1.8162 2.5339 46.5 -0.72 0.4771 0.05 -6.9153  3.2830
visit 2 -4.0400 2.1071 71 -1.92 0.0592 0.05 -8.2415  0.1615
visit 3 -6.2800 2.1071 71 -2.98 0.0039 0.05 -10.4815 -2.0785
visit 5 -8.2000 2.1071 71 -3.89 0.0002 0.05 -12.4015 -3.9985
visit 8 -10.5200 2.1071 71 -4.99 <.0001 0.05 -14.7215 -6.3185
visit 0 0 . . . . . . .
treatment*visit 2 -7.1081 2.9242 71 -2.43 0.0176 0.05 -12.9389 -1.2774
treatment*visit 3 -5.3867 2.9242 71 -1.84 0.0696 0.05 -11.2174  0.4440
treatment*visit 5 -4.3185 2.9242 71 -1.48 0.1441 0.05 -10.1492  1.5122
treatment*visit 8 -2.6281 2.9242 71 -0.90 0.3718 0.05 -8.4589  3.2026
treatment*visit 0 0 . . . . . . .

推定値
ラベル 推定値 標準誤差 自由度 t 値 Pr > |t| アルファ 下限 上限
mean CFB      -4.8604  2.6705 50 -1.82 0.0747 0.05 -10.2242  0.5034
mean 5&8      -3.4733  2.7576 56.8 -1.26 0.2130 0.05  -8.9959  2.0492
CFB at 8      -2.6281  2.9242 71 -0.90 0.3718 0.05  -8.4589  3.2026
BtheB: mean  -12.1204  1.8516 50 -6.55 <.0001 0.05 -15.8395 -8.4012
BtheB: 5-8m  -12.8333  1.9121 56.8 -6.71 <.0001 0.05 -16.6625 -9.0041
BtheB: 8m    -13.1481  2.0275 71 -6.48 <.0001 0.05 -17.1910 -9.1053
```

Model II により推定された平均 BDI スコアの反応プロファイル

$$\hat{y}_{.j} = \hat{\beta}_0 + \hat{\beta}_1 x_{1ij} + \sum_{k=1}^{4} \hat{\beta}_{2k} z_{kij} + \sum_{k=1}^{4} \hat{\beta}_{3k} x_{1ij} z_{kij} + \hat{\xi}_1 \text{drug} + \hat{\xi}_2 \text{length}$$

$$= 19.1363 + 1.1236 \times \text{drug} + 7.2253 \times \text{length} - 1.8162 \times \text{treatment}$$

$$+ \sum_{k=1}^{4} \text{visit}[k] + \sum_{k=1}^{4} \text{treatment*visit}[k] \times \text{treatment}$$

について,drug=0(抗うつ薬使用なし),length=1(治療開始までの治療期間が6か月以上)の患者を対象とした BtheB 群,TAU 群毎別に図 7.4 に示した.

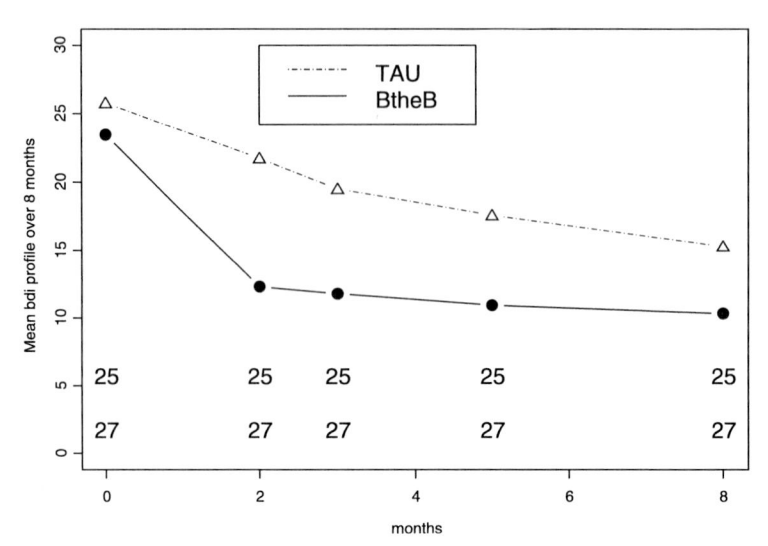

図 7.4 完全ケースデータにおける drug=0（抗うつ薬使用なし），length=1（治療開始までの治療期間が 6 か月以上）の患者に対する BtheB 群，TAU 群毎の平均 BDI スコアの Model II による推定反応プロファイル

7.1.2 治療期間中の治療効果一定を仮定する RM モデル

これまでの RM モデルは，治療期間中の治療効果は測定時点によって変化すると考えて β_{3j} で表現したモデルである．しかし，実際の臨床試験では，治療効果を評価する期間を事前に定め，その期間は治療効果一定と考える，あるいは，大きな変動が期待されない評価期間での平均的な効果に興味があることが多い．そこで，表 7.1 の臨床試験においては，「2 か月から 8 か月の治療期間を事前に定めた評価期間と考えて，その期間中は治療効果一定 β_3 と仮定」した RM モデルを考える．その際，ベースライン時点の個体間差だけを考慮した Model IV と，治療への反応にも治療期間で共通の個体間差があると考えた Model V が代表的なモデルである．この Model IV と Model V は，実際の臨床試験の試験デザインを考える上で極めて重要である（第 12 章参照）．

混合効果正規線形回帰モデル Model IV:

$$E(y_{i0} \mid b_{0i}) \sim \begin{cases} \beta_0 + b_{0i} + \boldsymbol{w}_i^t \boldsymbol{\xi}, & i = 1, \ldots, n_1 \ (\text{TAU group}) \\ \beta_0 + b_{0i} + \beta_1 + \boldsymbol{w}_i^t \boldsymbol{\xi}, & i = n_1 + 1, \ldots, N \ (\text{BtheB group}) \end{cases}$$

7.1 完全ケースデータに基づく混合効果モデル

$$E(y_{ij} \mid b_{0i}) \sim \begin{cases} \beta_0 + b_{0i} + \beta_2 + \boldsymbol{w}_i^t \boldsymbol{\xi}, & i = 1, \ldots, n_1 \text{ (TAU group)} \\ \beta_0 + b_{0i} + \beta_1 + \beta_2 + \beta_3 + \boldsymbol{w}_i^t \boldsymbol{\xi}, & i = n_1 + 1, \ldots, N \\ & \text{(BtheB group)} \end{cases}$$
$$j = 1, \ldots, 4$$

すなわち

$$\begin{aligned} y_{ij} \mid b_{0i} &= \beta_0 + b_{0i} + \beta_1 x_{1i} + \beta_2 x_{2ij} \\ &\quad + \beta_3 x_{1i} x_{2ij} + \boldsymbol{w}_i^t \boldsymbol{\xi} + \epsilon_{ij} \end{aligned} \tag{7.10}$$
$$\epsilon_{ij} \perp b_{0i}, \quad b_{0i} \sim N(0, \sigma_{B0}^2), \quad \epsilon_{ij} \sim N(0, \sigma_E^2)$$

ここで，
1) β_2：TAU 群の，ベースライン時点からの治療開始後への BDI スコアの変化（CFB）の平均値で，測定時点にかかわらず一定
2) $\beta_2 + \beta_3$：BtheB 群の，ベースライン時点から治療開始後への BDI スコアの変化（CFB）の平均値で，測定時点にかかわらず一定
3) β_3：TAU 群に対する BtheB 群の治療効果（交互作用），つまり，BDI スコアの変化の平均値の差で，測定時点にかかわらず一定

と仮定している．

混合効果正規線形回帰モデル Model V:

$$E(y_{i0} \mid b_{0i}) \sim \begin{cases} \beta_0 + b_{0i} + \boldsymbol{w}_i^t \boldsymbol{\xi}, & i = 1, \ldots, n_1 \text{ (TAU group)} \\ \beta_0 + b_{0i} + \beta_1 + \boldsymbol{w}_i^t \boldsymbol{\xi}, & i = n_1 + 1, \ldots, N \text{ (BtheB group)} \end{cases}$$

$$E(y_{ij} \mid b_{0i}, b_{1i}) \sim \begin{cases} \beta_0 + b_{0i} + b_{1i} + \beta_2 + \boldsymbol{w}_i^t \boldsymbol{\xi}, & i = 1, \ldots, n_1 \text{ (TAU group)} \\ \beta_0 + b_{0i} + b_{1i} + \beta_1 + \beta_2 + \beta_3 + \boldsymbol{w}_i^t \boldsymbol{\xi}, & i = n_1 + 1, \ldots, N \\ & \text{(BtheB group)} \end{cases}$$
$$j = 1, \ldots, 4$$

すなわち

$$\begin{aligned} y_{ij} \mid (b_{0i}, b_{1i}) &= \beta_0 + b_{0i} + \beta_1 x_{1i} + (\beta_2 + b_{1i}) x_{2ij} \\ &\quad + \beta_3 x_{1i} x_{2ij} + \boldsymbol{w}_i^t \boldsymbol{\xi} + \epsilon_{ij} \end{aligned} \tag{7.11}$$
$$\epsilon_{ij} \perp \boldsymbol{b}_i, \quad \boldsymbol{b}_i = (b_{0i}, b_{1i}) \sim N(\boldsymbol{0}, \boldsymbol{\Phi}), \quad \epsilon_{ij} \sim N(0, \sigma_E^2)$$

表 7.3 薬剤の効果 (mean CFB) に関する 5 種類の正規線形混合効果モデルでの推定結果の比較. * は最適なモデル (いずれも $\rho_B \neq 0$).

Model	β_{3j}				Model	β_3			
	estimate	se	p-value	AIC		estimate	se	p-value	AIC
I	−4.8604	1.8860	0.0107	1738.6	IV	−4.8604	1.9366	0.0129	1771.4
II*	−4.8604	2.6705	0.0747	1712.2	V*	−4.8604	2.6705	0.0747	1750.4
III	−4.8604	2.6705	0.0747	1719.9					

表 7.4 BtheB 群の治療期間中の平均的な change from baseline の推定値 (BtheB: mean) に関する 5 種類の正規線形混合効果モデルでの推定結果の比較. * は最適なモデル (いずれも $\rho_B \neq 0$).

Model	$\beta_{2j} + \beta_{3j}$				Model	$\beta_2 + \beta_3$			
			95%信頼区間					95%信頼区間	
	estimate	se	下限	上限		estimate	se	下限	上限
I	−12.1204	1.3077	−14.6991	−9.5741	IV	−12.1204	1.3428	−14.7677	−9.4730
II*	−12.1204	1.8516	−15.8395	−8.4012	V*	−12.1204	1.8516	−15.8395	−8.4012
III	−12.1204	1.8517	−15.8396	−8.4012					

さて, Model IV, Model V における治療期間中一定とした治療効果 $\beta_3 (= \beta_{3j})$ は実は, 式 (7.4), (3.14) との関係から

$$\beta_3 = \tau_{21}(1,4) \tag{7.12}$$

となる. また, 式 (7.6), 式 (7.7) は

$$E(y_{1j} \mid \boldsymbol{b}_i) - E(y_{10} \mid \boldsymbol{b}_i) = \beta_2 + \beta_3 \quad \text{(BtheB 群)} \tag{7.13}$$

$$E(y_{0j} \mid \boldsymbol{b}_i) - E(y_{00} \mid \boldsymbol{b}_i) = \beta_2 \quad \text{(TAU 群)} \tag{7.14}$$

となる. 例えば, BtheB 群の期間全体で BDI スコアがどの程度低下するかに関する線形対比は次のようになる.

$$\text{mean 1-8m} := (1)\beta_2 + (1)\beta_3 \tag{7.15}$$

次ページの囲みの中に, SAS を利用して Model V ($\rho_B \neq 0$) を適用した結果を示す. このプログラムではカテゴリー変数がないので, /ref=first は不要である. 解析結果から, 変量効果の分散と誤差分散は, それぞれ

$$\hat{\sigma}_{B0}^2 = 51.3285, \quad \hat{\sigma}_{B1}^2 = 57.9580, \quad \hat{\rho}_B = -0.4567, \quad \hat{\sigma}_E^2 = 27.6907$$

と推定された. 治療効果の推定値は treatment*post の推定値から −4.8604 (95%CI: −10.22, 0.50) で, Model II の mean CFB と同じである. また, BtheB 群はベースライン時点より BDI を平均 12.12 減少させることも Model II と同じ

である．表 7.3 には，主要評価項目を試験期間全体の CFB (mean CFB) として，6 種類の混合効果正規線形回帰モデルでの推定結果の比較を掲載した．対応するモデル間 (Model I vs. Model IV, Model II vs. Model V) で比較すると同様の傾向がわかる．AIC の値から判断すると最適なモデルには Model II, Model V が選ばれる．

Model V：SAS プログラムと出力例

⟨SAS program⟩
```
proc mixed data=dbbpre2 method=reml covtest;
   class subject  visit ;
   model bdi = drug length treatment post treatment*post/s cl ddfm=sat ;
   random intercept post / type=un subject= subject g gcorr ;
   repeated visit / type = simple subject = subject r  rcorr ;
   estimate 'BtheB: mean ' post  1
            treatment*post 1  / divisor=1 cl alpha=0.05;
```

⟨出力結果の一部⟩
推定 G 相関行列
行 効果 subject Col1 Col2
1 Intercept 2 1.0000 -0.4567
2 post 2 -0.4567 1.0000

共分散パラメータ推定値
共分散パラメータ サブジェクト 推定値 標準誤差 Z 値 Pr Z
UN(1,1) subject 51.3285 17.0421 3.01 0.0013
UN(2,1) subject -24.9070 15.2391 -1.63 0.1022
UN(2,2) subject 57.9580 18.9239 3.06 0.0011
visit subject 27.6907 3.1354 8.83 <.0001

適合度統計量
-2 残差対数尤度 1742.4
AIC (小さいほどよい) 1750.4

固定効果の解
効果 推定値 標準誤差 自由度 t 値 Pr > |t| アルファ 下限 上限
Intercept   19.1363 2.2808 56.6 8.39 <.0001 0.05 14.5682 23.7043
drug   1.1236 2.0270 48 0.55 0.5819 0.05 -2.9519 5.1991
length   7.2253 1.9884 48 3.63 0.0007 0.05 3.2273 11.2233
treatment   -1.8162 2.5339 46.5 -0.72 0.4771 0.05 -6.9153 3.2830
post   -7.2600 1.9243 50 -3.77 0.0004 0.05 -11.1250 -3.3950
treatment*post -4.8604 2.6705 50 -1.82 0.0747 0.05 -10.2242 0.5034

推定値

```
ラベル 推定値 標準誤差 自由度 t 値 Pr > |t| アルファ 下限 上限
BtheB: mean -12.1204 1.8516 50 -6.55 <.0001 0.05 -15.8395 -8.4012
```

7.1.3 治療群間での分散共分散が異なるモデル

ここまでは，分散共分散 Σ_i（式 (B.33)）

$$\Sigma_i = \sigma_E^2 I + Z_i \Phi Z_i^t$$

は治療群間で共通を仮定した等分散共分散モデルである．ここでは，Model II を取り上げてその等分散性を検討するために，その成分である治療群間で誤差分散 σ_E^2，個体間分散 ($\sigma_{B0}^2, \sigma_{B1}^2, \rho_B$) が異なるモデルを考える．SAS プログラムでのその指定の方法はすでに，3.4 節で紹介している．ここでは混合効果モデルの random 文が含まれているので，(p.74) に示した SAS プログラムで

1) 個体間分散共分散 Φ が治療群間で異なるモデルは

```
random intercept post/ type=un subject= subject g gcorr
group=treatment ;
```

2) 誤差分散 σ_E^2 が治療群間で異なる（場合は少ないが）モデルは

```
repeated visit / type = simple subject = subject r  rcorr
group=treatment ;
```

3) ベースライン期間の個体間分散 σ_{B0}^2 が治療群間で異なると指定するには

```
random intercept/subject=subject g gcorr group=treatment;
```

4) 治療への反応の個体間分散 σ_{B1}^2 が治療群間で異なると指定するには

```
random post/subject= subject g gcorr group=treatment ;
```

などと指定すればよい．つまり，「group = treatment」を追加する．ただし，注意したいのは，治療群を表す変数 treatment は前節まで連続変数として扱ってきたが，ここではカテゴリー変数であるので，class 文に

```
class subject visit treatment/ref=first ;
```

と treatment を追加する必要があることである．この際，treatment が連続変数からカテゴリー変数と変わったので，SAS での線形対比の指定が異なることに注意したい．p.74 に示した SAS プログラムを変更して，誤差分散 σ_E^2 は共通で，個体間分散共分散 ($\sigma_{B0}^2, \sigma_{B1}^2, \rho_B$) が治療群間で異なるとするプログラムの一部を次ページの囲みの中に示す．

7.1 完全ケースデータに基づく混合効果モデル

Model II: SAS プログラム（治療群間で分散共分散が異なるモデル）

```
proc mixed data=dbbpre2 method=reml covtest;
  class subject  visit treatment/ref=first  ;
  model bdi = drug length treatment visit treatment*visit  / s cl ddfm=sat ;
  random intercept post/ type = un subject= subject g gcorr group=treatment ;
  repeated visit / type = simple subject = subject r  rcorr group=treatment ;
    estimate 'mean CFB '  treatment*visit  1 -1  1 -1  1 -1  1 -1  -4 4
                          / divisor=4 cl alpha=0.05;
    estimate 'mean 5&8 '  treatment*visit  0 0 0 1 -1 1 -1  -2 2
                          / divisor=2 cl alpha=0.05;
    estimate 'CFB at 8 '     treatment*visit  0 0 0 0 0 1 -1  -1 1
                          / divisor=1 cl alpha=0.05;
  run ;
```

このプログラムの出力結果の一部を下の囲みの中に示す．結果は，個体間分散共分散 Φ が治療群間で大きく異なり（推定 G 行列）特に相関が BtheB 群では $\hat{\rho}_B = -0.808$ であるのに対し，TAU 群では $\hat{\rho}_B = 0.098$ と正負が逆となった（推定 G 相関行列）．このモデルの AIC は 1707.3 であり，Φ が治療群間で異ならないとした Model II の AIC の値 1712.2 より小さく，適合度が良くなっているが，治療効果の推定結果を見るとほとんど変わらない．

Model II：SAS 出力例（治療群間で分散共分散 Φ が異なるモデル）

```
推定 G 行列
行  効果 subject treatment Col1 Col2         Col3 Col4
1 Intercept    4      1     74.3586 -53.2984
2 post         4      1    -53.2984  58.5205
3 Intercept    4      0                        29.9439   4.3329
4 post         4      0                         4.3329  65.4932

推定 G 相関行列
行  効果 subject treatment Col1 Col2         Col3 Col4
1 Intercept    4      1      1.0000 -0.8080
2 post         4      1     -0.8080  1.0000
3 Intercept    4      0                         1.0000  0.09784
4 post         4      0                         0.09784 1.0000

共分散パラメータ推定値
共分散パラメータ サブジェクト グループ 推定値 標準誤差 Z 値 Pr Z
visit subject    24.5658 2.8366 8.66 <.0001

適合度統計量
```

```
-2 残差対数尤度 1693.3
AIC (小さいほどよい) 1707.3

推定値
ラベル    推定値  標準誤差  自由度  t 値  Pr > |t|  アルファ  下限     上限
mean CFB -4.8604 2.6745  49.3  -1.82 0.0752  0.05    -10.2340 0.5132
mean 5&8 -3.4733 2.7615  56    -1.26 0.2137  0.05    -9.0053  2.0586
CFB at 8 -2.6281 2.9278  70    -0.90 0.3725  0.05    -8.4676  3.2113
```

7.1.4 ベースライン調整の ANCOVA 型モデル

ここでは，ベースラインデータ y_{i0} に関するモデル化をやめ，ベースラインデータを他の共変量の一つとして調整する ANCOVA 型の混合効果モデル（式 (4.15) 参照）を考える．第 4 章では，経時的繰り返し測定データの特別なタイプとして，ベースラインデータと評価時点のデータが一つである，pre–post 型の無作為化比較試験のデータに対して，ベースライン調整の ANCOVA を適用すると推定される薬剤の効果は RM モデルで想定している薬剤の効果の不偏推定値であることを示した．ここで検討するモデルとしては，前節に説明したモデルのうち，ベースラインデータの個体間差だけを考慮したモデルを除いた，Model II, III, V の 3 種類である．それらは以下のように記述できる．

混合効果正規線形回帰モデル Model IIB:

Model II では，ベースライン時点の個体間差 b_{0i} と治療期間の個体間差 b_{1i} の両方が含まれていたが，ここでは，その両方を含む形の個体間差を $b_{i(Ancova)}$ で表現する．

$$E(y_{ij} \mid b_{i(Ancova)}) \sim \begin{cases} b_{i(Ancova)} + \beta_0 + \beta_{2j} + \theta y_{i0} + \boldsymbol{w}_i^t \boldsymbol{\xi}, \\ \qquad\qquad\qquad i = 1, \ldots, n_1 \text{（TAU 群）} \\ b_{i(Ancova)} + \beta_0 + \beta_1 + \beta_{2j} + \beta_{3j} + \theta y_{i0} + \boldsymbol{w}_i^t \boldsymbol{\xi}, \\ \qquad\qquad\qquad i = n_1 + 1, \ldots, N \text{（BtheB 群）} \\ j = 1, \ldots, 4, \\ \beta_{21} = \beta_{31} = 0 \text{（第 1 カテゴリーは 0）} \end{cases}$$

ここで，

1) β_0：TAU 群の定数項

2) $\beta_0 + \beta_1$：BtheB 群の定数項
3) $b_{i(Ancova)}$：治療期間全体での個体 i の BDI スコアの個体間変動（個体間差）を意味し，正規分布 $N(0, \sigma_{B(Ancova)}^2)$ に従う測定されない変量効果（random-effects）．ここに，RM モデルとの関連で $\sigma_{B(Ancova)}^2 = \sigma_{B0}^2 + \sigma_{B1}^2 + 2\rho_B \sigma_{B0} \sigma_{B1}$ となる．
4) θ：ベースラインデータの回帰係数
5) $\beta_0 + \beta_{2j} + \theta y_{i0}$：TAU 群の治療期間中の測定時点 j での平均 BDI スコア（共変量がない場合）
6) $\beta_0 + \beta_1 + \beta_{2j} + \beta_{3j} + \theta y_{i0}$：BtheB 群の，治療期間中の測定時点 j での平均 BDI スコア（共変量がない場合）
7) $\beta_1 + \beta_{3j}$：治療期間中の測定時点 j における TAU 群に対する BtheB 群の治療効果，つまり，「平均 BDI スコアの差」で，TAU 群の平均 BDI スコアをどの程度「小さくできるか」を表現し，治療効果があれば負であることが期待される．RCT であれば RM モデルの治療効果 **β_{3j}** に一致する．

となる．他は Model II と同様である．そうすると，Model IIB は次の混合効果正規線形回帰モデルで表現できる．

$$y_{ij} \mid b_{i(Ancova)} = \beta_0 + b_{i(Ancova)} + \theta y_{i0} + \beta_1 x_{1i} + \sum_{k=2}^{4} \beta_{2k} z_{kij}$$

$$+ \sum_{k=2}^{4} \beta_{3k} x_{1i} z_{kij} + \boldsymbol{w}_i^t \boldsymbol{\xi} + \epsilon_{ij} \quad (7.16)$$

$j = 1, 2, 3, 4;$　パラメータの制約条件：$\beta_{21} = 0, \beta_{31} = 0$

$\epsilon_{ij} \perp b_{i(Ancova)}, \ b_{i(Ancova)} \sim N(0, \sigma_{B(Ancova)}^2), \ \epsilon_{ij} \sim N(0, \sigma_E^2)$

反応の個体間差が測定時点毎に変化する変量効果

$$\boldsymbol{b}_{i(Ancova)} = (b_{i1(Ancova)}, \ldots, b_{i4(Ancova)})^t$$

を考慮した Model IIIB は次に示すとおりである．

混合効果正規線形回帰モデル Model IIIB:

$$y_{ij} \mid \boldsymbol{b}_{i(Ancova)} = \beta_0 + b_{1i} + \theta y_{i0} + \beta_1 x_{1i} + \sum_{k=2}^{4}(\beta_{2k} + b_{ik(Ancova)})z_{kij}$$

$$+ \sum_{k=2}^{4} \beta_{3k} x_{1i} z_{kij} + \boldsymbol{w}_i^t \boldsymbol{\xi} + \epsilon_{ij} \tag{7.17}$$

$$j = 1, 2, 3, 4; \quad \text{パラメータの制約条件}: \beta_{21} = 0, \ \beta_{31} = 0$$

$$\epsilon_{ij} \perp \boldsymbol{b}_{i(Ancova)}, \ \boldsymbol{b}_{i(Ancova)} \sim N(0, \Phi), \ \epsilon_{ij} \sim N(0, \sigma_E^2)$$

Model IIB と Model IIIB において，BtheB 群（群 2，$x_{1i} = 1$）の TAU 群（群 1，$x_{1i} = 0$）に対する観察時点 j における治療効果の線形対比は，式 (4.34), (4.35) を参考にして，次式で表現される．

$$\tau_{21}^{(j)} = \beta_1 + \beta_{3j} = \beta_1 + (\beta_{3j} - \beta_{31}) \tag{7.18}$$

例えば，8 か月（$j = 4$）時点，あるいは，治療期間全体の治療効果に興味がある場合は

$$\tau_{21}^4 = (1)\beta_1 + (0, 0, 0, 1)(\beta_{31}, \beta_{32}, \beta_{33}, \beta_{34})^t \tag{7.19}$$

$$\tau_{21}(1, 4) = \frac{1}{4} \sum_{j=1}^{4} \tau_{21}^{(j)}$$

$$= \frac{1}{4}\{(4)\beta_1 + (1, 1, 1, 1)(\beta_{31}, \beta_{32}, \beta_{33}, \beta_{34})^t\} \tag{7.20}$$

などと設定すればよい．

さて，次は治療期間中（事前に定めた治療期間）の治療効果は一定と仮定し治療期間中の個体間差も一定を仮定する Model VB を考えよう．その際，$\beta_{2j} = 0$ ($j = 1, \ldots, 4$) であり，治療効果は $\beta_1 + \beta_{3j} = \beta_1 + \beta_3$ となるので，それを β_3 と置く．

混合効果正規線形回帰モデル Model VB:

$$y_{ij} \mid b_{i(Ancova)} = \beta_0 + b_{i(Ancova)} + \theta y_{i0} + \beta_3 x_{1i} + \boldsymbol{w}_i^t \boldsymbol{\xi} + \epsilon_{ij} \tag{7.21}$$

$$j = 1, \ldots, 4$$

$$\epsilon_{ij} \perp b_{i(Ancova)}, \ b_{i(Ancova)} \sim N(0, \sigma_{B(Ancova)}^2), \ \epsilon_{ij} \sim N(0, \sigma_E^2)$$

表 7.5　表 7.2 のデータファイルからベースライン時点のレコードを削除し，bdi のベースラインデータを新たに変数 bdi0 として加えたデータファイル（一部）

No.	Subject	drug	length	treatment	visit	bdi	bdi0
1	1	0	1	0	2	2	29
2	1	0	1	0	3	2	29
3	1	0	1	0	5	NA	29
4	1	0	1	0	8	NA	29
5	2	1	1	1	2	16	32
6	2	1	1	1	3	24	32
7	2	1	1	1	5	17	32
8	2	1	1	1	8	20	32
9	3	1	0	0	2	20	25
10	3	1	0	0	3	NA	25
11	3	1	0	0	5	NA	25
12	3	1	0	0	8	NA	25
13	4	0	1	1	2	17	21
14	4	0	1	1	3	16	21
15	4	0	1	1	5	10	21
16	4	0	1	1	8	9	21

Model VB における BtheB 群（群 2, $x_{1i}=1$）の TAU 群（群 1, $x_{1i}=0$）に対する治療効果は，Model IIB のパラメータ β_1 が加わった β_3 で推定され，それは Model IIB における期間全体の平均的な効果（式 (7.20) の線形対比）と一致する．

下の囲みの中に Model IIB と Model VB の適用例として，SAS を利用したプログラムの例と出力結果を示す．その際，変量効果 b_{1i} は治療期間の個体間差を表すが，SAS の proc mixed の random 文では「random intercept」と指定することに注意．また，ここで使用するデータファイルは表 7.2 からベースライン時点のレコードを削除し，BDI のベースラインデータを新たに変数 bdi0 として加えた表 7.5 の形式である．

SAS プログラム: データ入力, Model IIB, Model VB

〈データ入力〉
```
data dbbpre3;
  infile 'c:\book\RepeatedMeasure\BBlongpreNoMisswide.txt' missover;
  input no subject drug length treatment visit bdi bdi0;
```
〈Model IIB〉
```
proc mixed data=dbbpre3 method=reml covtest;
   class subject visit /ref=first  ;
   model bdi = drug length bdi0 visit treatment treatment*visit
                                    / s cl ddfm=sat ;
```

```
    random intercept /  subject= subject g gcorr ;
    repeated visit/ type =simple subject = subject r rcorr ;
     estimate 'CFB: mean'
       treatment   4
       treatment*visit   1 1 1 1 / divisor=4 cl alpha=0.05;
     estimate 'CFB: 5-8m'
       treatment   2
       treatment*visit   0 1 1 0 / divisor=2 cl alpha=0.05;
     estimate 'CFB: 8m '
       treatment   1
       treatment*visit   0 0 1 0 / divisor=1 cl alpha=0.05;

〈Model VB〉
proc mixed data=dbbpre3 method=reml covtest;
   class subject visit ;
   model bdi = drug length bdi0 treatment   / s cl ddfm=sat ;
   random intercept /  subject= subject g gcorr ;
   repeated visit / type = simple subject = subject r  rcorr ;
```

SAS 出力例: Model IIB

〈出力結果の一部〉
共分散パラメータ推定値
共分散パラメータ サブジェクト 推定値 標準誤差 Z 値 Pr Z
intercept   46.7418 10.9320 4.28 <.0001
Residual   24.5658   2.8366 8.66 <.0001

適合度統計量
-2 残差対数尤度 1334.3
AIC (小さいほどよい) 1338.3

固定効果の解
効果   visit 推定値 標準誤差 自由度 t 値 Pr > |t| アルファ 下限   上限
Intercept   9.2313 3.1014   55   2.98 0.0043   0.05   3.0159 15.4467
drug   -4.9268 2.2238   47   -2.22 0.0316   0.05 -9.4005 -0.4531
length   4.2941 2.2436   47   1.91 0.0617   0.05 -0.2195   8.8077
bdi0   0.4012 0.1216   47   3.30 0.0019   0.05   0.1565   0.6459
treatment   -6.6720 2.4489   78.3 -2.72 0.0079   0.05 -11.5470 -1.7970
visit   3   -2.2400 1.4019 150   -1.60 0.1122   0.05 -5.0100   0.5300
visit   5   -4.1600 1.4019 150   -2.97 0.0035   0.05 -6.9300 -1.3900
visit   8   -6.4800 1.4019 150   -4.62 <.0001   0.05 -9.2500 -3.7100
visit   2   0   .   .   .   .
treatment*visit 3   1.7215 1.9455 150   0.88 0.3777   0.05 -2.1226   5.5656
treatment*visit 5   2.7896 1.9455 150   1.43 0.1537   0.05 -1.0545   6.6337
treatment*visit 8   4.4800 1.9455 150   2.30 0.0227   0.05   0.6359   8.3241
treatment*visit 2   0

7.1 完全ケースデータに基づく混合効果モデル

```
推定値
ラベル           推定値  標準誤差 自由度 t 値   Pr > |t| アルファ 下限     上限
mean CFB        -4.4242 2.1395  47    -2.07 0.0442   0.05    -8.7283  -0.1200
mean CFB 5-8m   -3.0372 2.2474  57    -1.35 0.1819   0.05    -7.5374   1.4631
CFB at 8m       -2.1920 2.4489  78.3  -0.90 0.3735   0.05    -7.0670   2.6830
```

特に，試験全体の平均的な治療効果「mean CFB」について 4 種類のモデルの推定結果を表 7.6 に示した．ここでも，Model IIB と Model VB の推定結果は同じである．

表 7.6 完全ケースデータの解析で，治療期間全体での平均的な治療効果（mean CFB）に関する 3 種類の正規線形混合効果モデルでの推定結果の比較．* は最適なモデル．

Model	推定値 (95%CI)	両側 p 値	AIC
IIB*	$-4.42\ (-8.73,\ -0.12)$	0.044	1338.3
IIIB	$-4.75\ (-9.05,\ -0.44)$	0.031	1349.0
VB*	$-4.42\ (-8.73,\ -0.12)$	0.044	1372.5

SAS 出力例: Model VB

```
〈出力結果の一部〉
共分散パラメータ推定値
共分散パラメータ サブジェクト 推定値 標準誤差 Z 値 Pr Z
intercept      45.9606 10.9371 4.20 <.0001
Residual       27.6907  3.1354 8.83 <.0001

適合度統計量
-2 残差対数尤度 1372.5
AIC（小さいほどよい） 1376.5

固定効果の解
効果       推定値  標準誤差 自由度 t 値   Pr > |t| アルファ 下限     上限
Intercept  6.0113 2.9803  47    2.02  0.0494   0.05     0.01578 12.0068
drug      -4.9268 2.2238  47   -2.22  0.0316   0.05    -9.4005  -0.4531
length     4.2941 2.2436  47    1.91  0.0617   0.05    -0.2195   8.8077
bdi0       0.4012 0.1216  47    3.30  0.0019   0.05     0.1565   0.6459
treatment -4.4242 2.1395  47   -2.07  0.0442   0.05    -8.7283  -0.1200
```

7.2 オリジナルデータの解析——欠測データを無視できる最尤法

これまでの解析はすべて尤度に基づくものであり,最適なモデル選択は AIC などを利用してきた.ここでは,BDI の欠測データを含むすべてのデータを利用した解析を行う.その際,欠測データの扱いが問題になるが,第 6 章で簡単に説明したように欠測データのメカニズムが MAR である限り,尤度に基づく解析では,欠測データのメカニズムを無視できる(BDI の値が欠測である測定時点のレコードを無視できる)ので,ここでは BDI の欠測に MAR を仮定した解析を行う.

7.2.1 RM モデル

前節と同様に Model II と Model V の実行例を示そう.このデータで解析してみると,個体間分散共分散を構成する相関を考慮したモデルと独立を仮定したモデル($\rho_B = 0$)と AIC の値がほぼ等しい,あるいは,独立モデルの方が AIC の値が小さい結果が得られたので,ここでは独立モデルの解析結果を示す.使用する SAS プログラムは p.74 に示すプログラムのデータファイル名を変え,random 文の type=un をはずすだけでよい.その結果は下の囲みの中に示した.

```
         SAS 出力例: Model II (オリジナルデータの解析)
共分散パラメータ推定値
共分散パラメータ サブジェクト 推定値 標準誤差 Z 値 Pr > Z
Intercept subject 75.3160 13.5585 5.55 <.0001
post      subject 36.5600 10.1924 3.59 0.0002
visit     subject 26.4381  2.7871 9.49 <.0001

適合度統計量
-2 残差対数尤度  2598.1
AIC (小さいほどよい) 2604.1
BIC (小さいほどよい) 2611.9

固定効果の解
固定効果の解
効果        visit 推定値 標準誤差  自由度  t 値 Pr > |t| アルファ 下限    上限
Intercept          21.0883 1.9147 106   11.01 <.0001  0.05 17.2921 24.8845
drug                3.9216 2.0451  94.2  1.92 0.0582  0.05 -0.1389  7.9820
length              3.7543 1.9450  94.1  1.93 0.0566  0.05 -0.1075  7.6162
treatment          -2.6895 2.1005 113  -1.28 0.2030  0.05 -6.8511  1.4721
visit          2   -4.4918 1.4065 158  -3.19 0.0017  0.05 -7.2698 -1.7137
```

```
visit           3  -6.1078  1.4919 181 -4.09 <.0001 0.05  -9.0515 -3.1641
visit           5  -7.6757  1.5731 204 -4.88 <.0001 0.05 -10.7773 -4.5740
visit           8 -10.4716  1.6317 219 -6.42 <.0001 0.05 -13.6875 -7.2557
visit           0   0 . . . . . .
treatment*visit 2  -3.3352  1.9231 158 -1.73 0.0848 0.05  -7.1334  0.4631
treatment*visit 3  -3.0006  2.0717 187 -1.45 0.1492 0.05  -7.0874  1.0862
treatment*visit 5  -2.2943  2.1949 211 -1.05 0.2971 0.05  -6.6211  2.0324
treatment*visit 8  -0.2770  2.2566 222 -0.12 0.9024 0.05  -4.7241  4.1701
treatment*visit 0   0 . . . . .

推定値
ラベル           推定値 標準誤差 自由度 t 値 Pr > |t| アルファ 下限 上限
CFB:   mean   -2.2268  1.7832 118 -1.25 0.2142 0.05  -5.7579  1.3043
CFB:   5-8m   -1.2857  1.9936 165 -0.64 0.5199 0.05  -5.2220  2.6506
CFB:   8m     -0.2770  2.2566 222 -0.12 0.9024 0.05  -4.7241  4.1701
BtheB: mean   -9.4135  1.2272 122 -7.67 <.0001 0.05 -11.8430 -6.9840
BtheB: 5-8m  -10.3593  1.3817 171 -7.50 <.0001 0.05 -13.0865 -7.6320
BtheB: 8m    -10.7486  1.5589 226 -6.90 <.0001 0.05 -13.8203 -7.6768
```

Model II により推定された平均 BDI スコアの反応プロファイル

$$\hat{y}_{\cdot j} = \hat{\beta}_0 + \hat{\beta}_1 x_{1i} + \sum_{k=1}^{4} \hat{\beta}_{2k} z_{kij} + \sum_{k=1}^{4} \hat{\beta}_{3k} x_{1i} z_{kij} + \hat{\xi}_1 \text{drug} + \hat{\xi}_2 \text{length}$$

$$= 21.0883 + 3.9216 \times \text{drug} + 3.7543 \times \text{length} - 2.6895 \times \text{treatment}$$

$$+ \sum_{k=1}^{4} \text{visit}[k] + \sum_{k=1}^{4} \text{treatment*visit}[k] \times \text{treatment}$$

について，drug=0（抗うつ薬使用なし），length=1（治療開始までの治療期間が 6 か月以上）の患者を対象とした BtheB 群，TAU 群毎別に図 7.5 に示した．drug, length に関する他の組み合わせの平均プロファイルは，図 7.5 に示されたプロファイルが上下に平行移動するだけであり，相対的な位置関係（y 軸方向の距離）は不変である．

SAS output: Model V: オリジナルデータの解析

```
共分散パラメータ推定値
共分散パラメータ サブジェクト 推定値 標準誤差 Z 値 Pr > Z
Intercept subject 74.8286 13.6362 5.49 <.0001
post      subject 37.4802 10.5601 3.55  0.0002
visit     subject 28.4974  2.9230 9.75 <.0001

適合度統計量
```

```
-2 残差対数尤度  2636.1
AIC（小さいほどよい） 2642.1
BIC（小さいほどよい） 2650.0

固定効果の解
固定効果の解
効果            推定値  標準誤差  自由度  t 値  Pr > |t|  アルファ  下限    上限
Intercept     21.1860 1.9257 107  11.00 <.0001  0.05 17.3683 25.0036
drug           3.8048 2.0519  94.5  1.85  0.0668 0.05 -0.2690  7.8786
length         3.6322 1.9513  94.4  1.86  0.0658 0.05 -0.2418  7.5063
treatment     -2.6587 2.1160 114  -1.26  0.2115 0.05 -6.8504  1.5330
post          -6.3736 1.3114 114  -4.86 <.0001  0.05 -8.9716 -3.7756
treatment*post -2.5138 1.8017 116  -1.40  0.1656 0.05 -6.0824  1.0548


推定値
ラベル         推定値  標準誤差  自由度  t 値  Pr > |t|  アルファ  下限    上限
BtheB: mean  -8.8874 1.2355 118  -7.19 <.0001  0.05 -11.3339 -6.4408
```

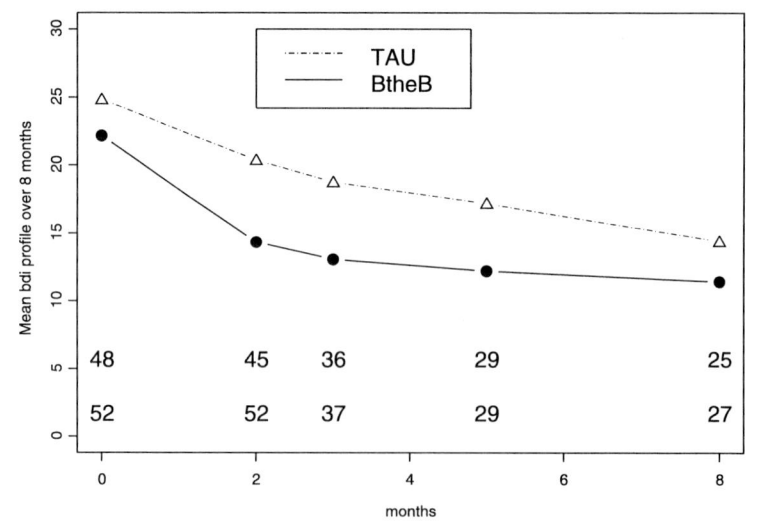

図 7.5 オリジナルデータにおける drug=0（抗うつ薬使用なし），length=1（治療開始までの治療期間が 6 か月以上）の患者に対する BtheB 群，TAU 群毎の平均 BDI スコアの Model II による推定反応プロファイル

Model II, Model V の結果と他の 4 つのモデルを合わせて，(1) 治療期間全体での平均的な治療効果（CFB: mean），(2) BtheB 群の平均的な change from

表 7.7 治療期間全体での平均的な治療効果 (mean CFB) に関する 5 種類の正規線形混合効果モデルでの推定結果の比較. * は最適なモデル (いずれも $\rho_B = 0$).

Model	β_{3j}				Model	β_3			
	estimate	se	p-value	AIC		estimate	se	p-value	AIC
I	-2.7888	1.4851	0.0614	2622.3	IV	-2.8800	1.4937	0.0548	2663.7
II*	-2.2268	1.7832	0.2142	2604.1	V*	-2.5138	1.8017	0.1656	2642.1
III	-2.1871	1.8961	0.2516	2626.3					

表 7.8 BtheB 群の治療期間中の平均的な change from baseline の推定値 (BtheB: mean) に関する 5 種類の正規線形混合効果モデルでの推定結果の比較. * は最適なモデル (いずれも $\rho_B = 0$).

Model	$\beta_{2j} + \beta_{3j}$				Model	$\beta_2 + \beta_3$			
			95%信頼区間					95%信頼区間	
	estimate	se	下限	上限		estimate	se	下限	上限
I	-10.0248	1.0282	-12.0489	-8.0007	IV	-9.4024	1.0296	-11.4291	-7.3758
II*	-9.4135	1.2272	-11.8430	-6.9840	V*	-8.8874	1.2355	-11.3339	-6.4408
III	-9.4024	1.3077	-11.9982	-6.8067					

baseline (BtheB: mean) の推定結果の比較をそれぞれ,表 7.7 と表 7.8 に示した.ここでも AIC で判断すると,Model II と Model V がそれぞれ最適なモデルであった.

最適な Model II の推定結果をまとめると,治療期間全体の評価が主要評価項目であれば,「BtheB 群はベースライン時点より BDI を平均 9.41 減少させ,その 95%信頼区間は (6.98, 11.84) であった.また,TAU 群に比べた治療効果は,平均 2.23 減少させ,その 95%信頼区間は $(-5.76, 1.30)$ となり,統計学的には有意水準 5%で有意差が認められない ($p = 0.21$)」と報告できる.

7.2.2 治療群間での分散共分散が異なるモデル

ここでも,7.1.3 項で検討したように,Model II について治療群間で個体間分散共分散 ($\sigma_{B0}^2, \sigma_{B1}^2, \rho_B$) が異なるモデルを検討してみよう.プログラムは全く同様なので,結果だけを示すと,等分散共分散モデルでは $AIC = 2604.1$,治療群間で異なるモデルでは $AIC = 2606.0$,治療への反応の個体間分散 σ_{B1}^2 だけが 2 群間で異なるモデルは $AIC = 2605.4$,とここでは等分散性を仮定したモデルに及ばない.

7.2.3 ベースライン調整の ANCOVA 型モデル

ここでも，前節と同様に Model IIB と Model VB の実行例を示そう．前節と対応するモデルの SAS プログラムは全く同じで，データファイル名だけを変えればよいことは同じである．ただ，ここでの焦点は治療効果の推定である．

```
            SAS output: Model IIB: オリジナルデータの解析
AIC (小さいほどよい) 1852.5

固定効果の解
効果 visit 推定値 標準誤差 自由度 t 値 Pr > |t| アルファ 下限 上限
Intercept      4.7949 2.3116 103  2.07 0.0405 0.05  0.2104 9.3793
drug          -2.7681 1.7795 92.3 -1.56 0.1232 0.05 -6.3023 0.7660
length         0.2545 1.6891 94.4  0.15 0.8805 0.05 -3.0991 3.6082
bdi0           0.6397 0.08021 97.7 7.98 <.0001 0.05  0.4806 0.7989
visit  3      -1.5905 1.1684 188  -1.36 0.1751 0.05 -3.8953 0.7144
visit  5      -3.1347 1.2668 190  -2.47 0.0142 0.05 -5.6335 -0.6358
visit  8      -5.9190 1.3358 191  -4.43 <.0001 0.05 -8.5539 -3.2842
visit  2 0    .       .      .    .     .      .    .       .
treatment     -3.0325 1.8849 131  -1.61 0.1101 0.05 -6.7613 0.6963
treatment*visit 3 0.3239 1.6342 191 0.20 0.8431 0.05 -2.8995 3.5473
treatment*visit 5 0.9724 1.7817 193 0.55 0.5859 0.05 -2.5418 4.4866
treatment*visit 8 2.9925 1.8539 193 1.61 0.1081 0.05 -0.6641 6.6491
treatment*visit 2 0 . .

推定値
ラベル         推定値 標準誤差 自由度 t 値 Pr > |t| アルファ 下限 上限
CFB: mean    -1.9603  1.7462  94.9 -1.12 0.2644 0.05 -5.4270 1.5064
CFB: 5-8m    -1.0500  1.9508  137  -0.54 0.5913 0.05 -4.9076 2.8076
CFB: 8m      -0.03996 2.2085  196  -0.02 0.9856 0.05 -4.3955 4.3155
```

```
            SAS output: Model VB: オリジナルデータの解析
共分散パラメータ推定値
共分散パラメータ サブジェクト 推定値 標準誤差 Z 値 Pr > Z
Intercept subject 54.4812 9.7725 5.57 <.0001
visit subject    27.5797 2.8643 9.63 <.0001

AIC (小さいほどよい) 1890.8

固定効果の解
効果 推定値 標準誤差 自由度 t 値 Pr > |t| アルファ 下限 上限
Intercept   3.0264 2.2985 91.8  1.32 0.1912 0.05 -1.5387 7.5916
drug       -3.0083 1.8216 92.8 -1.65 0.1020 0.05 -6.6258 0.6092
```

```
length     -0.09467 1.7274 94.6 -0.05 0.9564 0.05 -3.5242 3.3349
bdi0        0.6473  0.08215 98.3 7.88 <.0001 0.05  0.4843 0.8104
treatment  -2.1827  1.7623 91.9 -1.24 0.2187 0.05 -5.6829 1.3174
```

Model IIB, Model VB の結果と他の二つのモデルを合わせて，治療期間全体での平均的な治療効果（CFB: mean）の推定結果の比較を表 7.9 に示した．AIC で判断すると，Model IIB と Model VB がそれぞれ最適なモデルであった．最適な Model IIB の推定結果からは，TAU 群に比べて平均 1.96 減少させ，その 95%信頼区間は $(-5.43, 1.51)$ となり，統計学的には有意水準 5%で有意差が認められない（$p = 0.26$）」と報告できる．

表 7.9 オリジナルデータの解析で，治療期間全体での平均的な治療効果（mean CFB）に関する 3 種類の正規線形混合効果モデルでの推定結果の比較．* は最適なモデル．

Model	推定値	(95%CI)	両側 p 値	AIC
IIB*	-1.96	$(-5.43, 1.51)$	0.26	1852.5
IIIB	-1.93	$(-5.47, 1.61)$	0.28	1864.1
VB*	-2.18	$(-5.68, 1.32)$	0.22	1890.8

7.3 ま と め

ベースライン調整の有無で合計 8 のモデルを検討してきたが，データへの適合度の観点から，ベースライン時点の個体間差に加えて，治療への反応にも個体間差があると仮定する Model II とその簡易版の Model V が最適なモデルであった．特に，Model V と少々適合度が悪かった Model IV は，実際の臨床試験の試験デザインを考える上で極めて重要である（第 12 章参照）．

また，適合度がよかった Model II, V, IIB, VB を選んで，RM モデルと ANCOVA 型モデルでの治療効果の推定結果を比較してみると，次のような結果が得られた．いずれにしても差は小さい．

1) 完全データの場合（7.1 節）

Model II, V（ともに $\rho_B \neq 0$ が最適）での治療効果では，同じ推定値，-4.86（$p = 0.075$）が得られ，また Model IIB, VB でも同じ推定値，-4.42（$p = 0.044$）が得られた．わずかながら，ANCOVA 型モデルの p 値が小さい．

2) 不完全データを含む場合（7.2 節）

　　Model II, V（ともに $\rho_B = 0$ が最適）での治療効果では，それぞれ，-2.23（$p = 0.21$），-2.51（$p = 0.17$）と推定され，Model IIB, VB では，-1.96（$p = 0.26$），-2.18（$p = 0.22$）が得られた．今度は，わずかながら，RM モデルの p 値が小さい．

8

臨床試験への混合効果モデル——ロジスティック回帰モデル

呼吸器疾患に関するプラセボ対照 RCT[3)10)] のデータを取り上げる．この試験では，111 名の参加者について，新薬群に 54 名，プラセボ群に 57 名が割り付けられ，ベースライン時点に 1 回，治療開始後に 1 か月毎に 4 回，計 5 回，呼吸器の状態（good, poor）が測定されている．long format（p.64 参照）と呼ばれる経時的繰り返し測定データの解析用のデータファイルの一部を表 8.1 に示した．解析に使用する変数名とそのタイプ（連続変数かカテゴリー変数）を以下に示す[*1)]．

表 8.1 呼吸器疾患に関するプラセボ対照 RCT の 111 名の long format のデータの一部

No.	centre	subject	visit	treatment	status	gender	age
1	1	1	0	0	0	0	46
2	1	1	1	0	0	0	46
3	1	1	2	0	0	0	46
4	1	1	3	0	0	0	46
5	1	1	4	0	0	0	46
6	1	2	0	0	0	0	28
7	1	2	1	0	0	0	28
8	1	2	2	0	0	0	28
9	1	2	3	0	0	0	28
10	1	2	4	0	0	0	28
11	1	3	0	1	1	0	23
12	1	3	1	1	1	0	23
13	1	3	2	1	1	0	23
14	1	3	3	1	1	0	23
15	1	3	4	1	1	0	23
16 ...							

[*1)] このデータセットは統計ソフト R に内蔵されているデータフレーム（data.frame）respiratory であり，データ関数 data("respiratory", package = "HSAUR2") で利用できる．本書では一部の変数名を変更している．

表 8.2 プラセボ群,新薬群,それぞれにおける呼吸器の状態の観察時点毎の頻度分布

新薬群

	0	1	2	3	4 か月
good	24	37	38	39	34
poor	30	17	16	15	20

プラセボ群

	0	1	2	3	4 か月
good	26	28	22	26	25
poor	31	29	35	31	32

〈データ形式〉

1) centre：施設（1,2）を示すカテゴリー変数
2) subject：患者 id を示すカテゴリー変数
3) visit：観察時点（治療開始後の月数），0（baseline），1,...,4 の値をとるカテゴリー変数
4) treatment：治療群を表し，新薬群=1，対照群としてのプラセボ群=0，の値をとる連続変数
5) status：呼吸器の状態（poor=0, good=1）を示すカテゴリー変数
6) gender：性（female=0, male=1）を示す連続変数
7) age：年齢を示す連続変数

なお，治療群，性，などはカテゴリー変数であるが，2 値しかとらない変数なので解析では連続変数扱いにする．表 8.2 にはベースライン時点を含めた観察時点と呼吸器の状態の 2×5 の分割表を治療群毎に示した．この表から，プラセボ群では呼吸器の状態の good 対 poor の割合は治療期間中はほとんど変化が見られないが，新薬群ではベースライン時点では good：poor = 24:30 で poor が多かったが治療開始 1 か月以降は逆転し，4 か月時点では good：poor = 34:20 となり，ある程度の治療効果が把握できる．この様子を新薬群，プラセボ群別に，呼吸器症状がベースライン時点に比べて good となるオッズ比の反応プロファイルで図 8.1 に図示した．プラセボ群のオッズ比はほぼ 1.0 の前後を推移しているが，新薬群のオッズ比が 1 か月後から 2 から 3 の間で推移していることが確認できるだろう．ただし，このオッズ比は観察時点毎の呼吸器の状態の割合から計算している点で，個体間差，つまり，個体変動を考慮に入れない後述の母集団平均モデル（population-average model）の考え方であり，本章で検討する個体間差を考慮した混合効果モデル，すなわち，個体特異的モデル（subject-specific model）

8.1 治療効果が時点によって変化する RM モデル

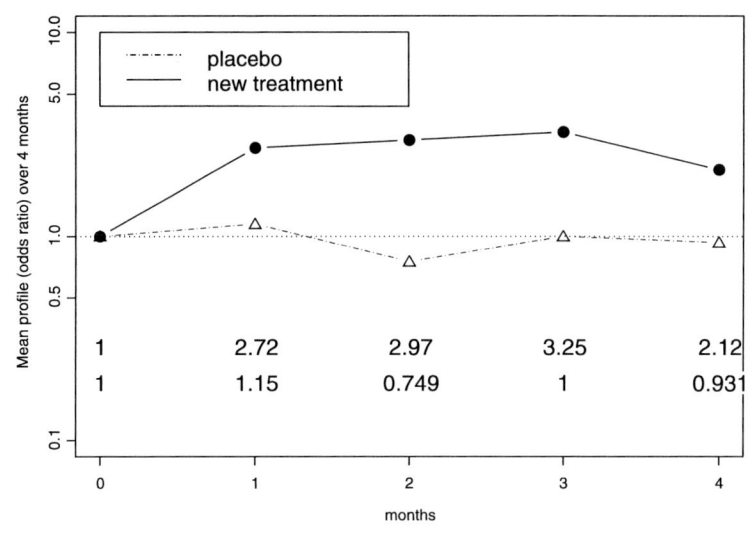

図 8.1 新薬群，プラセボ群別，呼吸器症状がベースライン時点に比べて good となるオッズ比の反応プロファイル（母集団平均モデルの考え方）．なお y 軸は対数目盛である

とは異なることに注意したい．

8.1 治療効果が時点によって変化する RM モデル

ここでは，前章の正規線形回帰混合モデルと異なり，エンドポイントである呼吸器の症状が good または poor のいずれかをとる二値（binary）変数であるので，呼吸器症状が good となる確率をモデル化する．その代表的なモデルが「呼吸器症状が good となる確率 p のロジット $\log(p/(1-p))$」，言い換えれば，「呼吸器症状が good となる対数オッズ（log odds）」をモデル化する混合効果ロジスティック回帰モデル（mixed-effects logistic regression model）である．患者 i の観察時点 $j(=0,1,\ldots,4)$ における呼吸器症状を y_{ij} (poor $=0$, good $=1$) で表すと，ベースライン時点の個体間差 b_{i0} が与えられた下での y_{ij} の条件付き分布が，次の Bernoulli 分布

$$y_{ij} \mid b_{0i} \sim \text{Bernoulli}(p_{ij}) \tag{8.1}$$

に従うことを仮定する．一般に確率 p の Bernoulli 分布の密度関数は

$$f(y \mid p) = p^y (1-p)^{1-y} \tag{8.2}$$

と表現される．ここに p_{ij} は y_{ij} の期待値

$$p_{ij} = \Pr(y_{ij} = 1 \mid b_{0i}) = E(y_{ij} \mid b_{01}) \tag{8.3}$$

でもある．ここでは，混合効果ロジスティック回帰モデルについて，「治療効果をどのように考えるか」という観点から，ベースライン時点，治療期間の各観察時点毎に，個体間差 $\boldsymbol{b}_i$ を考慮した条件付き確率のロジット $\mathrm{logit}\,\Pr\{y_{ij}=1 \mid \boldsymbol{b}_i\}$ のモデル化を詳細に検討する．更に，そのいくつかの発展形のモデルを検討するとともに，それぞれの推定結果の比較検討を行う．以下の説明では，「呼吸器症状が good となる対数オッズ」を単に「対数オッズ」と表現する．

まず，前章と同様に，ベースライン時点の個体間差 b_{0i} だけを考慮に入れた基本モデル Model I を考えよう．新薬群，プラセボ群，それぞれの症例数は $n_1 = 57, n_2 = 54$（$n_1 + n_2 = N = 111$）であり，治療開始後の測定回数は $T = 4$ である．

混合効果ロジスティック回帰モデル Model I:

$$\mathrm{logit}\,\Pr(y_{i0} = 1 \mid b_{0i}) \sim \begin{cases} \beta_0 + b_{0i} + \boldsymbol{w}_i^t \boldsymbol{\xi}, & i = 1, \ldots, n_1 \text{（プラセボ群）} \\ \beta_0 + b_{0i} + \beta_1 + \boldsymbol{w}_i^t \boldsymbol{\xi}, & i = n_1 + 1, \ldots, N \text{（新薬群）} \end{cases}$$

$$\mathrm{logit}\,\Pr(y_{ij} = 1 \mid b_{0i}) \sim \begin{cases} \beta_0 + b_{0i} + \beta_{2j} + \boldsymbol{w}_i^t \boldsymbol{\xi}, & i = 1, \ldots, n_1 \text{（プラセボ群）} \\ \beta_0 + b_{0i} + \beta_1 + \beta_{2j} + \beta_{3j} + \boldsymbol{w}_i^t \boldsymbol{\xi}, \\ \qquad i = n_1 + 1, \ldots, N \text{（新薬群）} \end{cases}$$

$$j = 1, \ldots, 4$$

ここで，$\boldsymbol{w}_i^t = (w_{1i}, \ldots, w_{qi})$ は共変量ベクトルであり，パラメータの解釈は以下のとおり：

1) β_0：プラセボ群のベースライン時点の対数オッズの全体の平均（共変量がない場合）
2) $\beta_0 + b_{0i}$：プラセボ群のベースライン時点の個体 i の対数オッズ（共変量がない場合）
3) b_{0i}：ベースライン時点（y 切片）の個体 i の対数オッズの全体の平均からの偏差，つまり，共変量では説明しきれない個体間変動（個体間差）を意

味し，正規分布 $N(0,\sigma_{B0}^2)$ に従う観察されない変量効果
4) β_1：ベースライン時点におけるプラセボ群に対する新薬群の差（第3章参照のこと）
5) β_{2j}：プラセボ群の，ベースライン時点から治療期間中の観察時点 j への対数オッズの差，つまり，オッズ比の対数
6) $\beta_{2j}+\beta_{3j}$：新薬群の，ベースライン時点から治療期間中の観察時点 j への対数オッズの差，つまり，オッズ比の対数
7) β_{3j}：治療期間中の観察時点 j におけるプラセボ群に対する新薬群の治療効果（交互作用）で，その意味は「オッズ比の比（ratio of odds ratio）」の対数であることに注意
8) $\boldsymbol{\xi}$：共変量の回帰係数ベクトルで，$\boldsymbol{\xi}=(\xi_1,\ldots,\xi_q)^t$

である．そこで，第7章と同様に，次の二つの連続変数 x_{1i}, z_{kij} を定義しよう．
1) x_{1i} は治療群を表す変数で，新薬群であれば1，プラセボ群であれば0の値をとる連続変数
2) z_{kij} は観察時点 $k(\geq 1)$ を表すダミー変数で，観察時点を表すカテゴリー変数の第1カテゴリーを基準カテゴリー（reference category）として，観察時点が k であれば1，それ以外は0の値をとる連続変数

そうすると，次に示すように一つの線形モデルで表現できる．

$$\text{logit}\Pr(y_{ij}=1\mid b_{0i})=\beta_0+b_{0i}+\beta_1 x_{1i}+\sum_{k=1}^{4}\beta_{2k}z_{kij}+\sum_{k=1}^{4}\beta_{3k}x_{1i}z_{kij}+\boldsymbol{w}_i^t\boldsymbol{\xi}$$
$$j=0,1,2,3,4;\quad \beta_{20}=0,\quad \beta_{30}=0 \tag{8.4}$$
$$b_{0i}\sim N(0,\sigma_{B0}^2)$$

ここでも，この混合効果モデルで重要な仮定の一つとして，「個体間差 $\boldsymbol{b}_{0i}$ が与えられた（条件付きの）下では，経時的繰り返し測定データ $(\boldsymbol{y}_{i0},\ldots,\boldsymbol{y}_{i4})$ は独立である」ということに注意したい．

次に，ベースライン時点の個体間差 b_{0i} に加えて治療への反応の個体間差を考慮したモデルを考えよう．まずは，観察時点にかかわらず治療への反応が一定の個体間差を表現する変量効果 $\boldsymbol{b}_{1i}$ を加えたモデル Model II の条件付き期待値は次に示すとおりである．

混合効果ロジスティック回帰モデル Model II:

$$\operatorname{logit} \Pr(y_{i0}=1 \mid b_{0i}) \sim \begin{cases} \beta_0 + b_{0i} + \boldsymbol{w}_i^t \boldsymbol{\xi}, & i=1,\ldots,n_1 \text{ (プラセボ群)} \\ \beta_0 + b_{0i} + \beta_1 + \boldsymbol{w}_i^t \boldsymbol{\xi}, \\ & i=n_1+1,\ldots,N \text{ (新薬群)} \end{cases}$$

$$\operatorname{logit} \Pr(y_{ij}=1 \mid b_{0i},b_{1i}) \sim \begin{cases} \beta_0 + b_{0i} + b_{1i} + \beta_{2j} + \boldsymbol{w}_i^t \boldsymbol{\xi}, \\ \quad i=1,\ldots,n_1 \text{ (プラセボ群)} \\ \beta_0 + b_{0i} + b_{1i} + \beta_1 + \beta_{2j} + \beta_{3j} + \boldsymbol{w}_i^t \boldsymbol{\xi}, \\ \quad i=n_1+1,\ldots,N \text{ (新薬群)} \end{cases}$$

$$j=1,\ldots,4$$

このモデルでは,Model I に治療開始後に変量効果 b_{1i} が加わったモデルであり,他の変数,パラメータは Model I と同じである.この場合の混合効果モデルは以下の通り:

$$\operatorname{logit} \Pr(y_{ij}=1 \mid b_{0i}, b_{1i}) = \beta_0 + b_{0i} + b_{1i}x_{2ij} + \beta_1 x_{1i} + \sum_{k=1}^{4} \beta_{2k} z_{kij}$$

$$+ \sum_{k=1}^{4} \beta_{3k} x_{1i} z_{kij} + \boldsymbol{w}_i^t \boldsymbol{\xi} \qquad (8.5)$$

$$j=0,1,\ldots,4; \quad \beta_{20}=0, \quad \beta_{30}=0$$

$$\boldsymbol{b}_i = (b_{0i}, b_{1i}) \sim N(\boldsymbol{0}, \boldsymbol{\Phi})$$

$$\boldsymbol{\Phi} = \begin{pmatrix} \sigma_{B0}^2 & \rho\sigma_{B0}\sigma_{B0} \\ \rho\sigma_{B0}\sigma_{B1} & \sigma_{B1}^2 \end{pmatrix}$$

ここで,

1) x_{2ij} はベースライン時点か治療開始後の観察時点かを表す指示変数で,ベースライン時点であれば 0,治療期間であれば 1 の値をとる連続変数

である.次に,反応の個体間差も観察時点毎に変化する変量効果 b_{1ij} を考慮した混合効果モデル Model III は(条件付き確率に関する解説は省略)次に示すとおりである.

混合効果ロジスティック回帰モデル Model III:

$$\text{logit}\Pr(y_{ij}=1\mid \boldsymbol{b}_i) = \beta_0 + b_{0i} + \beta_1 x_{1i} + \sum_{k=1}^{4}(\beta_{2k}+b_{1ik})z_{kij}$$

$$+ \sum_{k=1}^{4}\beta_{3k}x_{1i}z_{kij} + \boldsymbol{w}_i^t\boldsymbol{\xi} \quad (8.6)$$

$$j = 0, 1, \ldots, 4; \quad \beta_{20} = 0, \quad \beta_{30} = 0$$

$$\boldsymbol{b}_i = (b_{0i}, b_{1i1}, \ldots, b_{1i4}) \sim N(\boldsymbol{0}, \boldsymbol{\Phi}),$$

これらのモデルでは，「治療群 × 時点」の交互作用項 β_{3j} ($j=1,\ldots,4$) が観察時点 j における，新薬群（group 2）のプラセボ群（group 1）に対する治療効果（effect size）を表す「オッズ比の比（ratio of odds ratio）の対数」であるので，治療効果は「オッズ比の比」

$$\tau_{21}^{(j)} = \exp(\beta_{3j}), \quad j = 1, \ldots, 4 \quad (8.7)$$

となる．ところで，これまでは，対照治療群との相対的な治療効果に注目していたが，各治療法が，評価期間においてエンドポイント（呼吸器症状が good となる確率）をどの程度下げ（上げ）るのか，ということを推定しておくことも各治療群のプロファイル（効能）として重要な情報となる．プラセボ群，新薬群，それぞれ，ベースライン時点に対する時点毎の「オッズ比」として

$$\text{プラセボ群} = \exp(\beta_{2j}), \quad j = 1, \ldots, 4 \quad (8.8)$$

$$\text{新薬群} = \exp(\beta_{2j} + \beta_{3j}), \quad j = 1, \ldots, 4 \quad (8.9)$$

として推定できる．

さて，下の囲みの中に，Model I を SAS の proc glimmix で実行するプログラムの例を載せる．前章でも解説しているが，SAS プログラムの主要な留意点は以下の通りである：

1) 変数 x_{1i} は treatment（連続変数）である
2) 変数 x_{2ij} を意味する連続変数 post を作成する
3) ダミー変数群 $\{z_{1ij},\ldots,z_{4ij}\}$ に対応するのはカテゴリー変数 visit である
4) `proc glimmix` では data=resplong とファイル名を指定し，その後で積分の評価の方法を指定する．ここでは，method=quad (qpoints=20) と指定する．この方法は適応型 Gauss–Hermite 求積法と呼ばれ，qpoints=20 は

積分評価のためのノード数を20に設定している（方法の詳細はB.3節を参照してほしい）．SASのデフォルト（methodを指定しない場合）では他のあまり精度の良くない方法が指定されてしまうので注意が必要である．

5) ロジスティックモデルの指定は，変数status=1がgoodであるので，

    model status (event="1") = centre gender age treatment ...

などとする

6) Model I の変量効果の指定は

    random intercept / subject=subject g gcorr ;

7) 3.3節で解説したように，class文のところで/ref=firstと設定する．また，新薬群の治療開始後4か月における呼吸器症状改善のオッズ比の推定値とその信頼区間を推定するために，前章の類似の線形対比に関する式 (7.8) とそのSASプログラムを参考にして最初の値を最後に持ってくるように，順番を入れ替えて

    estimate 'treatment at 4m' visit 0 0 0 1 -1
                                      treatment*visit 0 0 0 1 -1

と設定する．

SASプログラム：データ入力とModel I

```
data resplong ;
 infile 'c:\book\RepeatedMeasure\longresp.txt' missover;
 input no centre subject visit treatment status gender age;
 if visit=0 then post=0; else post=1;

proc glimmix data=resplong method=quad (qpoints=20);
 class subject centre visit/ref=first   ;
 model status (event="1") = centre gender age treatment
                           visit treatment*visit
                             / d=bin link=logit s cl ;
 random intercept /  subject= subject g gcorr ;
 estimate 'treatment at 4m'   visit 0 0 0 1 -1
                 treatment*visit 0 0 0 1 -1
                             /divisor=1   cl   alpha=0.05;
```

SAS 出力例: Model I

適合度統計量
-2 対数尤度 565.95
AIC（小さいほどよい）593.95

共分散パラメータの推定
共分散パラメータ サブジェクト 推定値 標準誤差
Intercept   subject   5.9674 1.6638

固定効果の解
効果 centre visit 推定値 標準誤差 自由度 t 値 Pr > |t| アルファ 下限値 上限値
Intercept   -0.2810 0.8603 106 -0.33 0.7446 0.05 -1.9866 1.4246
centre   2   2.0290 0.5908 436 3.43 0.0007 0.05 0.8677 3.1902
centre   1   0 . . . .
gender   -0.4151 0.7397 436 -0.56 0.5750 0.05 -1.8689 1.0388
age   -0.03024 0.02192 436 -1.38 0.1684 0.05 -0.07333 0.01284
treatment   -0.1789 0.7363 436 -0.24 0.8081 0.05 -1.6260 1.2681
visit   1   0.2779 0.5278 436 0.53 0.5988 0.05 -0.7595 1.3153
visit   2   -0.5593 0.5317 436 -1.05 0.2934 0.05 -1.6042 0.4856
visit   3   2.168E-6 0.5269 436 0.00 1.0000 0.05 -1.0356 1.0356
visit   4   -0.1389 0.5273 436 -0.26 0.7923 0.05 -1.1752 0.8974
visit   0   0 . . . .
treatment*visit 1 1.7181 0.7918 436 2.17 0.0306 0.05 0.1619 3.2742
treatment*visit 2 2.7284 0.8082 436 3.38 0.0008 0.05 1.1401 4.3168
treatment*visit 3 2.3477 0.8080 436 2.91 0.0039 0.05 0.7596 3.9358
treatment*visit 4 1.6411 0.7781 436 2.11 0.0355 0.05 0.1119 3.1703
treatment*visit 0 0 . . . .

固定効果の Type III 検定
効果   分子の自由度 分母の自由度 F 値 Pr > F
visit   4   436   0.65 0.6253
treatment*visit   4   436   3.32 0.0107

推定値
ラベル   推定値 標準誤差 自由度 t 値 Pr > |t| アルファ 下限値 上限値
treatment at 4m 1.5021 0.5710 436 2.63 0.0088 0.05 0.3799 2.6244

Model I の解析結果から，ベースライン時点の個体間差の分散は $\hat{\sigma}_{B0}^2 = 5.9674$ ($s.e. = 1.6638$) と推定された．新薬のプラセボに対する治療効果（「オッズ比の比」の対数）を観察時点毎に読み取ると，$1.72, 2.73, 2.35, 1.64$ と，どの時点でも有意な治療効果が推定されている．ところで，式 (8.8), (8.9) を利用して，プラセボ群，新薬群毎に，呼吸器症状がベースライン時点に比べて good となる呼吸器

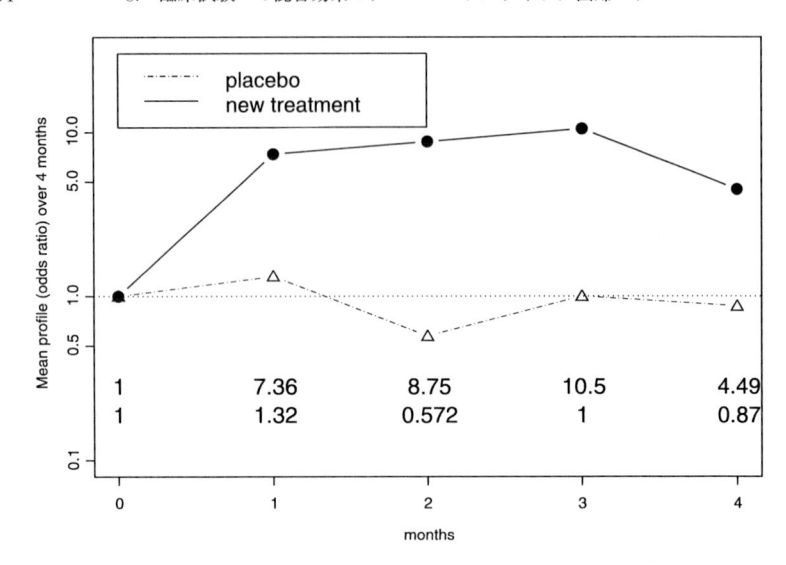

図 8.2 Model I によって推定された，新薬群，プラセボ群別，呼吸器症状がベースライン時点に比べて good となるオッズ比の反応プロファイル（y 軸は対数目盛）

症状改善オッズ比の反応プロファイルを図 8.2 に示した．例えば，新薬群での治療開始後 4 か月時点での呼吸器症状改善オッズ比の 95％信頼区間は，estimate 文の推定値を指数変換して（例：$\exp(1.5021) = 4.49$）4.49（$95\%CI : 1.46, 13.80$）と推定される．

ところで，図 8.2 の反応プロファイルは，図 8.1 の反応プロファイルに比べて治療開始後のオッズ比が 1.0 より大きい値は更に大きく，1.0 より小さい値は更に小さく推定されていることに気がつくだろう．これは，ロジスティック回帰モデルに見られる現象で，個体間差を考慮した個体特異的モデル（SS-model, subject-specific model）とそうでない通常の母集団平均モデル（PA-model, population-average model）との違いである．

例えば，観察時点がベースライン $j = 0$ と治療開始後の 1 時点 $j = 1$ の二つの時点だけで，プラセボ群だけを考えた，次の単純化した二つのモデルを考えよう．

$$\text{PA-model :} \begin{array}{l} \text{logit} \Pr\{y_{i0} = 1\} = \beta_0^{PA} \\ \text{logit} \Pr\{y_{i1} = 1\} = \beta_0^{PA} + \beta_{21}^{PA} \end{array} \tag{8.10}$$

8.1 治療効果が時点によって変化する RM モデル

$$\text{SS-model}: \begin{aligned} \text{logit}\Pr\{y_{i0}=1\mid b_{0i}\} &= \beta_0^{SS} + b_{0i} \\ \text{logit}\Pr\{y_{i1}=1\mid b_{0i}\} &= \beta_0^{SS} + b_{0i} + \beta_{21}^{SS} \end{aligned} \quad (8.11)$$

母集団平均モデルから推定できるベースライン時点に対する評価時点におけるオッズ比は

$$\begin{aligned} \text{OR}^{PA} &= \frac{\Pr\{y_{i1}=1\}/\Pr\{y_{i1}=0\}}{\Pr\{y_{i0}=1\}/\Pr\{y_{i0}=0\}} \\ &= \exp(\beta_{21}^{PA}) \end{aligned} \quad (8.12)$$

一方，個体特異的モデルでは

$$\begin{aligned} \text{OR}^{SS} &= \frac{\Pr\{y_{i1}=1\mid b_{0i}\}/\Pr\{y_{i1}=0\mid b_{0i}\}}{\Pr\{y_{i0}=1\mid b_{0i}\}/\Pr\{y_{i0}=0\mid b_{0i}\}} \\ &= \exp(\beta_{21}^{SS}) \end{aligned} \quad (8.13)$$

となる．つまり，母集団平均モデルでは，呼吸器症状が good となる確率の母集団平均（平均的な患者の確率）

$$\Pr\{y_{ij}=1\} = \int_{-\infty}^{\infty} \Pr\{y_{ij}=1\mid b_{0i}\}\phi(b_{0i})\,db_{0i}$$

に基づいて，ベースライン時点に対する評価時点の呼吸器症状改善オッズ比を推定している．ここに $\phi(.)$ は変量効果 b_{0i} の確率密度関数である．一方，個体特異的モデルでは，ある個体 i 自身の確率 $\Pr\{y_{i1}=1\mid b_{0i}\}$ からベースライン時点に対する評価時点での呼吸器症状改善オッズ比を推定していることになる．

この両者の違いを図 8.1 と図 8.2 に示したオッズ比の推移の違いについて説明しよう．図 8.1 では，表 8.2 に示した新薬群，プラセボ群それぞれの呼吸器症状の「good:poor」の母集団の比率（平均）の時間推移そのものをオッズ比で推定している．時点 1 から時点 3 までの計算例を以下に示す．

```
                   母集団平均モデルでのオッズ比の推定
++++++++++++++++++++++
時点 1 のオッズ比
++++++++++++++++++++++
New drug group                     図 7.1 の値     random 文を削除した
           month                       ↓         Model I の推定値に一致
           0   1                                        ↓
good      24  37    ORn = 37*30/(24*17) = 2.72
poor      30  17    ORn/ORp        = 2.36
```

```
                     log(ORn/ORp) = 0.86                = beta_3j
Placebo group
          month
           0   1
good      26  28   ORp = 28*31/(26*29) = 1.15
poor      31  29   log(ORp)      = 0.14                 = beta_2j
++++++++++++++++++++++
時点 2 のオッズ比
++++++++++++++++++++++
New drug group
          month
           0   2
good      24  38   ORn = 38*30/(24*16) = 2.97
poor      30  16   ORn/ORp       = 3.96
                   log(ORn/ORp) = 1.38                  = beta_3j
Placebo group
          month
           0   2
good      26  22   ORp = 22*31/(26*35) = 0.75
poor      31  35   log(ORp)      = -0.29                = beta_2j
++++++++++++++++++++++
時点 3 のオッズ比
++++++++++++++++++++++
New drug group
          month
           0   3
good      24  39    ORn = 39*30/(24*15) = 3.25
poor      30  15    ORn/ORp       = 3.25
                    log(ORn/ORp) = 1.18                 = beta_3j
Placebo group
          month
           0   3
good      26  26   ORp = 26*31/(26*31) = 1.00
poor      31  31   log(ORp)      = 0.00                 = beta_2j
```

　これらの母集団平均モデルによるオッズ比のプロファイルは Model I の SAS プログラムで，共変量を除き，個体間差を表現する変量効果を指示する random 文を削除したモデル（時点間相関がゼロ，つまり，時点独立を仮定したモデル）より推定できる．そのプログラムと出力結果は以下のとおりである．図 8.1 のオッズ比との一致を確認するには，推定値を式 (8.8), (8.9) に代入して計算するとよい．Model I と比較するために，AIC の値を見ると，時点間独立を仮定したモデルの適合度の悪さが目立つだろう．

8.1 治療効果が時点によって変化する RM モデル

SAS プログラムと出力の一部: Model I から変量効果を除いたモデル

〈SAS プログラム〉
```
proc glimmix data=resplong method=quad (qpoints=10);
  class subject centre visit/ref=first ;
  model status (event="1") = treatment visit treatment*visit
                             / d=bin link=logit s cl ;
```

〈出力結果の一部〉
適合度統計量
-2 対数尤度 732.44
AIC (小さいほどよい) 752.44

パラメータ推定値

効果	visit	推定値	標準誤差	自由度	t 値	Pr > |t|
Intercept		-0.1759	0.2659	545	-0.66	0.5086
treatment		-0.04725	0.3817	545	-0.12	0.9015
visit	1	0.1408	0.3754	545	0.38	0.7077
visit	2	-0.2884	0.3805	545	-0.76	0.4487
visit	3	-687E-17	0.3761	545	-0.00	1.0000
visit	4	-0.07097	0.3768	545	-0.19	0.8507
visit	0	0	.	.	.	.
treatment*visit	1	0.8600	0.5493	545	1.57	0.1180
treatment*visit	2	1.3766	0.5555	545	2.48	0.0135
treatment*visit	3	1.1787	0.5556	545	2.12	0.0344
treatment*visit	4	0.8247	0.5444	545	1.51	0.1304
treatment*visit	0	0	.	.	.	.

一方，個体特異的モデルでは個人毎の推移をモデル化している．つまり，ベースライン時点から治療期間の j 番目の観察時点への個人毎の推移を集計するわけで，それは次の計算例に示すようにいわゆる「対応のある」場合の 2×2 の分割表からオッズ比を計算することに相当する（第 12 章参照）．ベースラインデータと時点 1 のデータ，ベースラインデータと時点 2 のデータ，…，とベースラインデータと時点毎に独立に解析をくり返した，Model I の推定結果と対応のあるオッズ比の値が類似していることに注目したい．

個体特異的モデルでのオッズ比の推定

```
++++++++++++++++++++++
時点 1 の対応のあるオッズ比
++++++++++++++++++++++
New drug group                           Model I の推定値
```

```
            時点 1                          (時点毎のデータセットで解析)
          good poor
  good    24    0     ORn =13.5/0.5 = 27
  poor    13   17     ORn/ORp       = 21
                      log(ORn/ORp)= 3.04 (se=1.53),   beta_3j =2.12 (se=0.97)
Placebo group
            時点 1
          good poor
  good    19    7     ORp = 9/7     = 1.29
  poor     9   22     log(ORp)      = 0.25 (se=0.53),   beta_2j =0.31 (se=0.56)
++++++++++++++++++++++++
時点 2 の対応のあるオッズ比
++++++++++++++++++++++++
New drug group
            時点 2
          good poor
  good    21    3     ORn  = 17/3   = 5.67
  poor    17   13     ORn/ORp       = 8.90
                      log(ORn/ORp)= 2.19 (se=0.79),   beta_3j =2.17 (se=0.76)
Placebo group
            時点 2
          good poor
  good    15   11     ORp = 7/11    = 0.63
  poor     7   24     log(ORp)      = -0.45(se=0.48),  beta_2j = -0.46 (se=0.48)
++++++++++++++++++++++++
時点 3 の対応のあるオッズ比
++++++++++++++++++++++++
New drug group
            時点 3
          good poor
  good    23    1     ORn = 16/1    = 16
  poor    16   14     ORn/ORp       = 16
                      log(ORn/ORp)= 2.77 (se=1.15),   beta_3j = 2.34 (se=0.89)
Placebo group
            時点 3
          good poor
  good    18    8     ORp = 8/8     = 1.00
  poor     8   23     log(ORp)      = 0.00 (se=0.50),   beta_2j = 0.00 (se=0.52)
```

この対応のあるオッズ比は，Model I におけるベースライン時点の個体間差を表す変量効果 b_{0i} を局外母数（nuisance parameter）と考え，これに対する十分統計量である反応変数の和 y_{i+} で条件付けした，条件付き尤度を最大にする治療効果の最尤推定値（第 12 章参照）であり，b_{0i} のモデル化に依存しない推定値である．この意味で，治療効果の推定には個体特異的モデルのアプローチが優れて

いることが理解できよう．さて，治療への反応にも一定の個体間差があると仮定した Model II を適用してみよう．Model II の変量効果の指定は

```
/* Model II, 相関考慮 */
  random intercept post / type=un subject= subject g gcorr ;
/* Model II, 独立性仮定*/
  random intercept post / type=simple subject= subject g gcorr ;
```

とする．その適用結果は変量効果間 (b_{0i}, b_{1i}) の相関 ρ_B を考慮したモデル（/type=un）の AIC は，596.59，独立を仮定したモデル（/type=simple）の AIC の値は 594.65 と，それぞれ，Model I の 593.95 より少々大きい．式 (8.7) を利用して Model I と Model II（$\rho_B = 0$）による時点毎の治療効果の大きさ（オッズ比の比）を表 8.3 に示した．

表 8.3 時点毎の治療効果（オッズ比の比）に関する 2 種類の混合効果ロジスティック回帰モデルでの推定結果の比較

months	Model I (AIC=593.95)		Model II ($\rho_B = 0$, AIC=594.65)	
	推定値（95%CI）	両側 p 値	推定値（95%CI）	両側 p 値
1	5.57 (1.18, 26.42)	0.0306	6.09 (1.15, 32.14)	0.0334
2	15.31 (3.12, 74.95)	0.0008	17.63 (3.19, 97.43)	0.0011
3	10.46 (2.13, 51.20)	0.0039	11.78 (2.15, 64.59)	0.0046
4	5.16 (1.12, 23.81)	0.0355	5.63 (1.09, 38.02)	0.0388

8.2 治療期間中の治療効果一定を仮定する RM モデル

これまでの RM モデルは，治療期間中の治療効果は観察時点によって変化すると考えて β_{3j} で表現したモデルである．しかし，実際の臨床試験では，治療効果を評価する期間を事前に定め，その期間は治療効果一定と考える，あるいは，大きな変動が期待されない評価期間での平均的な効果に興味があることが多い．そこで，ここでは，治療期間を事前に定めた期間と考えて，その治療期間中は治療効果一定 β_3 と仮定した RM モデルを考える．その際，ベースライン時点の個体間差だけを考慮した Model IV と，治療への反応にも治療期間で共通の個体間差があると考えた Model V が代表的なモデルである．この Model IV は実際の臨

床試験の試験デザインを考える上で極めて重要である（第 12 章参照）．

混合効果ロジスティック回帰モデル Model IV:

$$\operatorname{logit} \Pr(y_{i0} = 1 \mid b_{0i}) \sim \begin{cases} \beta_0 + b_{0i} + \boldsymbol{w}_i^t \boldsymbol{\xi}, & i = 1, \ldots, n_1 \text{（プラセボ群）} \\ \beta_0 + b_{0i} + \beta_1 + \boldsymbol{w}_i^t \boldsymbol{\xi}, & i = n_1 + 1, \ldots, N \text{（新薬群）} \end{cases}$$

$$\operatorname{logit} \Pr(y_{ij} = 1 \mid b_{0i}) \sim \begin{cases} \beta_0 + b_{0i} + \beta_2 + \boldsymbol{w}_i^t \boldsymbol{\xi}, & i = 1, \ldots, n_1 \text{（プラセボ群）} \\ \beta_0 + b_{0i} + \beta_1 + \beta_2 + \beta_3 + \boldsymbol{w}_i^t \boldsymbol{\xi}, \\ & i = n_1 + 1, \ldots, N \text{（新薬群）} \end{cases}$$

$$j = 1, \ldots, 4$$

すなわち

$$\operatorname{logit} \Pr(y_{ij} = 1 \mid b_{0i}) = \beta_0 + b_{0i} + \beta_1 x_{1i} + \beta_2 x_{2ij} + \beta_3 x_{1i} x_{2ij} + \boldsymbol{w}_i^t \boldsymbol{\xi} \quad (8.14)$$

$$b_{0i} \sim N(0, \sigma_{B0}^2)$$

ここで，

1) β_2：プラセボ群の，ベースライン時点からの治療期間中は一定と仮定した対数オッズの差，つまりオッズ比の対数
2) $\beta_2 + \beta_3$：新薬群の，ベースライン時点から治療期間中は一定と仮定した対数オッズの差，つまりオッズ比の対数
3) β_3：プラセボ群に対する新薬群の治療効果（交互作用）で治療期間中は一定と仮定した「オッズ比の比」の対数

を意味している．

混合効果ロジスティック回帰モデル Model V:

$$\operatorname{logit} \Pr(y_{i0} = 1 \mid b_{0i}) \sim \begin{cases} \beta_0 + b_{0i} + \boldsymbol{w}_i^t \boldsymbol{\xi}, & i = 1, \ldots, n_1 \text{（プラセボ群）} \\ \beta_0 + b_{0i} + \beta_1 + \boldsymbol{w}_i^t \boldsymbol{\xi}, \\ & i = n_1 + 1, \ldots, N \text{（新薬群）} \end{cases}$$

8.2 治療期間中の治療効果一定を仮定する RM モデル

$$\operatorname{logit} \operatorname{Pr}(y_{ij} = 1 \mid b_{0i}, b_{1i}) \sim \begin{cases} \beta_0 + b_{0i} + b_{1i} + \beta_2 + \boldsymbol{w}_i^t \boldsymbol{\xi}, \\ \qquad i = 1, \ldots, n_1 \text{ (プラセボ群)} \\ \beta_0 + b_{0i} + b_{1i} + \beta_1 + \beta_2 + \beta_3 + \boldsymbol{w}_i^t \boldsymbol{\xi}, \\ \qquad i = n_1 + 1, \ldots, N \text{ (新薬群)} \\ j = 1, \ldots, 4 \end{cases}$$

すなわち

$$\operatorname{logit} \operatorname{Pr}(y_{ij} = 1 \mid \boldsymbol{b}_i) = \beta_0 + b_{0i} + \beta_1 x_{1i} + (\beta_2 + b_{1i}) x_{2ij}$$
$$+ \beta_3 x_{1i} x_{2ij} + \boldsymbol{w}_i^t \boldsymbol{\xi} \qquad (8.15)$$
$$\boldsymbol{b}_i = (b_{0i}, b_{1i}) \sim N(\boldsymbol{0}, \boldsymbol{\Phi})$$

次ページの囲みの中に，SAS の proc glimmix を利用した Model IV, V のプログラムと Model IV の出力結果を示す．プログラムでは，p.102 に示す SAS のデータ入力のプログラムに記載されているように，変数 x_{2ij} を表す連続変数 post を作成する必要がある点に注意．Model IV の解析結果では，ベースライン時点の個体間差の分散は $\hat{\sigma}_{B0}^2 = 5.7453$ $(s.e. = 1.5994)$ と推定され，Model I の分散の推定値 5.9674 $(s.e. = 1.6638)$ とほとんど変わらない．治療効果の推定値は treatment*post の推定値からプラセボに対する新薬群の呼吸器症状改善オッズ比は $\exp(2.0719) = 7.94$ で，95%信頼区間も同様に計算して $(2.32, 27.19)$ であった．治療への反応にも一定の個体間差があると仮定した Model V の適用結果においては変量効果間相関を考慮したモデル（/type=un）の AIC の値は 589.75，独立を仮定したモデル（/type=simple）の AIC の値は 587.82，とそれぞれ，Model IV の 586.89 より少々大きい．表 8.4 にこれらのモデルによる治療効果の比較を示した．AIC の値から判断する，最適なモデルは Model IV が選ばれる．

表 8.4 治療期間全体での平均的な治療効果に関する 2 種類の混合効果ロジスティック回帰モデルでの推定結果（オッズ比の比）の比較

Model	推定値 (95%CI)	両側 p 値	AIC
IV	7.94 (2.32, 27.19)	0.0010	586.89
V ($\rho_B = 0$)	8.72 (2.28, 33.32)	0.0016	587.82
V ($\rho_B \neq 0$)	8.63 (2.42, 30.77)	0.0009	589.75

SAS プログラム：Model IV and V

⟨Model IV⟩
```
proc glimmix data=resplong method=quad (qpoints=20);
 class subject centre visit/ref=first   ;
 model status (event="1") = centre gender age  treatment
                     post treatment*post / d=bin link=logit s cl ;
 random intercept /  subject= subject g gcorr ;

⟨Model V⟩
proc glimmix data=resplong method=quad (qpoints=20);
 class subject centre visit/ref=first   ;
 model status (event="1") = centre gender age  treatment
                     post treatment*post / d=bin link=logit s cl ;
 /* Model II, 相関考慮 */
   random intercept post / type=un subject= subject g gcorr ;
 /* Model II, 独立性仮定*/
   random intercept post / type=simple subject= subject g gcorr ;
```

SAS 出力例: Model IV

適合度統計量
-2 対数尤度 570.89
AIC (小さいほどよい) 586.89

共分散パラメータの推定
共分散パラメータ サブジェクト 推定値 標準誤差
Intercept   subject   5.7453 1.5994

固定効果の解
効果   centre 推定値 標準誤差 自由度 t 値 Pr > |t| アルファ 下限値 上限値
Intercept   -0.2755 0.8472 106 -0.33 0.7457 0.05 -1.9551 1.4042
centre   2   1.9959 0.5805 442 3.44 0.0006 0.05 0.8550 3.1368
centre   1   0 . . . .
gender   -0.4082 0.7273 442 -0.56 0.5749 0.05 -1.8377 1.0213
age   -0.0298 0.0216 442 -1.38 0.1680 0.05 -0.0721 0.01259
treatment   -0.1756 0.7270 442 -0.24 0.8093 0.05 -1.6044 1.2533
post   -0.1030 0.4141 442 -0.25 0.8036 0.05 -0.9168 0.7108
treatment*post   2.0719 0.6263 442 3.31 0.0010 0.05 0.8409 3.3029

8.3 ベースライン調整の ANCOVA 型モデル

ここでは，ベースラインデータ y_{i0} に関するモデル化をやめ，ベースラインデータを他の共変量の一つとして調整する ANCOVA 型の混合効果モデル（式 (4.15) 参照）を考える．前節で紹介したモデルのうち，ベースラインデータの個体間差だけを考慮したモデルを除いた，Model II, III, V が適用可能なモデルとなる．それらは以下のように記述できる．

混合効果ロジスティック回帰モデル Model IIB:

Model II では，ベースライン時点の個体間差 b_{0i} と治療期間の個体間差 b_{1i} の両方が含まれていたが，ここでは，その両方を含む形の個体間差を $b_{i(Ancova)}$ で表現する．

$$\operatorname{logit}\Pr(y_{ij}=1 \mid \boldsymbol{b}_{i(Ancova)}) \sim \begin{cases} b_{i(Ancova)} + \beta_0 + \beta_{2j} + \theta y_{i0} + \boldsymbol{w}_i^t \boldsymbol{\xi}, \\ \qquad i = 1, \ldots, n_1 \text{（プラセボ群）} \\ b_{i(Ancova)} + \beta_0 + \beta_1 + \beta_{2j} + \beta_{3j} + \theta y_{i0} \\ \qquad + \boldsymbol{w}_i^t \boldsymbol{\xi}, \quad i = n_1+1, \ldots, N \text{（新薬群）} \end{cases}$$

$$j = 1, \ldots, 4,$$

$$\beta_{21} = \beta_{31} = 0 \text{（第 1 カテゴリーは 0）}$$

ここで，

1) β_0：プラセボ群の定数項
2) $\beta_0 + \beta_1$：新薬群の定数項
3) $b_{i(Ancova)}$：治療期間全体での個体 i の対数オッズの個体間変動（個体間差）を意味し，正規分布 $N(0, \sigma^2_{B(Ancova)})$ に従う観察されない変量効果 (random-effects)．ここに，RM モデルとの関連で $\sigma^2_{B(Ancova)} = \sigma^2_{B0} + \sigma^2_{B1} + 2\rho_B \sigma_{B0} \sigma_{B1}$ となる．
4) θ：ベースラインデータの回帰係数
5) $\beta_0 + \beta_{2j} + \theta y_{i0}$：プラセボ群の，治療期間中の観察時点 j での対数オッズ（共変量がない場合）
6) $\beta_0 + \beta_1 + \beta_{2j} + \beta_{3j} + \theta y_{i0}$：新薬群の，治療期間中の観察時点 j での対数

オッズ（共変量がない場合）

7) $\beta_1 + \beta_{3j}$：治療期間中の観察時点 j におけるプラセボ群に対する新薬群の治療効果，つまり，「対数オッズの差」で，プラセボ群の対数オッズをどの程度「増加できるか」を表現し，治療効果があれば正であることが期待される．RCT であれば RM モデルの治療効果 β_{3j} に一致する．

となる．他は Model II と同様である．そうすると，Model IIB は次の混合効果ロジスティック回帰モデルで表現できる．

$$\operatorname{logit} \Pr(y_{ij}=1 \mid b_{i(Ancova)}) = \beta_0 + b_{i(Ancova)} + \theta y_{i0} + \beta_1 x_{1i} + \sum_{k=2}^{4} \beta_{2k} z_{kij}$$
$$+ \sum_{k=2}^{4} \beta_{3k} x_{1i} z_{kij} + \boldsymbol{w}_i^t \boldsymbol{\xi} \qquad (8.16)$$
$$j=1,\ldots,4; \quad \beta_{21}=0, \quad \beta_{31}=0$$
$$b_{i(Ancova)} \sim N(0, \sigma^2_{B(Ancova)})$$

Model IIIB も同様に次のように表現できる．反応の個体間差が観察時点毎に変化する変量効果 $\boldsymbol{b}_{i(Ancova)} = (b_{i1(Ancova)}, \ldots, b_{i4(Ancova)})^t$ を考慮した Model IIIB も同様に次のように表現できる．

混合効果ロジスティック回帰モデル Model IIIB:

$$\operatorname{logit} \Pr(y_{ij}=1 \mid \boldsymbol{b}_{i(Ancova)}) = \beta_0 + b_{i1(Ancova)} + \theta y_{i0} + \beta_1 x_{1i} \qquad (8.17)$$
$$+ \sum_{k=2}^{4} (\beta_{2k} + b_{ik(Ancova)}) z_{kij} + \sum_{k=2}^{4} \beta_{3k} x_{1i} z_{kij} + \boldsymbol{w}_i^t \boldsymbol{\xi}$$
$$j=1,\ldots,4; \quad \beta_{21}=0, \quad \beta_{31}=0$$
$$\boldsymbol{b}_{i(Ancova)} \sim N(\boldsymbol{0}, \boldsymbol{\Phi})$$

Model IIB と Model IIIB において，新薬群 ($x_{1i}=1$) のプラセボ群 ($x_{1i}=0$) に対する観察時点 j における治療効果の線形対比は，式 (7.18) と同様に次式で表現される．

$$\tau_{21}^{(j)} = \exp(\beta_1 + \beta_{3j}) = \exp(\beta_1 + (\beta_{3j} - \beta_{31})) \qquad (8.18)$$

例えば，4 か月時点 ($j=4$) での治療効果に興味がある場合は

8.3 ベースライン調整の ANCOVA 型モデル

$$\tau_{21}^{(4)} = \exp\{(1)\beta_1 + (0,0,0,1)(\beta_{31}, \beta_{32}, \beta_{33}, \beta_{34})^t\} \quad (8.19)$$

などと設定すればよい．

さて，次は治療期間中（事前に定めた治療期間）の治療効果は一定と仮定し治療期間中の個体間差も一定を仮定する Medel VB を考えよう．その際，$\beta_{2j} = 0$ ($j = 1, \ldots, 4$) であり，治療効果は $\beta_1 + \beta_{3j} = \beta_1 + \beta_3$ となるので，それを β_3 と置く．

混合効果ロジスティック回帰モデル Model VB:

$$\text{logit}\Pr(y_{ij} = 1 \mid b_{i(Ancova)}) = \beta_0 + b_{i(Ancova)} + \theta y_{i0} + \beta_3 x_{1i} + \boldsymbol{w}_i^t \boldsymbol{\xi} \quad (8.20)$$

$$j = 1, \ldots, 4, \quad b_{i(Ancova)} \sim N(0, \sigma_{B(Ancova)}^2)$$

次ページの囲みの中に，Model IIB と Model VB について SAS で実行するプログラムと出力結果を示す．なお，ここで使用するデータファイルは表 8.1 からベースライン時点のレコードを削除し，呼吸器症状 status のベースラインデータを新たに変数 base として加えた表 8.5 の形式である．各観察時点毎の治療効果を推定するための estimate 文を式 (8.18), (8.19) に基づいて設定した．なお，その際，線形対比については，最初の値を最後に持ってくるように，順番を入れ替える必要がある．

表 8.5 表 8.1 のデータファイルからベースライン時点のレコードを削除し，呼吸器症状 status のベースラインデータを新たに変数 base として加えたデータファイル（一部）

No.	centre	subject	visit	treatment	status	gender	age	base
1	1	1	1	placebo	poor	female	46	poor
2	1	1	2	placebo	poor	female	46	poor
3	1	1	3	placebo	poor	female	46	poor
4	1	1	4	placebo	poor	female	46	poor
5	1	2	1	placebo	poor	female	28	poor
6	1	2	2	placebo	poor	female	28	poor
7	1	2	3	placebo	poor	female	28	poor
8	1	2	4	placebo	poor	female	28	poor
9	1	3	1	treatment	good	female	23	good
10	1	3	2	treatment	good	female	23	good
11	1	3	3	treatment	good	female	23	good
12	1	3	4	treatment	good	female	23	good
13	...							

8. 臨床試験への混合効果モデル——ロジスティック回帰モデル

SAS プログラム：データ入力と Model IIB, VB

```
data resplong2 ;
 infile 'c:\book\RepeatedMeasure\longrespbase.txt' missover;
 input no centre subject visit treatment status gender age base;
```

⟨Model IIB⟩
```
proc glimmix data=resplong2 method=quad (qpoints=20);
 class subject centre visit/ref=first ;
 model status (event="1") = centre gender age base
                           treatment visit treatment*visit
                                           / d=bin link=logit s cl ;
 random intercept /  subject= subject g gcorr ;
 estimate 'treatment at 1m'
  treatment 1  treatment*visit 0 0 0 1/divisor=1 cl alpha=0.05;
 estimate 'treatment at 2m'
  treatment 1  treatment*visit 1 0 0 0/divisor=1 cl alpha=0.05;
 estimate 'treatment at 3m'
  treatment 1  treatment*visit 0 1 0 0/divisor=1 cl alpha=0.05;
 estimate 'treatment at 4m'
  treatment 1  treatment*visit 0 0 1 0/divisor=1 cl alpha=0.05;
```

⟨Model VB⟩
```
proc glimmix data=resplong2 method=quad (qpoints=20);
   class subject centre visit/ref=first  ;
   model status (event="1") = centre gender age base treatment
                                     / d=bin link=logit s ;
   random intercept /  subject= subject g gcorr ;
```

SAS 出力例: Model IIB

適合度統計量
-2 対数尤度 421.12
AIC (小さいほどよい) 447.12

共分散パラメータの推定
共分散パラメータ サブジェクト 推定値 標準誤差
Intercept subject 4.3658 1.4458

固定効果の解
効果 centre visit 推定値 標準誤差 自由度 t 値 Pr > |t|
Intercept   -1.2589 0.8766 105 -1.44 0.1539
centre 2   1.0653 0.5724 327 1.86 0.0636
centre 1   0 . . . .
gender   0.2025 0.7036 327 0.29 0.7737
age   -0.02561 0.02114 327 -1.21 0.2266

8.3 ベースライン調整の ANCOVA 型モデル

```
base       3.1023 0.6167 327 5.03 <.0001
treatment      1.7681 0.7502 327 2.36 0.0190
visit   2 -0.8846 0.5517 327 -1.60 0.1098
visit   3 -0.2933 0.5425 327 -0.54 0.5891
visit   4 -0.4401 0.5438 327 -0.81 0.4189
visit   1  0 . . . .
treatment*visit  2  1.0628 0.8142 327 1.31 0.1927
treatment*visit  3  0.6547 0.8116 327 0.81 0.4205
treatment*visit  4 -0.07088 0.7986 327 -0.09 0.9293
treatment*visit  1  0 . . . .

固定効果の Type III 検定
効果     分子の自由度 分母の自由度 F 値 Pr > F
visit              3       327 0.89 0.4459
treatment*visit    3       327 0.89 0.4462

推定値
ラベル 推定値 標準誤差 自由度 t 値 Pr > |t| アルファ 下限値 上限値
treatment at 1m 1.7681 0.7502 327 2.36 0.0190 0.05 0.2923 3.2439
treatment at 2m 2.8309 0.7788 327 3.63 0.0003 0.05 1.2988 4.3630
treatment at 3m 2.4227 0.7716 327 3.14 0.0018 0.05 0.9048 3.9407
treatment at 4m 1.6972 0.7398 327 2.29 0.0224 0.05 0.2418 3.1525
```

SAS 出力例: Model VB

```
Model VB
適合度統計量
-2 対数尤度 426.27
AIC (小さいほどよい) 440.27

共分散パラメータの推定
共分散パラメータ サブジェクト 推定値 標準誤差
Intercept        subject      4.1214 1.3641

固定効果の解
効果       centre 推定値 標準誤差 自由度 t 値 Pr > |t| アルファ 下限値 上限値
Intercept        -1.6207 0.7975 105 -2.03 0.0447 0.05 -3.2021 -0.03937
centre      2     1.0396 0.5585 333  1.86 0.0635 0.05 -0.05896 2.1381
centre      1     0 . . . . . . .
gender            0.1974 0.6868 333  0.29 0.7739 0.05 -1.1535 1.5484
age              -0.02507 0.02064 333 -1.21 0.2254 0.05 -0.06566 0.01553
base              3.0276 0.5995 333  5.05 <.0001 0.05 1.8483 4.2069
treatment         2.1280 0.5615 333  3.79 0.0002 0.05 1.0235 3.2324
```

結果は表 8.6 と表 8.7 に Model I あるいは Model IV との比較で示したが, い

表 8.6 Model I と Model IIB による時点毎の治療効果(オッズ比)の推定結果の比較

months	Model I 推定値(95%CI)	両側 p 値	Model IIB 推定値(95%CI)	両側 p 値
1	5.57 (1.18, 26.42)	0.0306	5.86 (1.34, 25.63)	0.0190
2	15.31 (3.12, 74.95)	0.0008	16.96 (3.66, 78.49)	0.0003
3	10.46 (2.13, 51.20)	0.0039	11.28 (2.47, 51.45)	0.0018
4	5.16 (1.12, 23.81)	0.0355	5.46 (1.27, 23.39)	0.0224

表 8.7 Model IV と Model VB によって推定された治療期間全体での平均的な治療効果である呼吸器症状改善オッズ比の比較

Model	推定値(95%CI)	両側 p 値
IV	7.94 (2.32, 27.19)	0.0010
VB	8.40 (2.78, 25.34)	0.0002

ずれも,ベースライン調整を行ったモデルの結果の p 値がわずかながら小さいことがわかる.

8.4 ま　と　め

ここで解析した RCT のデータでは,ベースライン時点の個体間差だけを考慮した Model I と Model IV の適合度が良かった.また,ベースライン調整をしたモデルの方が若干 p 値は小さくなる傾向が見られた.ロジスティック回帰モデルでは,Model IV は,実際の臨床試験の試験デザインを考える際の基本モデルとして重要である(第 12 章参照).

9

臨床試験への混合効果モデル——Poisson 回帰モデル

　ここでは，「てんかん患者（epilepsy patient）」に対する抗てんかん薬 Progabide のプラセボ対照 RCT[6)10)11)33)] のデータを取り上げる．この試験では，組み入れられた 59 例の患者について，実薬群に 31 名，プラセボ群に 28 名が割り付けられた試験で，ベースライン期間である 8 週間の発作回数（epileptic seizure counts）と，治療開始後 8 週間の治療期間における 2 週間毎の発作回数がカウントされている．long format（p.64 参照）と呼ばれる経時的繰り返し測定データの解析用のデータファイル[*1)]の一部を表 9.1 に示した．このデータセットには欠測データ

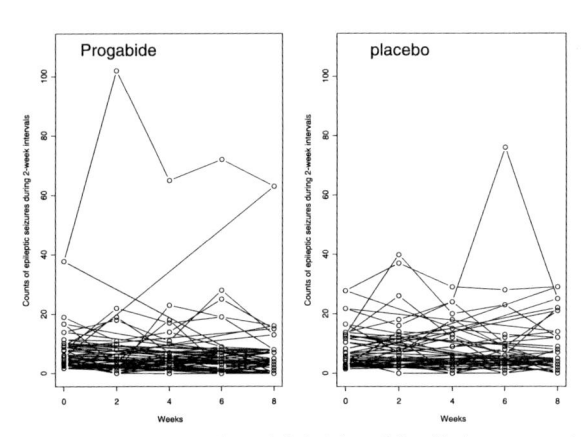

図 9.1　Progabide 群，プラセボ群別，患者個人毎の発作回数（/two weeks）の反応プロファイル

[*1)] このデータは多くの研究者によって統計手法の適用例として利用されてきた有名なデータであるが，統計ソフト R にデータフレーム（data.frame）epilepsy として内蔵され，データ関数 data ("epilepsy", package = "HSAUR2") で利用できる．

表 9.1 「てんかん患者」に対する治療薬 Progabide のプラセボ対照 RCT の 59 人のデータ（3 人まで表示）．ベースライン期間（visit=0, 8 週間）と randomization 後の 4 つの観察期間（visit $= 1, \ldots, 4$; それぞれ 2 週間）における発作回数と年齢．

No.	subject	treatment	visit	seizure	age
1	1	0	0	11	31
2	1	0	1	5	31
3	1	0	2	3	31
4	1	0	3	3	31
5	1	0	4	3	31
6	2	0	0	11	30
7	2	0	1	3	30
8	2	0	2	5	30
9	2	0	3	3	30
10	2	0	4	3	30
11	3	0	0	6	25
12	3	0	1	2	25
13	3	0	2	4	25
14	3	0	3	0	25
15	3	0	4	5	25
16	...				
17	...				

はない．

〈データ形式〉

1) subject：患者 id を示すカテゴリー変数
2) treatment：治療群を表し，薬剤 Progabide 投与群=1，対照群としてのプラセボ投与群=0 の値をとる連続変数
3) visit：ベースライン期間(8 週間)，治療開始後は 2 週間毎，計 4 回；0(baseline), $1, \ldots, 4$ の値をとるカテゴリー変数
4) seizure：ベースライン期間（8 週間）と治療開始後の 2 週間毎の発作回数を表す連続変数
5) age：年齢を表す連続変数

なお，治療群はカテゴリー変数であるが，2 値しかとらない変数なので解析では連続変数扱いにする．図 9.1 には Progabide 群，プラセボ群別，患者個人毎の発作回数（/two weeks）の反応プロファイルを，図 9.2 には Progabide 群，プラセボ群別，患者個人毎の発作回数（/two weeks）の対数変換値の反応プロファイルを示した．また，図 9.3 には Progabide 群，プラセボ群別，患者個人毎の発作回数（/two weeks）のベースラインの発作回数に対する比（rate ratio）の反応

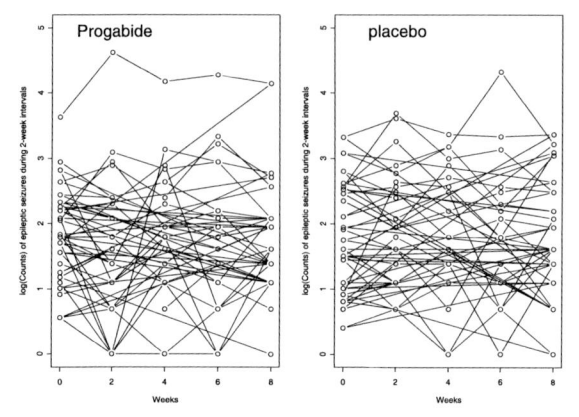

図 9.2 Progabide 群，プラセボ群別，患者個人毎の発作回数（/two weeks）の対数変換値の反応プロファイル

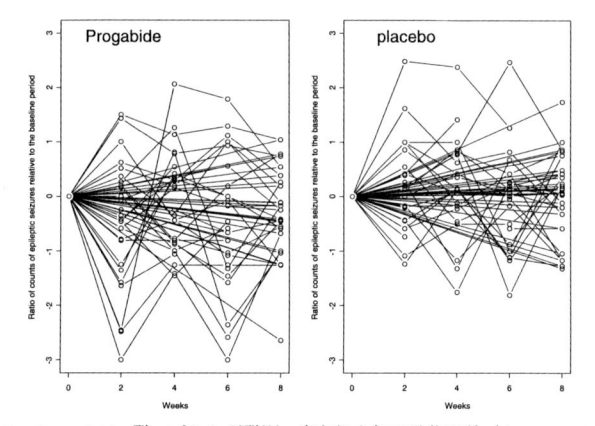

図 9.3 Progabide 群，プラセボ群別，患者個人毎の発作回数（/two weeks）のベースラインの発作回数に対する比の反応プロファイル

プロファイルを，図 9.4 には Progabide 群，プラセボ群毎の平均発作回数（/one week）の反応プロファイルを示した．また，図 9.5 には Progabide 群，プラセボ群毎の平均発作回数（/one week）のベースラインに対する比の反応プロファイルを示した．

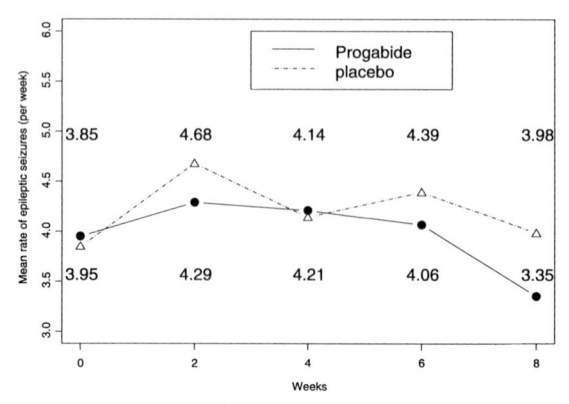

図 9.4 Progabide 群，プラセボ群毎の平均発作回数 (/one week) の反応プロファイル

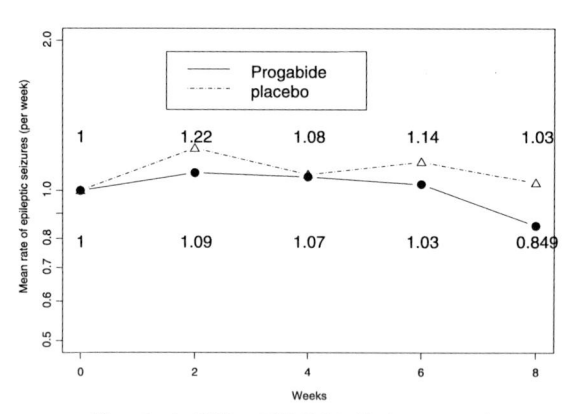

図 9.5 Progabide 群，プラセボ群毎の平均発作回数 (/one week) のベースラインに対する比の反応プロファイル

9.1 治療効果が時点によって変化する RM モデル

エンドポイントである発作回数はカウントデータ (count data) であるので，Poisson 分布を仮定した混合効果 Poisson 回帰モデル (mixed-effects Poisson regression model) を導入する．

患者 i の観察期間 $j(=0,1,\ldots,4)$ における発作回数を y_{ij} で表すと，y_{ij} の個体間差 $\boldsymbol{b}_i$ が与えられた下での条件付き分布が，次の Poisson 分布

9.1 治療効果が時点によって変化する RM モデル

$$y_{ij} \mid \boldsymbol{b}_i \sim \text{Poisson}(\lambda_{ij}) \tag{9.1}$$

$$p(y_{ij} \mid \boldsymbol{b}_i) = \frac{(\lambda_{ij})^{y_{ij}}}{y_{ij}!} \exp(-\lambda_{ij}) \tag{9.2}$$

に従うことを仮定する．ここで，λ_{ij} は発作回数の期待値であり

$$\lambda_{ij} = E(y_{ij} \mid \boldsymbol{b}_i) \tag{9.3}$$

と表現される．ここでは，混合効果の Poisson 回帰モデルについて，「治療効果をどのように考えるか」という観点から，ベースライン期間，治療期間中の各観察期間毎に，個体間差 $\boldsymbol{b}_i$ を考慮した条件付き発作回数の期待値 λ_{ij} のモデル化を詳細に検討する．更に，そのいくつかの発展形のモデルを検討するとともに，それぞれの推定結果の比較検討を行う．

まず，ここでも，ベースライン時点の個体間差 $\boldsymbol{b}_{0i}$ だけを考慮に入れた基本モデル Model I を考えよう．実薬群，プラセボ群，それぞれの症例数は $n_1 = 28$, $n_2 = 31$ ($n_1 + n_2 = N = 59$) であり，治療開始後の測定回数は $T = 4$ である．

混合効果 Poisson 回帰モデル Model I:

Poisson 回帰モデルでは，正値をとる発作回数の期待値に対して，加法モデル（additive model）をベースにした線形モデルではなく，次の乗法モデル（multiplicative model）を仮定する：

$$E(y_{i0} \mid b_{0i}) \sim \begin{cases} b_{0i}\beta_0 \exp\{\boldsymbol{w}_i^t \boldsymbol{\xi}\} t_{ij}, & i = 1, \ldots, n_1 \ (\text{プラセボ群}) \\ b_{0i}\beta_0\beta_1 \exp\{\boldsymbol{w}_i^t \boldsymbol{\xi}\} t_{ij}, & i = n_1+1, \ldots, N \ (\text{Progabide 群}) \end{cases}$$

$$E(y_{ij} \mid b_{0i}) \sim \begin{cases} b_{0i}\beta_0\beta_{2j} \exp\{\boldsymbol{w}_i^t \boldsymbol{\xi}\} t_{ij}, & i = 1, \ldots, n_1 \ (\text{プラセボ群}) \\ b_{0i}\beta_0\beta_1\beta_{2j}\beta_{3j} \exp\{\boldsymbol{w}_i^t \boldsymbol{\xi}\} t_{ij}, & i = n_1+1, \ldots, N \\ & \hspace{2em} (\text{Progabide 群}) \end{cases}$$
$$j = 1, \ldots, 4$$

ここで，$\boldsymbol{w}_i^t = (w_{1i}, \ldots, w_{qi})$ は共変量ベクトルであり，パラメータの解釈は以下のとおり：

1) β_0：プラセボ群のベースライン期間の単位期間当たりの発作回数である発作率（rate of seizures）の全体の平均（共変量がない場合）
2) $b_{0i}\beta_0$：プラセボ群のベースライン期間の個体 i の発作率（共変量がない場合）
3) $b_{0i}(>0)$：ベースライン期間（y 切片）の個体 i の発作率の全体の平均から

のずれ，つまり，共変量では説明しきれない個体間変動（個体間差）を表現する変量効果

4) β_1：ベースライン期間におけるプラセボ群に対する Progabide 群の発作率の比（第3章参照のこと）

5) β_{2j}：プラセボ群の，ベースライン期間から治療期間中の観察期間 j への発作率の比（seizure rate ratio）

6) $\beta_{2j}\beta_{3j}$：Progabide 群の，ベースライン期間から治療期間中の観察期間 j への発作率の比

7) β_{3j}：治療期間中の観察期間 j におけるプラセボ群に対する **Progabide** 群の治療効果，つまり，「発作率の比の比（ratio of seizure rate ratio）」で，プラセボ群での「発作率の比」をどの程度「小さくできるか」を表現し，治療効果があれば **1.0** より小さいことが期待される

8) $\boldsymbol{\xi}$：共変量の回帰係数ベクトルで，$\boldsymbol{\xi} = (\xi_1,\ldots,\xi_q)^t$

9) t_{ij}：観察期間の長さ（ベースライン期間は8週間，治療開始後の観察期間はそれぞれ2週間）

である．さて，上記のモデルを，前章までの，個体間差に正規分布を仮定した線形モデルの枠組みの中で統一的に解説するために，発作回数の期待値の対数変換を考える．そうすると掛け算は対数変換後の足し算に変化するので，それに合わせて，次のようにパラメータの変換を行う．

$$\log b_{0i} \to b_{0i}, \quad (\log\beta_0, \log\beta_1, \log\beta_{2j}, \log\beta_{3j}) \to (\beta_0, \beta_1, \beta_{2j}, \beta_{3j})$$

そうすると，モデルは

$$\log E(y_{i0} \mid b_{0i}) \sim \begin{cases} b_{0i} + \beta_0 + \boldsymbol{w}_i^t\boldsymbol{\xi} + \log t_{ij}, \quad i = 1,\ldots,n_1 \text{（プラセボ群）} \\ b_{0i} + \beta_0 + \beta_1 + \boldsymbol{w}_i^t\boldsymbol{\xi} + \log t_{ij}, \\ \qquad\qquad i = n_1+1,\ldots,N \text{（Progabide 群）} \end{cases}$$

$$\log E(y_{ij} \mid b_{0i}) \sim \begin{cases} b_{0i} + \beta_0 + \beta_{2j} + \boldsymbol{w}_i^t\boldsymbol{\xi} + \log t_{ij}, \\ \qquad\qquad i = 1,\ldots,n_1 \text{（プラセボ群）} \\ b_{0i} + \beta_0 + \beta_1 + \beta_{2j} + \beta_{3j} + \boldsymbol{w}_i^t\boldsymbol{\xi} + \log t_{ij}, \\ \qquad\qquad i = n_1+1,\ldots,N \text{（Progabide 群）} \end{cases}$$

$$j = 1,\ldots,4$$

ここで，新しく変換されたパラメータについては，その意味が

1) β_0：プラセボ群のベースライン期間の単位期間当たりの発作回数である発作率の対数の全体の平均（$\boldsymbol{w}_i = \boldsymbol{0}$ の場合）
2) $b_{0i} + \beta_0$：プラセボ群のベースライン期間の個体 i の発作率の対数（$\boldsymbol{w}_i = \boldsymbol{0}$ の場合）
3) b_{0i}：ベースライン期間（y 切片）の個体 i の発作率の対数の全体の平均からの偏差，つまり，共変量では説明しきれない個体間変動（個体間差）を意味し，正規分布 $N(0, \sigma_{B0}^2)$ に従う観察されない変量効果
4) β_1：ベースライン期間におけるプラセボ群に対する Progabide 群の発作率の比の対数（第 3 章参照のこと）
5) β_{2j}：プラセボ群の，ベースライン期間から治療期間中の観察期間 j への発作率の比の対数
6) $\beta_{2j} + \beta_{3j}$：Progabide 群の，ベースライン期間から治療期間中の観察期間 j への発作率の比の対数
7) β_{3j}：治療期間中の観察期間 j におけるプラセボ群に対する **Progabide** 群の治療効果，つまり，発作率の比の比の対数で，プラセボ群での「発作率の比」をどの程度「小さくできるか」を表現し，治療効果があれば負であることが期待される

と再設定される．

そこで，第 7 章と同様に，次の二つの変数 x_{1i}, z_{kij} を定義しよう．

1) x_{1i} は治療群を表す変数で，Progabide 群であれば 1，プラセボ群であれば 0 の値をとる連続変数
2) z_{kij} は観察期間 k（≥ 1）を表すダミー変数で，観察期間を表すカテゴリー変数の第 1 カテゴリーを基準カテゴリーとして，観察期間が k であれば 1，それ以外は 0 の値をとる連続変数

そうすると，次に示すように一つの線形モデルで表現できる．

$$\log E(y_{ij} \mid b_{0i}) = \log t_{ij} + b_{0i} + \beta_0 + \beta_1 x_{1i} + \sum_{k=1}^{4} \beta_{2k} z_{kij}$$
$$+ \sum_{k=1}^{4} \beta_{3k} x_{1i} z_{kij} + \boldsymbol{w}_i^t \boldsymbol{\xi} \qquad (9.4)$$

$$j = 0, \ldots, 4; \quad \beta_{20} = 0, \quad \beta_{30} = 0$$

$$b_{0i} \sim N(0, \sigma_B^2)$$

ここでも，この混合効果モデルで重要な仮定の一つとして，「個体間差 b_{0i} が与えられた（条件付きの）下では，経時的繰り返し測定データ $(y_{i0}, \ldots, y_{i4})$ は独立である」ということに注意したい．

次に，ベースライン期間の個体間差 b_{0i} に加えて治療への反応の個体間差を考慮したモデルを考えよう．まずは，観察期間にかかわらず治療への反応が一定の個体間差を表現する変量効果 b_{1i} を考慮したモデル Model II の条件付き期待値は次に示すとおりである．

混合効果 Poisson 回帰モデル Model II:

$$\log E(y_{i0} \mid b_{0i}) \sim \begin{cases} \beta_0 + b_{0i} + \boldsymbol{w}_i^t \boldsymbol{\xi} + \log t_{ij}, & i = 1, \ldots, n_1 \text{（プラセボ群）} \\ \beta_0 + b_{0i} + \beta_1 + \boldsymbol{w}_i^t \boldsymbol{\xi} + \log t_{ij}, \\ & i = n_1 + 1, \ldots, N \text{（Progabide 群）} \end{cases}$$

$$\log E(y_{ij} \mid b_{0i}, b_{1i}) \sim \begin{cases} \beta_0 + b_{0i} + b_{1i} + \beta_{2j} + \boldsymbol{w}_i^t \boldsymbol{\xi} + \log t_{ij}, \\ \quad i = 1, \ldots, n_1 \text{（プラセボ群）} \\ \beta_0 + b_{0i} + b_{1i} + \beta_1 + \beta_{2j} + \beta_{3j} + \boldsymbol{w}_i^t \boldsymbol{\xi} + \log t_{ij}, \\ \quad i = n_1 + 1, \ldots, N \text{（Progabide 群）} \end{cases}$$

$$j = 1, \ldots, 4$$

このモデルでは，Model I 治療開始後に変量効果 b_{1i} が加わったモデルであり，他の変数，パラメータは Model I と同じである．この場合の混合効果モデルは以下のとおり：

$$\log E(y_{ij} \mid b_{0i}, b_{1i}) = \log t_{ij} + \beta_0 + b_{0i} + b_{1i} x_{2ij} + \beta_1 x_{1i} + \sum_{k=1}^{4} \beta_{2k} z_{kij}$$

$$+ \sum_{k=1}^{4} \beta_{3k} x_{1i} z_{kij} + \boldsymbol{w}_i^t \boldsymbol{\xi} \qquad (9.5)$$

$$j = 0, 1, 2, 3, 4; \quad \beta_{20} = 0, \quad \beta_{30} = 0$$

$$\boldsymbol{b}_i = (b_{0i}, b_{1i}) \sim N(\boldsymbol{0}, \boldsymbol{\Phi})$$

$$\boldsymbol{\Phi} = \begin{pmatrix} \sigma_{B0}^2 & \rho_B \sigma_{B0} \sigma_{B1} \\ \rho_B \sigma_{B0} \sigma_{B1} & \sigma_{B1}^2 \end{pmatrix}$$

ここで,

1) x_{2ij} はベースライン時点か治療開始後の観察期間かを表す指示変数で,ベースライン期間であれば 0,治療期間であれば 1 の値をとる連続変数である.次に,反応の個体間差も観察期間毎に変化する変量効果 b_{1ij} を考慮した混合効果モデル Model III は(条件付き確率に関する解説は省略)次に示すとおりである.

混合効果 Poisson 回帰モデル Model III:

$$\log E(y_{ij} \mid \boldsymbol{b}_i) = \log t_{ij} + \beta_0 + b_{0i} + \beta_1 x_{1i} + \sum_{k=1}^{4}(\beta_{2k} + b_{1ik})z_{kij}$$
$$+ \sum_{k=1}^{4} \beta_{3k} x_{1i} z_{kij} + \boldsymbol{w}_i^t \boldsymbol{\xi} \quad (9.6)$$
$$j = 0, 1, \ldots, 4; \quad \beta_{20} = 0, \quad \beta_{30} = 0$$
$$\boldsymbol{b}_i = (b_{0i}, b_{1i1}, \ldots, b_{1i4}) \sim N(\boldsymbol{0}, \boldsymbol{\Phi})$$

これらのモデルでは,「治療群 × 時点」の交互作用項 β_{3j} ($j=1,\ldots,4$) が観察期間 j における Progabide 群(group 2)のプラセボ群(group 1)に対する治療効果(effect size)を表す発作率の比の比の ratio の対数であるので,治療効果は発作率の比の比

$$\tau_{21}^{(j)} = \exp(\beta_{3j}), \quad j = 1, \ldots, 4 \quad (9.7)$$

となる.ところで,これまでは,プラセボ群に対する相対的な治療効果に注目していたが,各治療法が,評価期間においてエンドポイント(発作率)をどの程度下げ(上げ)るのか,ということを推定しておくことも各治療群のプロファイル(効能)として重要な情報となる.プラセボ群,Progabide 群,それぞれ,ベースライン期間に対する各観察期間毎の発作率の比として

$$\text{プラセボ群} = \exp(\beta_{2j}), \quad j = 1, \ldots, 4 \quad (9.8)$$
$$\text{Progabide 群} = \exp(\beta_{2j} + \beta_{3j}), \quad j = 1, \ldots, 4 \quad (9.9)$$

として推定できる．

さて，次ページの囲みの中に，Model I と Model II を SAS の Proc glimmix で実行するプログラムと出力例を載せる．Model II では，変量効果間の相関を考慮したモデル（$\rho_B \neq 0$）と独立（$\rho_B = 0$）を仮定した 2 種類のモデルを適用する．前章でも解説しているが，SAS プログラムの主要な留意点は以下のとおりである：

1) 変数 x_{1i} は treatment（連続変数）である
2) 変数 x_{2ij} を意味する連続変数 post を作成する
3) ダミー変数群 $\{z_{1ij}, \ldots, z_{4ij}\}$ に対応するのはカテゴリー変数 visit である
4) 3.3 節で解説したように，class 文のところで /ref=first と設定する
5) proc glimmix では data=epilong とファイル名を指定し，その後で積分の評価の方法を指定する．ここでは，method=quad (qpoints=20) と指定する．この方法は適応型 Gauss–Hermite 求積法と呼ばれ，qpoints=20 は積分評価のためのノード数を 20 に設定している（方法の詳細は B.3 節を参照してほしい）．SAS のデフォルト（method を指定しない場合）では他のあまり精度の良くない方法が指定されてしまうので注意が必要である．
6) Poisson 回帰モデルであるので，model 文の指定のところで「/d=poisson」と指定する．また，観察期間の対数 $\log(t_{ij})$ をモデルの中に offset として入れる（説明変数ではない）必要があるので，観察期間の対数を表す変数 logt を作成し，

    if visit=0 then logt=log(8); else logt=log(2);

    model 文の中に「/ offset=logt 」と設定する
7) Model II の変量効果の指定は変量効果間の相関を考慮したモデル（$\rho_B \neq 0$）では

    random intercept post / type=un subject=id g gcorr ;

    変量効果間は独立（$\rho_B = 0$）を仮定したモデルでは

    random intercept post / type=simple subject=id g gcorr ;

    と random 文の後で type=un, type=simple（これは省略できる）と指定する
8) Progabide 群の治療開始後 8 週目における発作回数改善の発作率の比（rate ratio）の推定値とその信頼区間を推定するために，式 (7.8) の類似の線形

9.1 治療効果が時点によって変化する RM モデル

対比を参考にして最初の値を最後に持ってくるように，順番を入れ替えて

 estimate 'Progabide at 8w ' visit 0 0 0 1 -1
          treatment*visit 0 0 0 1 -1

と設定する

SAS プログラム：データ入力 と Model I and II

```
data epilong ;
  infile 'c:\book\RepeatedMeasure\epilepsy_long.txt' missover;
  input no   subject treatment   visit seizure age;
  if visit=0 then post=0; else post=1;
  if visit=0 then logt=log(8); else logt=log(2);

 proc glmmix data=epilong method=quad (qpoints=20);
  class subject visit/ref=first  ;
  model seizure  =  age treatment   visit treatment*visit
                            / d=poi link=log offset=logt s cl ;
 /* Model I  */
  random intercept / subject= subject g gcorr ;
 /* Model II, 相関考慮 */
   random intercept post / type=un subject= subject g gcorr ;
 /* Model II, 独立性仮定*/
   random intercept post / type=simple subject= subject g gcorr ;
   estimate 'Progabide at 8w' visit 0 0 0 1 -1
                     treatment*visit 0 0 0 1 -1
                           /divisor=1   cl   alpha=0.05;
run;
```

モデルの適合度の指標である AIC の値を列挙してみると，Model I (AIC=2031.88)，変量効果間の独立性を仮定した Model II (AIC=1861.92)，相関を考慮した Model II (AIC=1862.45) となり，変量効果間の独立性を仮定した Model II が適合度が最も良いことがわかる．下の囲みには，Model I の結果と独立性を仮定した Model II の結果の一部を示す．

Model I の解析結果から，変量効果の分散は，

$$\hat{\sigma}_{B0}^2 = 0.5999 \ (s.e. = 0.1153)$$

と推定された．実は，ベースラインデータの個体間差だけを考慮した Model I から推定されるプラセボ群，Progabide 群，それぞれの，ベースライン期間に対する各観察期間毎の発作率の比（rate ratio）の推定値（式 (9.8) と式 (9.9)）は図

9.5 に示す単純な推定値と一致する（12.4 節参照）．もちろん，治療効果も同様で，この点は前章のロジスティック回帰モデルとは異なることに注意したい．

SAS 出力例: Model I

適合度統計量
-2 対数尤度 2007.88
AIC（小さいほどよい）2031.88

共分散パラメータの推定
共分散パラメータ サブジェクト 推定値 標準誤差
Intercept subject 0.5999 0.1153

固定効果の解
効果 visit 推定値 標準誤差 自由度 t 値 Pr > |t| アルファ 下限値 上限値
Intercept   1.4803 0.5045 56 2.93 0.0048 0.05 0.4698 2.4909
age   -0.01543 0.01659 228 -0.93 0.3534 0.05 -0.04812 0.01726
treatment   -0.04395 0.2103 228 -0.21 0.8347 0.05 -0.4584 0.3705
visit 1 0.1954 0.07055 228 2.77 0.0061 0.05 0.05637 0.3344
visit 2 0.07378 0.07396 228 1.00 0.3195 0.05 -0.07195 0.2195
visit 3 0.1324 0.07228 228 1.83 0.0684 0.05 -0.01005 0.2748
visit 4 0.03420 0.07513 228 0.46 0.6494 0.05 -0.1138 0.1822
visit 0 0 . . . .
treatment*visit 1 -0.1131 0.09878 228 -1.15 0.2533 0.05 -0.3078 0.08149
treatment*visit 2 -0.01053 0.1016 228 -0.10 0.9176 0.05 -0.2107 0.1897
treatment*visit 3 -0.1042 0.1011 228 -1.03 0.3036 0.05 -0.3034 0.09492
treatment*visit 4 -0.1979 0.1071 228 -1.85 0.0659 0.05 -0.4090 0.01313
treatment*visit 0 0 . . . .

推定値
ラベル 推定値 標準誤差 自由度 t 値 Pr > |t| アルファ 下限値 上限値
Progabide at 8w -0.1637 0.07634 228 -2.14 0.0331 0.05 -0.3141 -0.01329

SAS 出力例: Model II ($\rho_B = 0$)

適合度統計量
-2 対数尤度 1835.92
AIC（小さいほどよい）1861.92

共分散パラメータの推定
共分散パラメータ サブジェクト 推定値 標準誤差
Intercept subject 0.5004 0.09985
post   subject 0.2415 0.06191

固定効果の解

9.1 治療効果が時点によって変化する RM モデル

```
効果 visit 推定値 標準誤差 自由度 t 値 Pr > |t| アルファ 下限値 上限値
Intercept     1.6894 0.4686  56  3.61 0.0007 0.05  0.7507  2.6281
age          -0.02144 0.01542 171 -1.39 0.1663 0.05 -0.05188 0.009005
treatment    0.02059 0.1942 171  0.11 0.9157 0.05 -0.3628  0.4039
visit 1      0.1028 0.1220 171  0.84 0.4006 0.05 -0.1381  0.3438
visit 2     -0.02078 0.1241 171 -0.17 0.8672 0.05 -0.2657  0.2242
visit 3      0.04036 0.1230 171  0.33 0.7433 0.05 -0.2025  0.2832
visit 4     -0.05572 0.1247 171 -0.45 0.6556 0.05 -0.3019  0.1904
visit 0      0 . . . . . . .
treatment*visit 1 -0.3278 0.1705 171 -1.92 0.0562 0.05 -0.6644 0.008796
treatment*visit 2 -0.2216 0.1722 171 -1.29 0.1999 0.05 -0.5614 0.1183
treatment*visit 3 -0.3198 0.1719 171 -1.86 0.0645 0.05 -0.6590 0.01947
treatment*visit 4 -0.4168 0.1755 171 -2.38 0.0186 0.05 -0.7631 -0.07040
treatment*visit 0 0 . . . . . . .

推定値
ラベル 推定値 標準誤差 自由度 t 値 Pr > |t| アルファ 下限値 上限値
new treatment -0.4725 0.1241 171 -3.81 0.0002 0.05 -0.7174 -0.2276
```

Model II の推定結果から式 (9.8), (9.9) を利用して，プラセボ群，Progabide 群毎に，発作率のベースライン時点に対する比（rate ratio）の反応プロファイルを図 9.6 に示した．解析結果の解釈は次のとおりである．

1) 変量効果の分散は，

$$\hat{\sigma}^2_{B0} = 0.5004\ (s.e. = 0.09985),\quad \hat{\sigma}^2_{B1} = 0.2415\ (s.e. = 0.0619)$$

と推定された．

2) プラセボ群における「ベースライン期間に対する投与後 8 週目（正確には 7〜8 週）の発作率の比は，$0.946\ (95\%CI : 0.739, 1.209)$ と推定され，5.4% の減少にとどまった．

3) 一方，Progabide 群での発作率の比は，estimate 文の結果を利用した結果を読み取り，$0.623\ (95\%CI : 0.488, 0.796)$ と推定され，37.7% の減少となった．

4) したがって，8 週目の治療効果は両者の比 $0.623/0.946 = 0.66$ であり，それは，出力結果の「treatment*visit 4」のところを読んで式 (9.7) より 0.66 $(95\%CI : 0.47, 0.93)$ と推定される．

5) つまり，治療によって，約 34% の発作率の減少が推定された．

表 9.2 には Model I と Model II ($\rho_B = 0$) による時点毎の治療効果の大きさ（発

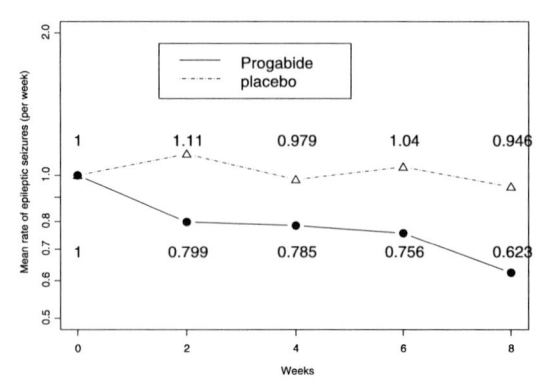

図 9.6 Model II によって推定された，Progabide 群，プラセボ群別，発作率のベースライン期間に対する比の反応プロファイル（y 軸は対数目盛）

表 9.2 観察期間の治療効果である「発作率の比の比」（ratio of rate ratio）に関する 2 種類の混合効果ロジスティック回帰モデルでの推定結果の比較

weeks	Model I (AIC=2031.88)		Model II ($\rho_B = 0$ AIC=1861.92)	
	推定値（95%CI）	両側 p 値	推定値（95%CI）	両側 p 値
2	0.89 (0.74, 1.08)	0.253	0.72 (0.51, 1.01)	0.056
4	0.99 (0.81, 1.21)	0.918	0.80 (0.57, 1.13)	0.200
6	0.90 (0.74, 1.10)	0.304	0.73 (0.52, 1.02)	0.065
8	0.82 (0.66, 1.01)	0.066	0.66 (0.47, 0.93)	0.019

作率の比の比）を示した．

9.2 治療期間中の治療効果一定を仮定する RM モデル

これまでの RM モデルは治療期間中の治療効果は観察期間によって変化すると考えて β_{3j} で表現したモデルである．しかし，実際の臨床試験では，治療効果を評価する期間を事前に定め，その期間は治療効果一定と考えることが多い．そこで，ここでは，治療期間を事前に定めた期間と考えて，その治療期間中は治療効果一定 β_3 と仮定した RM モデルを考える．その際，ベースライン期間の個体間差だけを考慮した Model IV と治療への反応にも，治療期間で共通の個体間差があると考えた Model V が代表的なモデルである．この Model IV と Model V は，実際の臨床試験の試験デザインを考える上で極めて重要である（第 12 章参照）．

9.2 治療期間中の治療効果一定を仮定する RM モデル

混合効果 Poisson 回帰モデル Model IV:

$$\log E(y_{i0} \mid b_{0i}) \sim \begin{cases} b_{0i} + \beta_0 + \boldsymbol{w}_i^t \boldsymbol{\xi} + \log t_{ij}, & i = 1, \ldots, n_1 \text{ (プラセボ群)} \\ b_{0i} + \beta_0 + \beta_1 + \boldsymbol{w}_i^t \boldsymbol{\xi} + \log t_{ij}, \\ & i = n_1 + 1, \ldots, N \text{ (Progabide 群)} \end{cases}$$

$$\log E(y_{ij} \mid b_{0i}) \sim \begin{cases} b_{0i} + \beta_0 + \beta_2 + \boldsymbol{w}_i^t \boldsymbol{\xi} + \log t_{ij}, & i = 1, \ldots, n_1 \text{ (プラセボ群)} \\ b_{0i} + \beta_0 + \beta_1 + \beta_2 + \beta_3 + \boldsymbol{w}_i^t \boldsymbol{\xi} + \log t_{ij}, \\ & i = n_1 + 1, \ldots, N \text{ (Progabide 群)} \\ j = 1, \ldots, 4 \end{cases}$$

すなわち

$$\log E(y_{ij} \mid b_{0i}) = \log t_{ij} + b_{0i} + \beta_0 + \beta_1 x_{1i} + \beta_2 x_{2ij}$$
$$+ \beta_3 x_{1i} x_{2ij} + \boldsymbol{w}_i^t \boldsymbol{\xi} \quad (9.10)$$
$$b_{0i} \sim N(0, \sigma_{B0}^2)$$

ここで,
1) β_2:プラセボ群の,ベースライン期間からの治療期間中への,一定と仮定した発作率の比の対数
2) $\beta_2 + \beta_3$:Progabide 群の,ベースライン期間から治療期間中への,一定と仮定した発作率の比の対数
3) β_3:プラセボ群に対する Progabide 群の治療期間は一定と仮定した治療効果(交互作用)で「発作率の比の比」の対数

を意味している.

混合効果 Poisson 回帰モデル Model V:

$$\log E(y_{i0} = 1 \mid b_{0i}) \sim \begin{cases} b_{0i} + \beta_0 + \boldsymbol{w}_i^t \boldsymbol{\xi} + \log t_{ij}, & i = 1, \ldots, n_1 \text{ (プラセボ群)} \\ \beta_0 + b_{0i} + \beta_1 + \boldsymbol{w}_i^t \boldsymbol{\xi} + \log t_{ij}, \\ & i = n_1 + 1, \ldots, N \text{ (Progabide 群)} \end{cases}$$

$$\log E(y_{ij} \mid b_{0i}, b_{1i}) \sim \begin{cases} b_{0i} + \beta_0 + b_{1i} + \beta_2 + \boldsymbol{w}_i^t \boldsymbol{\xi} + \log t_{ij}, \\ \qquad i = 1, \ldots, n_1 \text{ (プラセボ群)} \\ b_{0i} + \beta_0 + b_{1i} + \beta_1 + \beta_2 + \beta_3 + \boldsymbol{w}_i^t \boldsymbol{\xi} + \log t_{ij}, \\ \qquad i = n_1 + 1, \ldots, N \text{ (Progabide 群)} \\ j = 1, \ldots, 4 \end{cases}$$

すなわち

$$\log E(y_{ij} \mid b_{0i}, b_{1i}) = \log t_{ij} + b_{0i} + \beta_0 + \beta_1 x_{1i} + (\beta_2 + b_{1i}) x_{2ij} \\ + \beta_3 x_{1i} x_{2ij} + \boldsymbol{w}_i^t \boldsymbol{\xi} \qquad (9.11)$$

$$\boldsymbol{b}_i = (b_{0i}, b_{1i}) \sim N(0, \Phi)$$

SAS の glimmix を利用して Model IV, V ($\rho_B \neq 0$), V ($\rho_B = 0$) の三つを適用してみよう．モデルの適合度の指標である AIC の値を列挙してみると，Model IV (AIC=2032.29)，変量効果間の独立性を仮定した Model V (AIC=1862.31)，相関を考慮した Model V (AIC=1862.85) となり，ここでも変量効果間の独立性を仮定した Model V が適合度が最も良い．

次ページの囲みの中に，SAS の glimmix を利用して Model IV, V ($\rho_B = 0$) の二つ，を適用した結果を示す．

Model V に基づく治療期間全体の平均的な治療効果の推定値は treatment*post の推定値を読み取り，その指数をとり 0.73 (95%$CI : 0.54, 0.99$) と推定された．つまり，治療期間全体ではプラセボに対して，Progabide 群は 27% の発作率の減少が推定された．なお，表 9.3 に 2 種類のモデルによる治療効果の比較を示したが，AIC の値から判断すると最適なモデルは Model V ($\rho_B = 0$) が選ばれる．

表 9.3 治療期間全体での平均的な治療効果に関する 3 種類の混合効果 Poisson 回帰モデルでの推定結果（ratio of rate ratio）の比較

Model	SAS glimmix		
	推定値 (95%CI)	両側 p 値	AIC
IV	0.90 (0.79, 1.02)	0.1123	2020.29
V ($\rho_B = 0$)	0.73 (0.54, 0.99)	0.0455	1862.31
V ($\rho_B \neq 0$)	0.74 (0.55, 0.99)	0.0461	1862.85

9.2 治療期間中の治療効果一定を仮定する RM モデル

SAS プログラム：Model IV and V

⟨Model IV⟩
```
proc glimmix data=epilong method=quad (qpoints=20);
   class subject visit/ref=first  ;
   model seizure  =  age treatment  post treatment*post
                                 / d=poi link=log offset=logt s cl ;
   random intercept / subject= subject g gcorr ;
```
⟨Model V⟩
```
proc glimmix data=epilong method=quad (qpoints=20);
   class subject visit/ref=first  ;
   model seizure  =  age treatment  post treatment*post
                                 / d=poi link=log offset=logt s cl ;
 /* 相関考慮 */
   random intercept post / type=un subject= subject g gcorr ;
 /* 独立性仮定*/
   random intercept post / type=simple subject= subject g gcorr ;
run ;
```

SAS 出力例: Model IV and V ($\rho_B = 0$)

⟨Model IV⟩
適合度統計量
-2 対数尤度 2020.29
AIC (小さいほどよい) 2032.29

共分散パラメータの推定
共分散パラメータ サブジェクト 推定値 標準誤差
Intercept subject 0.5999 0.1153

固定効果の解
効果 推定値 標準誤差 自由度 t 値 Pr > |t| アルファ 下限値 上限値
Intercept   1.4803 0.5045 56 2.93 0.0048 0.05 0.4698 2.4908
age   -0.01543 0.01659 234 -0.93 0.3533 0.05 -0.04811 0.01726
treatment -0.04394 0.2103 234 -0.21 0.8347 0.05 -0.4583 0.3704
post   0.1108 0.04689 234 2.36 0.0189 0.05 0.01842 0.2032
treatment*post -0.1037 0.06505 234 -1.59 0.1123 0.05 -0.2318 0.02449

⟨Model V ($\rho_B = 0$)⟩
適合度統計量
-2 対数尤度 1848.31
AIC (小さいほどよい) 1862.31

共分散パラメータの推定
共分散パラメータ サブジェクト 推定値 標準誤差
Intercept subject 0.5014 0.1002

```
post          subject 0.2415 0.06192
```

固定効果の解
```
効果 推定値 標準誤差 自由度 t 値 Pr > |t| アルファ 下限値 上限値
Intercept      1.6296 0.4691  56  3.47 0.0010 0.05  0.6899  2.5694
age           -0.01953 0.01543 177 -1.27 0.2075 0.05 -0.04998 0.01093
treatment      0.02713 0.1944 177  0.14 0.8892 0.05 -0.3565  0.4108
post           0.01198 0.1101 177  0.11 0.9135 0.05 -0.2053  0.2293
treatment*post -0.3087 0.1533 177 -2.01 0.0455 0.05 -0.6113 -0.00620
```

9.3 ベースライン調整の ANCOVA 型モデル

ここでは，ベースラインデータ y_{i0} に関するモデル化をやめ，ベースラインデータを他の共変量の一つとして調整する ANCOVA 型の混合効果モデル（式 (4.15) 参照）を考える．なお，ここで使用するデータファイルは表 9.1 からベースライン期間のレコードを削除し，発作回数 seizure のベースラインデータを新たに変数 base として加えたもので，表 9.4 に示す．

さて，前節の紹介したモデルのうち，ベースラインデータの個体間差だけを考慮したモデルを除いた，Model II, III, V が適用可能なモデルとなる．それらは

表 9.4 表 9.1 のデータファイルからベースライン期間の発作回数 seizure のレコードを削除し，発作回数のベースラインデータを新たに変数 base として加えたデータファイル（一部）

No.	subject	treatment	visit	seizure	age	base
1	1	0	1	5	31	11
2	1	0	2	3	31	11
3	1	0	3	3	31	11
4	1	0	4	3	31	11
5	2	0	1	3	30	11
6	2	0	2	5	30	11
7	2	0	3	3	30	11
8	2	0	4	3	30	11
9	3	0	1	2	25	6
10	3	0	2	4	25	6
11	3	0	3	0	25	6
12	3	0	4	5	25	6
13	4	0	1	4	36	8
14	4	0	2	4	36	8
15	4	0	3	1	36	8
16	4	0	4	4	36	8

以下のように記述できる.

混合効果 Poisson 回帰モデル Model IIB:

Model II では，ベースライン時点の個体間差 b_{0i} と治療期間の個体間差 b_{1i} の両方が含まれていたが，ここでは，その両方を含む形の個体間差を $b_{i(Ancova)}$ で表現する．

$$\log E(y_{ij} \mid b_{i(Ancova)}) \sim \begin{cases} b_{i(Ancova)} + \beta_0 + \beta_{2j} + \theta y_{i0} + \boldsymbol{w}_i^t \boldsymbol{\xi} + \log t_{ij}, \\ \qquad\qquad\qquad i = 1,\ldots,n_1 \text{ (プラセボ群)} \\ b_{i(Ancova)} + \beta_0 + \beta_1 + \beta_{2j} + \beta_{3j} + \theta y_{i0} + \boldsymbol{w}_i^t \boldsymbol{\xi} \\ \qquad + \log t_{ij}, \quad i = n_1+1,\ldots,N \text{ (Progabide 群)} \end{cases}$$

$$j = 1,\ldots,4,$$
$$\beta_{21} = \beta_{31} = 0 \text{ (第 1 カテゴリーは 0)}$$

ここで，
1) β_0：プラセボ群の定数項
2) $\beta_0 + \beta_1$：Progabide 群の定数項
3) $b_{i(Ancova)}$：治療期間全体での個体 i の発作率の個体間変動（個体間差）を意味し，正規分布 $N(0, \sigma_{B(Ancova)}^2)$ に従う観察されない変量効果 (random-effects)．ここに RM モデルとの関連で $\sigma_{B(Ancova)}^2 = \sigma_{B0}^2 + \sigma_{B1}^2 + 2\rho_B \sigma_{B0} \sigma_{B1}$ となる．
4) θ：ベースラインデータの回帰係数
5) $\beta_0 + \beta_{2j} + \theta y_{i0}$：プラセボ群の治療期間 j での平均発作率の対数（共変量がない場合）
6) $\beta_0 + \beta_1 + \beta_{2j} + \beta_{3j} + \theta y_{i0}$：Progabide 群の，治療期間 j での平均発作率の対数（共変量がない場合）
7) $\beta_1 + \beta_{3j}$：観察期間 j におけるプラセボ群に対する Progabide 群の治療効果，つまり，「平均発作率の対数の差（平均発作率の比の対数）」で，プラセボ群での「平均発作率」をどの程度「小さくできるか」を表現し，治療効果があれば負であることが期待される．RCT であれば RM モデルの治療効果 $\boldsymbol{\beta_{3j}}$ に一致する．

となる．他は Model II と同様である．そうすると，Model IIB は次の混合効果

Poisson 回帰モデルで表現できる.

$$\log E(y_{ij} \mid b_{i(Ancova)}) = \log t_{ij} + \beta_0 + b_{i(Ancova)} + \theta y_{i0} + \beta_1 x_{1i} + \sum_{k=2}^{4} \beta_{2k} z_{kij}$$
$$+ \sum_{k=2}^{4} \beta_{3k} x_{1i} z_{kij} + \boldsymbol{w}_i^t \boldsymbol{\xi} \qquad (9.12)$$
$$j = 1, \ldots, 4; \quad \beta_{21} = 0, \quad \beta_{31} = 0$$
$$b_{i(Ancova)} \sim N(0, \sigma_{B(Ancova)}^2)$$

反応の個体間差が期間で変化する変量効果 $\boldsymbol{b}_i = (b_{i1(Ancova)}, \ldots, b_{i4(Ancova)})^t$ を考慮した.Model IIIB も同様に次のように表現できる.

混合効果 Poisson 回帰モデル Model IIIB:

$$\log E(y_{ij} \mid \boldsymbol{b}_{i(Ancova)}) = \log t_{ij} + \beta_0 + b_{1i} + \theta y_{i0} + \beta_1 x_{1i} \qquad (9.13)$$
$$+ \sum_{k=2}^{4} (\beta_{2k} + b_{1ik}) z_{kij} + \sum_{k=2}^{4} \beta_{3k} x_{1i} z_{kij} + \boldsymbol{w}_i^t \boldsymbol{\xi}$$
$$j = 1, \ldots, 4; \quad \beta_{21} = 0, \quad \beta_{31} = 0$$
$$\boldsymbol{b}_{i(Ancova)} \sim N(\boldsymbol{0}, \boldsymbol{\Phi})$$

Model IIB と Model IIIB において,Progabide 群 ($x_{1i} = 1$) のプラセボ群 ($x_{1i} = 0$) に対する観察時点 j における治療効果は

$$\tau_{21}^{(j)} = \exp(\beta_1 + \beta_{3j}) \qquad (9.14)$$

であるので,その線形対比は,式 (8.18) などを参考にして,例えば,8 週目 ($j = 4$) での治療効果に興味がある場合は

$$\tau_{21}^{(4)} = \exp(\beta_1 + \beta_{34}) = \exp(\beta_1 + (\beta_{34} - \beta_{31}))$$
$$= \exp\{(1)\beta_1 + (0,0,0,1)(\beta_{31}, \beta_{32}, \beta_{33}, \beta_{34})^t\} \qquad (9.15)$$

と表現できる.

さて,次は治療期間中(事前に定めた治療期間)の治療効果は一定と仮定し,治療期間中の個体間差も一定を仮定する Model VB を考えよう.その際,$\beta_{2j} = 0$ ($j = 1, 2, 3, 4$) であり,治療効果は $\beta_1 + \beta_{3j} = \beta_1 + \beta_3$ となるので,それを β_3 と置く.

9.3 ベースライン調整の ANCOVA 型モデル

混合効果 Poisson 回帰モデル Model VB:

$$\log E(y_{ij} \mid b_{i(Ancova)}) = \log t_{ij} + \beta_0 + b_{i(Ancova)} + \theta y_{i0} + \beta_3 x_{1i} + \boldsymbol{w}_i^t \boldsymbol{\xi}$$

$$j = 1, \ldots, 4, \quad b_{1i} \sim N(0, \sigma^2_{B(Ancova)}) \tag{9.16}$$

さて，これらのモデルを適用してみよう．下の囲みの中には Model IIB と Model VB を SAS を利用して適用した結果（プログラムの例と出力結果）を示す．各測定時点毎の治療効果を推定するための estimate 文を式 (9.15) に基づいて，作成する．

SAS プログラム：データ入力と Model IIB, VB

```
data epilongB ;
  infile 'c:\book\RepeatedMeasure\epilepsyB_long.txt' missover;
  input no  subject treatment  visit seizure age base;
  logt=log(2);
  logbase=log(base/8);

〈Model IIB〉
proc glimmix data=epilongB method=quad (qpoints=20);
   class subject visit/ref=first  ;
   model seizure  =  logbase  age treatment   visit treatment*visit
                                 / d=poisson link=log offset=logt s cl ;
   random intercept /  subject= subject g gcorr ;
   estimate 'treatment at 2w'
       treatment 1  treatment*visit  0 0 0 1 /divisor=1 cl alpha=0.05;
   estimate 'treatment at 4w'
       treatment 1  treatment*visit  1 0 0 0 /divisor=1 cl alpha=0.05;
   estimate 'treatment at 6w'
       treatment 1  treatment*visit  0 1 0 0 /divisor=1 cl alpha=0.05;
   estimate 'treatment at 8w'
       treatment 1  treatment*visit  0 0 1 0 /divisor=1 cl alpha=0.05;
run ;

〈Model VB〉
proc glimmix data=epilongB method=quad (qpoints=20);
   class subject visit  ;
   model seizure  =  logbase age   treatment
                    / d=poisson link=log offset=logt s cl ;
   random intercept /  subject= subject g gcorr ;
run ;
```

観察期間毎での Model II の治療効果（seizure rate ratio の比）と Model IIB の治療効果（seizure rate ratio）の推定結果の比較を表 9.5 に示した．このデータでは，信頼区間を含めた推定値にはほとんど差がないが，ベースライン調整の ANCOVA 型モデルの推定値の p 値がわずかに小さい．

表 9.5 観察期間毎での Model II の治療効果（seizure rate ratio の比）と Model IIB の治療効果（seizure rate ratio）の推定結果の比較

	Model II			Model IIB		
weeks	推定値 (95%CI)		両側 p 値	推定値 (95%CI)		両側 p 値
2	0.72 (0.51, 1.01)		0.056	0.72 (0.52, 1.00)		0.052
4	0.80 (0.57, 1.13)		0.200	0.80 (0.57, 1.01)		0.184
6	0.73 (0.52, 1.02)		0.065	0.73 (0.52, 1.01)		0.061
8	0.66 (0.47, 0.93)		0.019	0.66 (0.47, 0.93)		0.018

表 9.6 治療期間全体での平均的な治療効果に関する 2 種類の混合効果 Poisson 回帰モデル V ($\rho_B = 0$), VB での推定結果 (ratio of rate ratio) の比較

	SAS glimmix		
Model	推定値 (95%CI)	両側 p 値	AIC
V ($\rho_B = 0$)	0.73 (0.54, 0.99)	0.0455	1862.31
VB	0.73 (0.54, 0.99)	0.0356	1352.44

```
             SAS 出力例: Model IIB
適合度統計量
-2 対数尤度 1330.02
AIC (小さいほどよい) 1352.02

共分散パラメータの推定
共分散パラメータ サブジェクト 推定値 標準誤差
Intercept subject   0.2694 0.06202

固定効果の解
効果 visit 推定値 標準誤差 自由度 t 値 Pr > |t| アルファ 下限値 上限値
Intercept    -0.2178 0.4069 56 -0.54 0.5946 0.05 -1.0330 0.5974
logbase    1.0253 0.1016 170 10.09 <.0001 0.05 0.8248 1.2258
age   0.01072 0.01222 170  0.88 0.3815 0.05 -0.01340 0.03484
treatment    -0.3297 0.1685 170 -1.96 0.0520 0.05 -0.6623 0.002955
visit 2 -0.1216 0.09015 170 -1.35 0.1792 0.05 -0.2996 0.05636
visit 3 -0.06302 0.08878 170 -0.71 0.4787 0.05 -0.2383 0.1122
visit 4 -0.1612 0.09111 170 -1.77 0.0787 0.05 -0.3410 0.01868
visit 1 0 . . . . . . . .
```

```
treatment*visit 2  0.1026   0.1254 170  0.82 0.4142 0.05 -0.1449 0.3501
treatment*visit 3  0.008962 0.1249 170  0.07 0.9429 0.05 -0.2377 0.2556
treatment*visit 4 -0.08478  0.1299 170 -0.65 0.5148 0.05 -0.3412 0.1716
treatment*visit 1  0       .      .    .    .      .    .       .

推定値
ラベル 推定値 標準誤差 自由度 t 値 Pr > |t| アルファ 下限値 上限値
treatment at 2w -0.3297 0.1685 170 -1.96 0.0520 0.05 -0.6623 0.002955
treatment at 4w -0.2271 0.1702 170 -1.33 0.1839 0.05 -0.5630 0.1089
treatment at 6w -0.3207 0.1699 170 -1.89 0.0607 0.05 -0.6560 0.01458
treatment at 8w -0.4145 0.1735 170 -2.39 0.0180 0.05 -0.7570 -0.07193
```

```
                         SAS 出力例: Model VB
適合度統計量
-2 対数尤度 1342.44
AIC (小さいほどよい) 1352.44

共分散パラメータの推定
共分散パラメータ サブジェクト 推定値 標準誤差
Intercept subject 0.2694 0.06202

固定効果の解
効果 推定値 標準誤差 自由度 t 値 Pr > |t| アルファ 下限値 上限値
Intercept  -0.3024 0.4035  56 -0.75 0.4567 0.05 -1.1107  0.5059
logbase     1.0253 0.1016 176 10.09 <.0001 0.05  0.8249  1.2258
age         0.01072 0.01222 176 0.88 0.3815 0.05 -0.01339 0.03483
treatment  -0.3202 0.1512 176 -2.12 0.0356 0.05 -0.6187 -0.02176
```

次に，Model VB については，Model V との比較の形で結果を表 9.6 に示した．RM モデルと比べるとベースライン調整の ANCOVA 型モデルの治療効果の p 値がわずかに小さい．

9.4 ま と め

本章で解析した抗てんかん薬の RCT のデータでは，ベースライン期間の個体間差に加えて治療への反応の個体間差を考慮したモデル Model II と Model V の適合度が良かった．また，ベースライン調整をしたモデルの方がここでも若干 p 値は小さくなる傾向が見られた．Poisson 回帰モデルにおいても，ここで適用例

に使用したデータでは適合度が必ずしも良くなかったが，Model IV は，Model V とともに実際の臨床試験の試験デザインを考える上で重要な役割を果たす（第 12 章参照）．

10

混合効果モデルへのベイジアンアプローチ

　前章まで解説してきた混合効果モデルでは，繰り返しが可能な実験・試験から得られるデータ $(y_1,\ldots,y_N)$ の**頻度分布**（frequency distribution）に対して，定数である未知母数 θ を含む確率分布 $f(y\mid\theta)$ を想定した統計モデルを考える**頻度論者**（frequentist）のアプローチであった．一方，ここで紹介するベイジアン（Bayesian）のアプローチでは，未知母数 θ にも不確実性があり，それを確率変数で表現する統計モデルである．無作為化比較試験（RCT, randomized controlled trials）におけるベイジアン推測（Bayesian inference）の基本的な考え方は次の三つに集約される：

1) 試験を実施する前の，その治療の「効果の大きさ θ」が異なった値をとり得る可能性に関する，ある合理的な見解，すなわち，**事前分布**（prior distribution）$p(\theta)$
2) 実施された試験から得られたデータだけに基づいて，その治療の「効果の大きさ」が異なった値をとり得る可能性に関する裏付け，すなわち，**尤度**（likelihood）$p(y\mid\theta)$
3) データによって更新された「効果の大きさ」，すなわち，**事後分布**（posterior distribution）$p(\theta\mid y)$

このプロセスでの「最終的な見解」には Bayes の定理を用いる．

$$p(\theta\mid y)=\frac{p(\theta)p(y\mid\theta)}{p(y)}$$

すなわち，問題にしている「治療の効果」に関して，実施された試験のデータから得られた「尤度」に試験を実施する前に有していた「事前分布」の相対的確率で重み付けを行う．言い換えれば，同時確率 $p(\theta)p(y\mid\theta)$ を求め，事前の見解を更新

するのである．これは，経験から学習するプロセスに関して一つの公式を与えていると捉えることができる．ただ，ベイジアンモデルでは，一般に，事後分布の積分計算が解析的に容易でない場合が少なくないので，コンピュータ乱数を利用した MCMC (Markov chain Monte Carlo) 法を利用して数値的に評価するのが一般的であり，そのための優れた統計ソフト WinBUGS，または，OpenBUGS などが開発されてきた．WinBUGS はその開発がすでに終了しているので，本書では，OpenBUGS を利用する．

医学研究の進歩はまさに経験によって知識が少しずつ増加していくプロセスであり，ベイジアンのアプローチが妥当な領域とも言える．したがって，ベイジアン推測は，試験を行う前の利用可能な情報を事前分布に集約させて，事後分布の推測を柔軟に行えるという利点（ベイジアン本来の姿）を有するものであるが，医薬品の許認可のプロセスにおいてこのような事前分布の設定の「客観性」が問題になることも少なくない．

そこで，本章では，ベイジアン推測を体験していただくために，頻度論者のアプローチでは定数と仮定した未知母数の事前分布に，「なんら事前の情報を持っていない」状況を表現する，一様分布に相当する「無情報事前分布（non-informative prior）」を設定し，OpenBUGS を利用した解析例を紹介する[*1]．なお，ここで適用するモデルは，（事前に定めた評価期間を意味する）治療期間では治療効果が一定とした Model IV，あるいは，Model V を取り上げる．

10.1 無情報事前分布と信用区間

無情報事前分布を採用すると，尤度と同じ形状を持つ事後分布を導くことになるので，ベイジアンの推定値は伝統的な頻度論者の最尤推定値にほぼ一致する．なお，頻度論者では，未知母数の信頼区間（confidence interval）と呼んでいる区間に相当するものはベイジアンでは信用区間（credible interval）と呼ばれ，意味は異なる．例えば，頻度論者の θ の 95%信頼区間は「試験を独立に 100 回繰り返して 95%信頼区間を 100 個作成したとき，そのうちの 95 個程度は真の θ の値を

[*1] ベイジアン推測とその実際については，専門書，例えば，丹後，Becque 著『ベイジアン統計解析の実際—WinBUGS を利用して—』（朝倉書店, 2011）を参照されたい．

含むだろう，という頻度，つまり，確率を意味するのに対して，θの95%信用区間は事後分布の95%をカバーする区間を意味する．ただ，推定結果の表示では「95%CI」などと同じ記号が使用されるので注意が必要である．

なお，文献では，「無情報」という表現の代わりに，基準の (reference)，デフォルト (default)，一様 (uniform)，フラット (flat)，などが利用されている．というのも，すべての事前分布は，たとえパラメータのすべての値が同様に確からしいとしても，何らかの情報を有しているからである．ともあれ，事前情報がないのであるから，それを表す確率分布としては

- 未知パラメータが回帰係数のような位置パラメータで，「$-\infty \leq \theta \leq \infty$」の値をとり得るときその事前分布は $p(\theta) \propto C$ (定数)
- 未知パラメータが分散のような尺度パラメータで，「$0 < \theta \leq \infty$」の値をとり得るときその事前分布は $p(\log \theta) \propto C$ (定数)，すなわち，$p(\theta) \propto 1/\theta$

などと考えるのが自然であろう．なお，分散の場合は，$\log(\sigma^2)$の尺度上で一様となる事前分布を考えることは $\log(\sigma)$ 上で一様分布を考えることと同じであるので，$p(\sigma^2) \propto 1/\sigma^2$ あるいは，$p(\sigma) \propto 1/\sigma$ を仮定することと同じである．

しかし，このような一様分布では，積分すると ∞ となってしまい，確率分布としては正しくない事前分布 (improper prior) となる．そこで，応用上は，測定データの適当なスケーリングにより

- 未知パラメータが，回帰係数のように，「$-\infty \leq \theta \leq \infty$」の値をとり得るときその事前分布は，正規分布，

$$p(\theta) = N(0, \sigma^2), \quad \sigma = 100 \text{ 程度} \tag{10.1}$$

- 未知パラメータが，分散のように，「$0 < \theta \leq \infty$」の値をとり得るときその事前分布は，逆ガンマ分布，

$$p(1/\theta) = \text{Gamma}(a, a), \quad a = 0.001 \text{ 程度} \tag{10.2}$$

とすることが多い．

10.2 混合効果正規線形回帰モデル Model V のベイジアンモデル

うつ病患者に対する認知行動療法の効果を調べた臨床試験データ（表7.2）へ適用した，混合効果正規線形回帰モデル Model V ($\rho_B = 0$，7.2.1項参照）と，

それに対応するベイジアンモデルは次のように表現できる．

Frequentist's model:

$y_{ij} \sim N(\mu_{ij}, \sigma_E^2)$

$\mu_{ij} = \beta_0 + b_{0i} + \beta_1 x_{1i} + (\beta_2 + b_{1i})x_{2ij} + \beta_3 x_{1i} x_{2ij} + w_1 \text{drug} + w_2 \text{length}$

$\boldsymbol{b}_i = (b_{0i}, b_{1i}) \sim N(0, \Phi)$

$\Phi = \begin{pmatrix} \sigma_{B0}^2 & 0 \\ 0 & \sigma_{B1}^2 \end{pmatrix}$

Bayesian model:

$y_{ij} \sim N(\mu_{ij}, \sigma_E^2)$

$\mu_{ij} = \beta_0 + b_{0i} + \beta_1 x_{1i} + (\beta_2 + b_{1i})x_{2ij} + \beta_3 x_{1i} x_{2ij} + w_1 \text{drug} + w_2 \text{length}$

$\beta_k \sim N(0, 10^4), \ k = 0, \ldots, 3$

$w_k \sim N(0, 10^4), \ k = 1, 2$

$b_{0i} \sim N(0, \sigma_{b0}^2), \ i = 1, \ldots, N$

$b_{1i} \sim N(0, \sigma_{b1}^2), \ i = 1, \ldots, N$

$\tau_{b0} = 1/\sigma_{b0}^2 \sim \text{Gamma}(0.001, 0.001)$

$\tau_{b1} = 1/\sigma_{b1}^2 \sim \text{Gamma}(0.001, 0.001)$

$\tau = 1/\sigma_E^2 \sim \text{Gamma}(0.001, 0.001)$

このベイジアンモデルの OpenBUGS code，初期値（initial values），データ（表 7.2 と同じ）の配置方法，などを次に示す[*2]．

OpenBUGS code（1）: Model V（$\rho_B = 0$）: オリジナルデータの解析

```
model {
  for(i in 1:N){
      for(j in 1:5){
```

[*2] coding については本書では解説しないので，OpenBUGS（WinBUGS）に関するテキスト（丹後・Becque[47]など）を参照されたい．

10.2 混合効果正規線形回帰モデル Model V のベイジアンモデル

```
                    bdi[ 5*(i-1) + j] ~ dnorm(mu[subject[ 5*(i-1) + j], j], tau)
                    mu[subject[ 5*(i-1) + j], j] <- a0
                        + b0[subject[ 5*(i-1) + j]]
                        + b1[subject[ 5*(i-1) + j]] * post[j]
                        + beta1*treatment[ 5*(i-1) + j]
                        + beta2*post[j]
                        + beta3*treatment[ 5*(i-1) + j]*post[j]
                        + beta.drug * (drug[ 5*(i-1) + j]   - drug.bar)
                        + beta.length*(length[ 5*(i-1) + j] - length.bar)
            }
        }
        for (i in 1:N){
            b0[i] ~ dnorm(0.0, tau.b0)
            b1[i] ~ dnorm(0.0, tau.b1)
        }
        drug.bar <- mean(drug[])
        length.bar<-mean(length[])
# priors:
a0     ~    dnorm(0.0,1.0E-4)
beta1  ~ dnorm(0.0,1.0E-4)
beta2  ~ dnorm(0.0,1.0E-4)
beta3  ~ dnorm(0.0,1.0E-4)
beta.drug ~ dnorm(0.0,1.0E-4)
beta.length ~ dnorm(0.0,1.0E-4)
tau.b0 ~ dgamma(1.0E-3,1.0E-3)
sigma.b0  <- 1.0/ sqrt(tau.b0)
tau.b1 ~ dgamma(1.0E-3,1.0E-3)
sigma.b1  <- 1.0/ sqrt(tau.b1)
tau ~ dgamma(1.0E-3,1.0E-3)
sigma  <- 1.0/ sqrt(tau)
beta0<- a0 - drug.bar*beta.drug - beta.length*length.bar
    }
```

OpenBUGS code (2): Model V ($\rho_B = 0$): オリジナルデータの解析

```
# Initial values
list(tau.b0 =1, tau.b1=1, a0=0, beta1=0, beta2=0, beta3=0,
     beta.drug=0, beta.length=0,tau=1)
list(tau.b0 =2, tau.b1=2,   a0=1, beta1=1, beta2=2, beta3=1,
     beta.drug=-1, beta.length= -1,tau=2)

# Data
list(N=100,  post=c(0,1,1,1,1))
no[] subject[] drug[] length[] treatment[] visit[] bdi[]
 1         1      0     1          0         0    29
 2         1      0     1          0         2     2
```

```
 3      1    0    1    0    3    2
 4      1    0    1    0    5    NA
 5      1    0    1    0    8    NA
 6      2    1    1    1    0    32
 7      2    1    1    1    2    16
 8      2    1    1    1    3    24
 9      2    1    1    1    5    17
10      2    1    1    1    8    20
...
```

なお，OpenBUGS code で共変量 drug, length については，平均値を引いた形で coding されていることに注意したい．この例の共変量 drug, length はそれぞれ二値データなので必要ないと思われるが，連続変数の場合には平均値を引いておくと，回帰係数間の独立性が増大するので，MCMC の収束状況が改善されることが多い．

解析は収束の判定を 2 種類の初期値を設定して検討した．図 10.1 に，パラメータそれぞれの Gibbs sampling による 100000 個の乱数列（history）を，図 10.2 にはその 100000 個の乱数列のヒストグラム，つまり，推定された密度関数（density）を示した[*3]．このヒストグラムがそれぞれのパラメータの事後分布であり，この

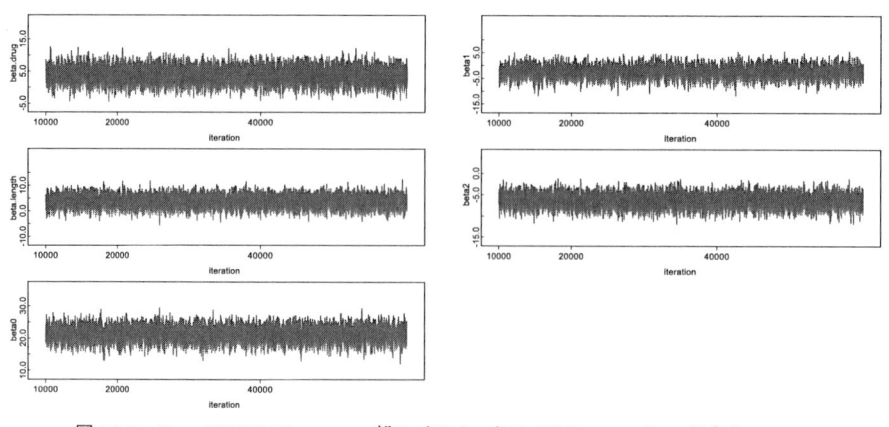

図 10.1 OpenBUGS history: 一部のパラメータの Gibbs sampling による 100000 個の乱数列（burn-in-sample 数は 10000）

[*3] 初期値依存性の強い最初の 10000 個の乱数列は捨てている．この乱数列を burn-in sample と呼ぶ．

10.2 混合効果正規線形回帰モデル Model V のベイジアンモデル

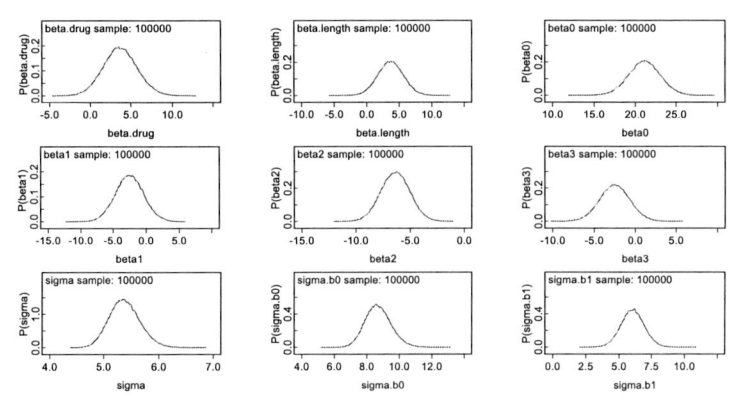

図 **10.2** OpenBUGS density: パラメータそれぞれの 100000 個の乱数列のヒストグラム，つまり，事後分布

表 **10.1** うつ病患者に対する認知行動療法の効果を調べた臨床試験データ（表 7.2）に関するベイジアンモデル Model V ($\rho_B = 0$) の推定結果

node	mean	sd	MC error	2.5%	median	97.5%	start	sample
beta.drug	3.69	2.09	0.0351	-0.373	3.67	7.86	10001	100000
beta.length	3.67	1.97	0.0296	-0.187	3.68	7.52	10001	100000
beta0	21.12	1.951	0.0349	17.28	21.12	24.94	10001	100000
beta1	-2.513	2.159	0.0489	-6.749	-2.513	1.774	10001	100000
beta2	-6.385	1.340	0.0227	-9.018	-6.377	-3.767	10001	100000
beta3	-2.496	1.839	0.0307	-6.106	-2.512	1.155	10001	100000
sigma	5.381	0.280	0.0023	4.863	5.371	5.961	10001	100000
sigma.b0	8.706	0.801	0.0055	7.245	8.668	10.38	10001	100000
sigma.b1	6.046	0.902	0.0110	4.296	6.041	7.841	10001	100000

表 **10.2** うつ病患者に対する認知行動療法の効果を調べた臨床試験データ（表 7.2）へ適用した変量効果モデル Model V ($\rho_B = 0$) とベイジアンモデルの推定値の比較

Model	変量効果モデル			ベイジアンモデル		
		95%信頼区間			95%信用区間	
変数	estimate	下限	上限	estimate	下限	上限
Intercept ($\hat{\beta}_0$)	21.1860	17.3683	25.0036	21.12	17.28	24.94
drug	3.8048	-0.2690	7.8786	3.692	-0.3729	7.862
length	3.6322	-0.2418	7.5063	3.674	-0.187	7.52
treatment ($\hat{\beta}_1$)	-2.6587	-6.8504	1.5330	-2.513	-6.749	1.774
post ($\hat{\beta}_2$)	-6.3736	-8.9716	-3.7756	-6.385	-9.018	-3.767
treatment*post ($\hat{\beta}_3$)	-2.5138	-6.0824	1.0548	-2.496	-6.106	1.155
$\hat{\sigma}^2_{B0}$	74.828			75.794		
$\hat{\sigma}^2_{B1}$	37.480			36.554		
$\hat{\sigma}^2_E$	28.497			28.955		

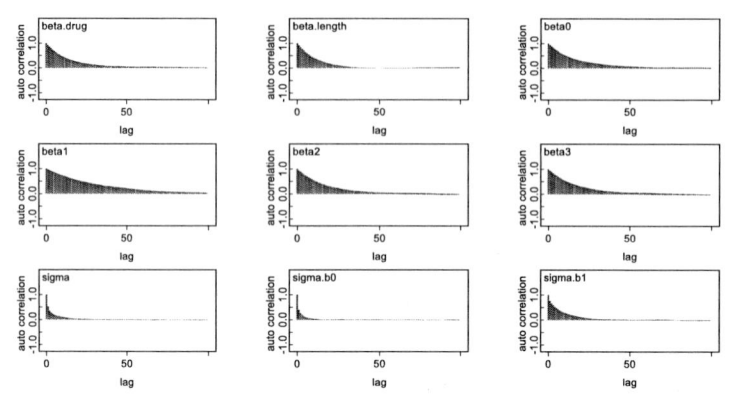

図 10.3 OpenBUGS auto cor: Gibbs sampling による乱数列間の自己相関（auto correlation）の減衰の程度を示すプロット．早く減衰する方が better．

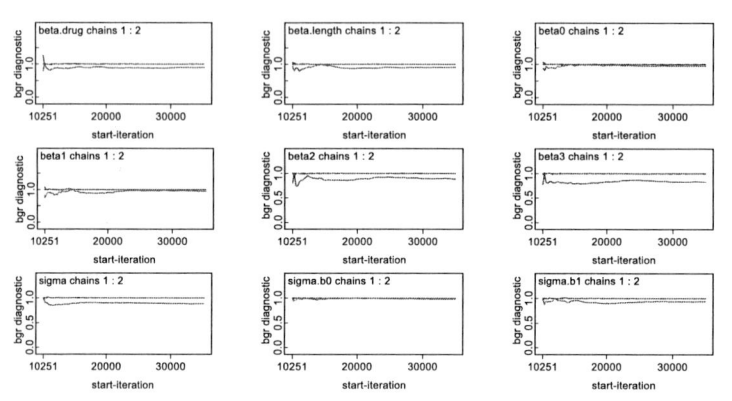

図 10.4 OpenBUGS bgr diag: 収束のよさを示す bgr（Brooks–Gelman–Rubin）診断のプロット

分布の平均値（もしくは中央値）を推定値とし，$[2.5\%, 97.5\%]$ の範囲を 95%信用区間として推定する．それぞれのパラメータの推定結果（基本統計量: stats）を表 10.1 に示した．このベイジアン推定値と第 7 章の混合効果モデルの推定値の比較を表 10.2 に示した．ほぼ，同様の推定結果が得られている[*4]．なお，収束の状況を示す 2 種類のプロット，(1) 自己相関（auto cor），(2) Brooks–Gelman–Rubin 診断（bgr diag），をそれぞれ図 10.3，10.4 に示した．それぞれの見方は専門書

[*4] ただ，欠測データの扱いが異なり，混合効果モデルでは欠測データは無視したが，OpenBUGS では自動的に補完（imputation）を行っている．

に譲るが，ほぼ良好な結果が得られている．

10.3　混合効果ロジスティック回帰モデル Model IV のベイジアンモデル

呼吸器疾患に関するプラセボ対照 RCT のデータ（表 8.1）へ適用した混合効果ロジスティック回帰モデルの中で最適モデルであった Model IV（p.112 参照）と，それに対応するベイジアンモデルは次のように表現できる．

Frequentist's model:
$$y_{ij} \sim \text{Bernoulli}(p_{ij})$$
$$\text{logit } p_{ij} = \beta_0 + b_{0i} + \beta_1 x_{1i} + \beta_2 x_{2ij} + \beta_3 x_{1i} x_{2ij}$$
$$+ w_1 \text{age} + w_2 \text{centre} + w_3 \text{gender}$$
$$b_{0i} \sim N(0, \sigma_{B0}^2)$$

Bayesian model:
$$y_{ij} \sim \text{Bernoulli}(p_{ij})$$
$$\text{logit } p_{ij} = \beta_0 + b_{0i} + \beta_1 x_{1i} + \beta_2 x_{2ij} + \beta_3 x_{1i} x_{2ij}$$
$$+ w_1 \text{age} + w_2 \text{centre} + w_3 \text{gender}$$
$$\beta_k \sim N(0, 10^4), \quad k = 0, \ldots, 3$$
$$w_k \sim N(0, 10^4), \quad k = 1, 2, 3$$
$$b_{0i} \sim N(0, \sigma_{b0}^2), \quad i = 1, \ldots, N$$
$$\tau_{b0} = 1/\sigma_{b0}^2 \sim \text{Gamma}(0.001, 0.001)$$

このベイジアンモデルの OpenBUGS code，初期値（initial values），データ（表 8.1 と同じ）の配置方法，などを次に示す．

OpenBUGS code (1): Model IV:

```
model {
   for(i in 1:N){
     for(j in 1:5){
status[ 5*(i-1) + j] ~ dbern(p[subject[ 5*(i-1) + j ], j])
#
logit( p[subject[ 5*(i-1) + j], j] ) <- a0
+ b0[subject[ 5*(i-1) +j]
+ beta1*treatment[ 5*(i-1) + j]
+ beta2*post[j]
+ beta3*treatment[ 5*(i-1) + j]*post[j]
+ beta.centre * centre[ 5*(i-1) + j ]
+ beta.gender * gender[ 5*(i-1) + j]
+ beta.age*(age[ 5*(i-1) + j] - age.bar)
   }
    }
#
   for (i in 1:N){
       b0[i] ~ dnorm(0.0, tau.b0)
   }
age.bar <- mean(age[])
# priors:
a0 ~ dnorm(0.0,1.0E-4)
beta1 ~ dnorm(0.0,1.0E-4)
beta2 ~ dnorm(0.0,1.0E-4)
beta3 ~ dnorm(0.0,1.0E-4)
beta.centre ~ dnorm(0.0,1.0E-4)
beta.gender ~ dnorm(0.0,1.0E-4)
beta.age ~ dnorm(0.0,1.0E-4)
tau.b0 ~ dgamma(1.0E-3,1.0E-3)
sigma.b0 <- 1.0/ sqrt(tau.b0)
#
beta0<- a0 - age.bar*beta.age
}
```

OpenBUGS code (2): Model IV:

```
# Initial values
list(tau.b0 =1, a0=0, beta1=0, beta2=0, beta3=0, beta.centre=0,
beta.gender=0, beta.age=0)

list(tau.b0 =2,  a0=1, beta1=1, beta2=2, beta3=1, beta.centre=-1,
beta.gender= -1, beta.age=1)

# Data
```

10.3 混合効果ロジスティック回帰モデル Model IV のベイジアンモデル

```
list(N=111,  post=c(0,1,1,1,1))
no[] centre[] subject[] visit[] treatment[] status[] gender[] age[]
1      1        1         0        0           0         0      46
2      1        1         1        0           0         0      46
3      1        1         2        0           0         0      46
4      1        1         3        0           0         0      46
5      1        1         4        0           0         0      46
6      1        2         0        0           0         0      28
7      1        2         1        0           0         0      28
8      1        2         2        0           0         0      28
9      1        2         3        0           0         0      28
10     1        2         4        0           0         0      28
...
```

ここでも，共変量 age については，平均値を引いた形で coding されていることに注意したい（その理由は前節参照）．解析は収束の判定を2種類の初期値を設定して検討した．結果として，図 10.5 に，パラメータそれぞれの Gibbs sampling による 100000 個の乱数列 (history) を，図 10.6 にはその 100000 個の乱数列のヒストグラム (density) を示した[*5]．このヒストグラムがそれぞれのパラメータの事後分布であり，この分布の平均値（もしくは中央値）を推定値とし，$[2.5\%, 97.5\%]$ の範囲を 95% 信用区間として推定する．それぞれのパラメータの推定結果（基本

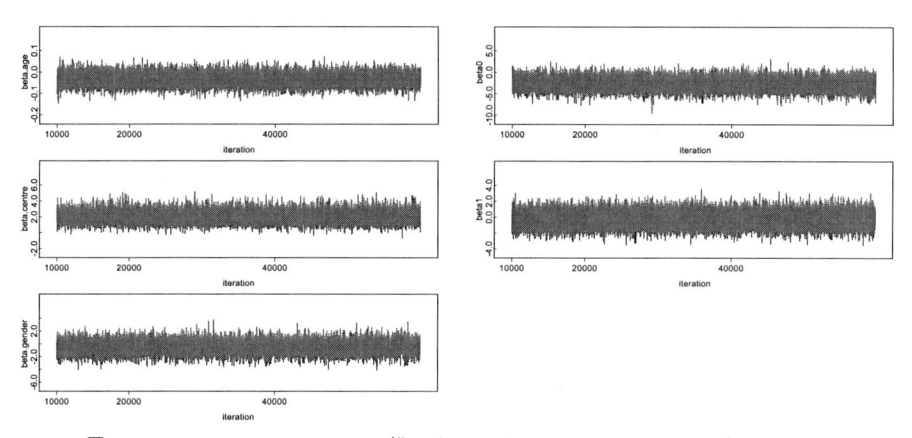

図 **10.5** OpenBUGS history: 一部のパラメータの Gibbs sampling による 100000 個の乱数列（burn-in sample 数は 10000）

[*5] 初期値依存性の強い最初の 10000 個の乱数列は捨てている（burn-in sample）．

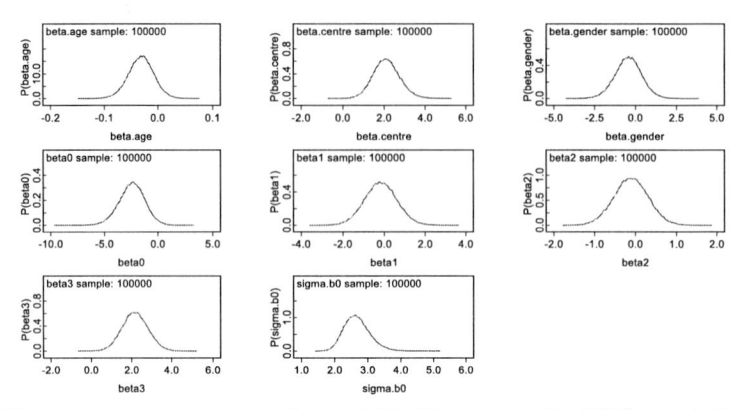

図 10.6 OpenBUGS density: パラメータそれぞれの 100000 個の乱数列のヒストグラム，つまり，事後分布

表 10.3 呼吸器疾患に関するプラセボ対照 RCT のデータ（表 8.1）に関するベイジアンモデル（Model IV）の推定結果

node	mean	sd	MC error	2.5%	median	97.5%	start	sample
beta.age	−0.0313	0.0239	2.59×10^{-4}	−0.0790	−0.031	0.0154	10001	100000
beta.centre	2.124	0.647	0.00767	0.910	2.103	3.454	10001	100000
beta.gender	−0.434	0.822	0.00948	−2.08	−0.424	1.171	10001	100000
beta0	−2.441	1.207	0.0141	−4.896	−2.412	−0.120	10001	100000
beta1	−0.164	0.788	0.00731	−1.713	−0.167	1.389	10001	100000
beta2	−0.109	0.424	0.00162	−0.942	−0.109	0.723	10001	100000
beta3	2.182	0.647	0.00308	0.934	2.172	3.470	10001	100000
sigma.b0	2.674	0.389	0.00396	2.00	2.645	3.526	10001	100000

表 10.4 呼吸器疾患に関するプラセボ対照 RCT のデータ（表 8.1）へ適用した変量効果モデル Model IV とベイジアンモデルの推定値の比較

Model	変量効果モデル			ベイジアンモデル		
		95%信頼区間			95%信用区間	
変数	estimate	下限	上限	estimate	下限	上限
Intercept ($\hat{\beta}_0$)	−0.276	−1.955	1.404	−2.441	−4.896	−0.120
age	−0.0298	−0.0721	0.0126	−0.0313	−0.031	0.0154
centre	1.996	0.855	3.137	2.124	0.910	3.454
gender	−0.408	−1.838	1.021	−0.434	−2.08	1.171
treatment ($\hat{\beta}_1$)	−0.176	−1.604	1.253	−0.164	−1.713	1.389
post ($\hat{\beta}_2$)	−0.103	−0.917	0.711	−0.109	−0.942	0.723
treatment*post ($\hat{\beta}_3$)	2.072	0.841	3.303	2.182	0.934	3.470
$\hat{\sigma}^2_{B0}$	5.745			6.996		

10.4 混合効果 Poisson 回帰モデル Model V のベイジアンモデル

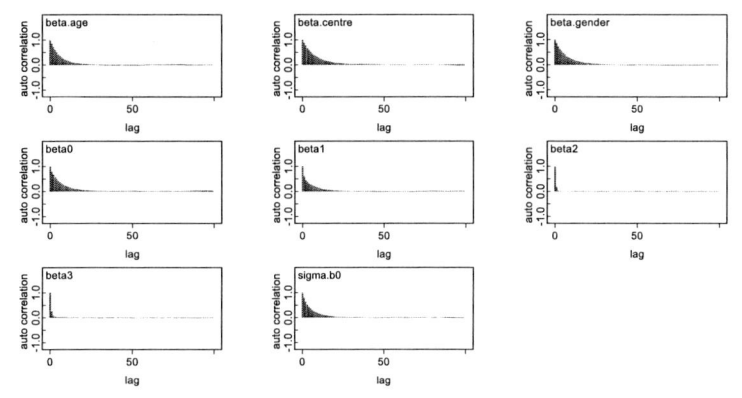

図 10.7 OpenBUGS autocor: Gibbs sampling による乱数列間の自己相関 (auto correlation) の減衰の程度を示すプロット．早く減衰する方がベター．

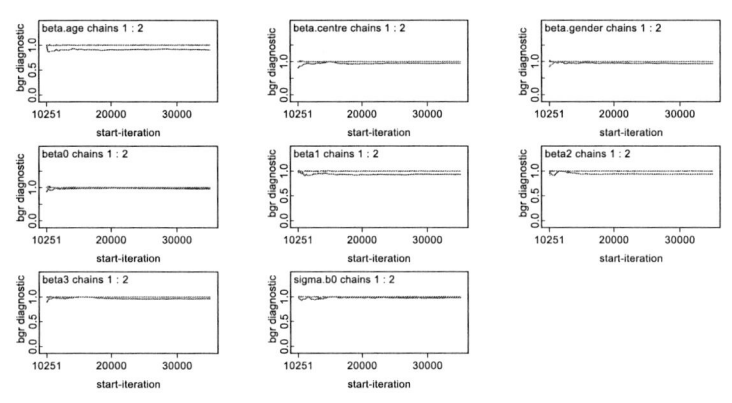

図 10.8 OpenBUGS bgr diag: 収束の良さを示す bgr (Brooks–Gelman–Rubin) 診断のプロット

統計量: stats) を表 10.3 に示した．このベイジアン推定値と第 8 章の混合効果モデルの推定値の比較を表 10.4 に示した．ほぼ，同様の推定結果が得られている．なお，収束の良さを示す二つのプロットをそれぞれ図 10.7，10.8 に示した．それぞれの見方は専門書に譲るが，ほぼ良好な結果が得られている．

10.4 混合効果 Poisson 回帰モデル Model V のベイジアンモデル

「てんかん患者」に対する治療薬 Progabide のプラセボ対照 RCT のデータ (表

9.1) へ適用した混合効果 Poisson 回帰モデルの中で最適モデルに近い Model V ($\rho_B = 0$, pp.135–136 参照) と，それに対応するベイジアンモデルは次のように表現できる．

Frequentist's model:

$$y_{ij} \sim \text{Poisson}(\mu_{ij})$$
$$\log \mu_{ij} = \beta_0 + b_{0i} + \beta_1 x_{1i} + (\beta_2 + b_{1i})x_{2ij} + \beta_3 x_{1i} x_{2ij} + w_1 \text{age}$$
$$b_{0i} \sim N(\mathbf{0}, \mathbf{\Phi})$$
$$\mathbf{\Phi} = \begin{pmatrix} \sigma_{B0}^2 & 0 \\ 0 & \sigma_{B1}^2 \end{pmatrix}$$

Bayesian model:

$$y_{ij} \sim \text{Bernoulli}(p_{ij})$$
$$\text{logit } p_{ij} = \beta_0 + b_{0i} + \beta_1 x_{1i} + \beta_2 x_{2ij} + \beta_3 x_{1i} x_{2ij} + w_1 \text{age}$$
$$\beta_k \sim N(0, 10^4), \quad k = 0, \ldots, 3$$
$$w_1 \sim N(0, 10^4)$$
$$b_{0i} \sim N(0, \sigma_{b0}^2), \quad i = 1, \ldots, N$$
$$b_{1i} \sim N(0, \sigma_{b1}^2), \quad i = 1, \ldots, N$$
$$\tau_{b0} = 1/\sigma_{b0}^2 \sim \text{Gamma}(0.001, 0.001)$$
$$\tau_{b1} = 1/\sigma_{b1}^2 \sim \text{Gamma}(0.001, 0.001)$$

このベイジアンモデルの OpenBUGS code，初期値 (initial values)，データ (表 9.1 と同じ) の配置方法，などを次に示す．

OpenBUGS code (1): Model V:

```
model {
for(i in 1 : N) {
for(j in 1 : 5) {
log(mu[subject[5*(i-1) + j], j]) <- log(t[j]) + a0
```

10.4 混合効果 Poisson 回帰モデル Model V のベイジアンモデル

```
                + b0[subject[5*(i-1) + j]]
                + b1[subject[5*(i-1) + j]] * post[j]
                + beta1*treatment[5*(i-1) + j]
                + beta2*post[j]
                + beta3*treatment[5*(i-1) + j]*post[j]
                + beta.age* (age[5*(i-1) + j] - age.bar)
                #
                seizure[5*(i-1) + j] ~ dpois(mu[subject[5*(i-1) + j], j])
                      }
             }
       #
       for (i in 1:N){
       b0[i] ~ dnorm(0.0, tau.b0)          # subject random effects
       b1[i] ~ dnorm(0.0, tau.b1)          # subject random effects
          }
              age.bar <- mean(age[])
       # priors:
       a0 ~ dnorm(0.0,1.0E-4)
       beta1 ~ dnorm(0.0,1.0E-4)
       beta2 ~ dnorm(0.0,1.0E-4)
       beta3 ~ dnorm(0.0,1.0E-4)
       beta.age ~ dnorm(0.0,1.0E-4)
       tau.b0 ~ dgamma(1.0E-3,1.0E-3)
       tau.b1 ~ dgamma(1.0E-3,1.0E-3)
       sigma.b0  <- 1.0/ sqrt(tau.b0)
       sigma.b1  <- 1.0/ sqrt(tau.b1)
       beta0<- a0 - age.bar*beta.age
       }
```

OpenBUGS code (2): Model V:

```
# Initial values
list(tau.b0 =1, tau.b1=1, a0=0, beta1=0, beta2=0, beta3=0, beta.age=0)
list(tau.b0 =3, tau.b1=2, a0=1, beta1=1, beta2=-2, beta3=-2, beta.age=0)

# Data
list(N=59, t=c(8,2,2,2,2), post=c(0,1,1,1,1))

no[]  subject[]  treatment[]  visit[]  seizure[]  age[]
1       1          0            0         11        31
2       1          0            1          5        31
3       1          0            2          3        31
4       1          0            3          3        31
5       1          0            4          3        31
6       2          0            0         11        30
7       2          0            1          3        30
```

8	2	0	2	5	30
9	2	0	3	3	30
10	2	0	4	3	30
...					

ここでも，共変量 age については，平均値を引いた形で coding されていることに注意したい．解析は収束の判定を 2 種類の初期値を設定して検討した．結果として，図 10.9 に，パラメータそれぞれの Gibbs sampling による 60000 個の乱数

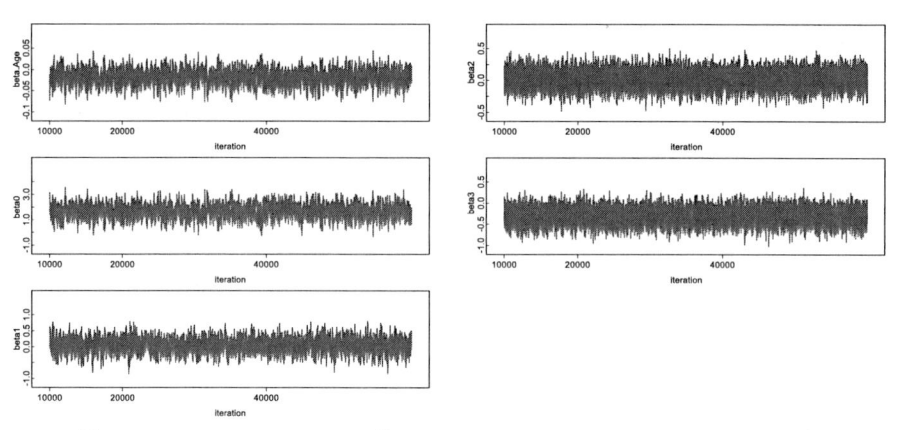

図 **10.9** OpenBUGS history: 一部のパラメータの Gibbs sampling による 60000 個の乱数列（burn-in sample 数は 10000）

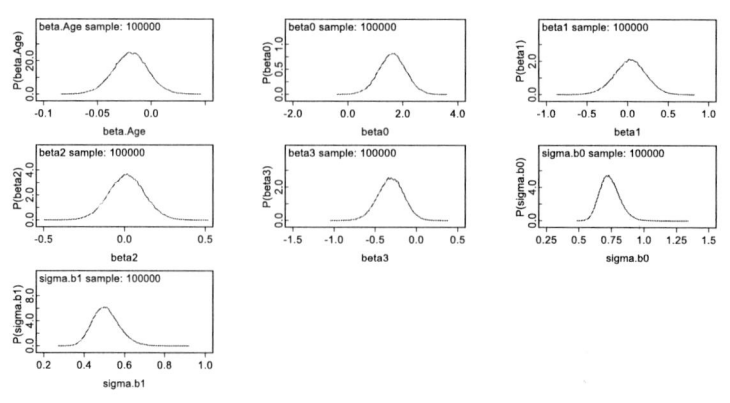

図 **10.10** OpenBUGS density: パラメータそれぞれの 60000 個の乱数列のヒストグラム，つまり，事後分布

10.4 混合効果 Poisson 回帰モデル Model V のベイジアンモデル

表 10.5 「てんかん患者」に対する治療薬 Progabide のプラセボ対照 RCT のデータ（表 9.1）に関するベイジアンモデル Model V ($\rho_B = 0$) の推定結果

node	mean	sd	MC error	2.5%	median	97.5%	start	sample
beta.age	-0.0195	0.01561	4.767×10^{-4}	-0.04999	-0.01961	0.01066	10001	60000
beta0	1.628	0.480	0.0155	0.703	1.626	2.583	10001	60000
beta1	0.0285	0.205	0.00842	-0.378	0.0312	0.425	10001	60000
beta2	0.0137	0.115	0.00344	-0.205	0.0117	0.243	10001	60000
beta3	-0.308	0.155	0.00472	-0.623	-0.306	-0.00662	10001	60000
sigma.b0	0.737	0.0761	6.81×10^{-4}	0.604	0.732	0.902	10001	60000
sigma.b1	0.509	0.0665	6.08×10^{-4}	0.393	0.504	0.653	10001	60000

表 10.6 「てんかん患者」に対する治療薬 Progabide のプラセボ対照 RCT のデータ（表 9.1）へ適用した変量効果モデル Model V ($\rho_B = 0$) とベイジアンモデルの推定値の比較

Model	変量効果モデル			ベイジアンモデル		
		95%信頼区間			95%信用区間	
変数	estimate	下限	上限	estimate	下限	上限
Intercept ($\hat{\beta}_0$)	1.630	0.690	2.569	1.628	0.703	2.583
age	-0.0195	-0.0500	0.0109	-0.0195	-0.0500	0.0107
treatment ($\hat{\beta}_1$)	0.0271	-0.357	0.411	0.0285	-0.378	0.425
post ($\hat{\beta}_2$)	0.0120	-0.205	0.229	0.0137	-0.205	0.243
treatment*post ($\hat{\beta}_3$)	-0.309	-0.611	-0.0062	-0.308	-0.623	-0.0066
$\hat{\sigma}_{B0}^2$	0.501			0.544		
$\hat{\sigma}_{B1}^2$	0.242			0.259		

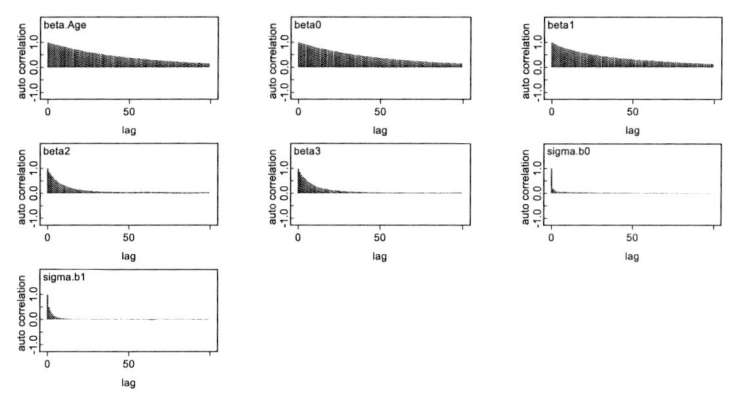

図 10.11 OpenBUGS autocor: Gibbs sampling による乱数列間の自己相関の減衰の程度を示すプロット．早く減衰する方がベター．

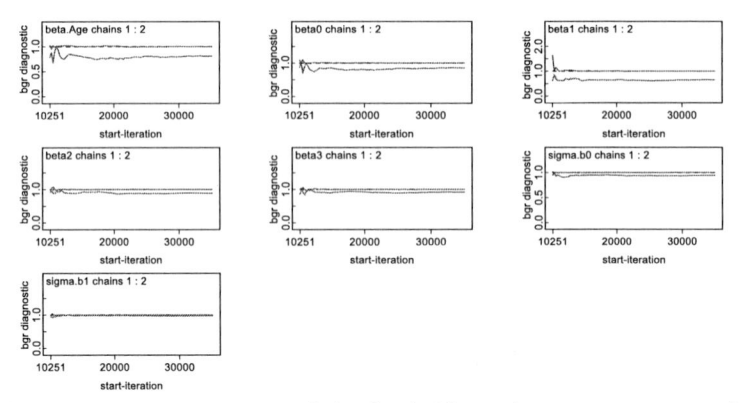

図 10.12　OpenBUGS bgr diag: 収束の良さを示す bgr（Brooks–Gelman–Rubin）診断のプロット

列（history）を，図 10.10 にはその 60000 個の乱数列のヒストグラム（density）を示した[*6]．このヒストグラムがそれぞれのパラメータの事後分布であり，この分布の平均値（もしくは中央値）を推定値とし，$[2.5\%, 97.5\%]$ の範囲を 95% 信用区間として推定する．それぞれのパラメータの推定結果（基本統計量: stats）を表 10.5 に示した．このベイジアン推定値と第 9 章の混合効果モデルの推定値の比較を表 10.6 に示した．ほぼ，同様の推定結果が得られている．なお，収束の良さを示す二つのプロットをそれぞれ図 10.11，10.12 に示した．それぞれの見方は専門書に譲るが，ほぼ良好な結果が得られている．

[*6] 初期値依存性の強い最初の 10000 個の乱数列は捨てている（burn-in sample）．

11

潜在プロファイルモデル——個人の反応プロファイルの分類

　混合効果モデルでは，ベースライン期間の個体間差，治療への反応の個体間差を変量効果で表現したものであるが，推定すべき治療効果の反応プロファイルは，平均的な反応プロファイルであり，個人がその周りに確率的に変動していると仮定するモデルである．しかし，同一治療群内においても，個人毎の反応プロファイルに平均的な反応プロファイルを超えた無視できない個体間差がある場合は，薬剤群別の平均的な反応プロファイルは見かけの薬効プロファイルとなってしまうことに注意したい．

　日常の診療でよく経験するように，同じ薬剤を投与しても患者によって反応プロファイルは大きく異なる．薬に反応して検査値が改善方向へ変動する者もいれば，検査値の変化のあまり見られない者，更には，期待に反して悪化の方向へ変動する者までいるからである．この個体間差は純系の動物を少数使用する実験で

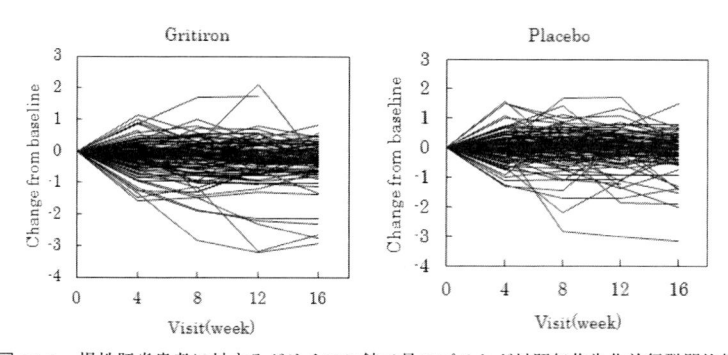

図 11.1　慢性肝炎患者に対するグリチロン錠二号のプラセボ対照無作為化並行群間比較試験における $\log(GPT)$ のベースライン時点からの変化量 CFB の患者毎の経時的プロファイル

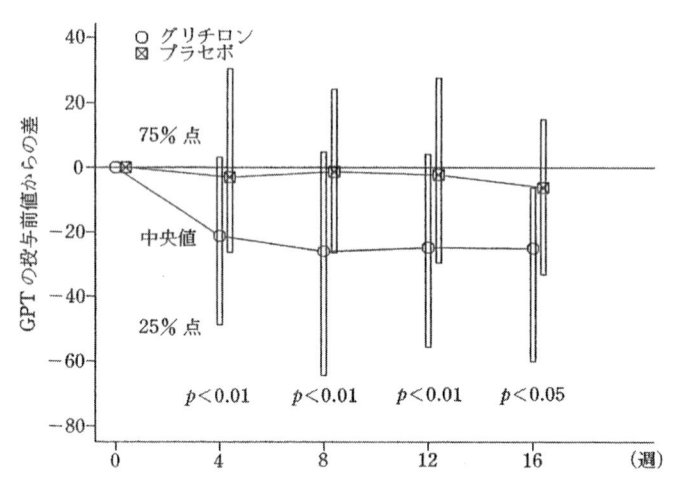

図 11.2 慢性肝炎に対するグリチロン錠二号の臨床比較試験における GPT 値の変動（投与開始時点からの差）．時点毎の比較は Wilcoxon 順位和検定（Bonferroni 法で検定の多重性を調整）[43)46)]．

は見過ごされやすいが，例数の多い臨床試験では無視できないことがある．

図 11.1 には，慢性肝炎患者に対するグリチロン錠二号のプラセボ対照無作為化並行群間比較試験における，主要評価項目 GPT の対数変換値 $\log(GPT)$ であるベースライン時点からの変化量 CFB について患者毎の経時的プロファイルを示す．この図は試験の一部のデータ（グリチロン群 106 名，プラセボ群 106 名）で，主要評価項目 GPT には MAR が仮定できる欠測データが含まれている．実際の試験での評価方法は，両群の平均プロファイルの差について投薬開始から 4 週後，8 週後，12 週後（試験終了），投薬終了後 4 週，それぞれベースライン時点からの差 CFB について，Wilcoxon 順位和検定を繰り返し適用し，時点毎の 4 回の検定の多重性を Bonferroni の方法で調整している．結果は，図 11.2 に示すようにいずれの時点においても有意水準両側 5%，あるいは，1% で有意な差が確認された試験である[43)46)]．しかし，この図を見て，それぞれの個体毎の反応プロファイルを，一つの平均プロファイルだけで説明する妥当性があると言えるだろうか？ つまり，各治療に割り付けられた患者個人個人の反応プロファイルは均質（homogeneity）か異質（heterogeneity）かの問題を検討するのが本章の目的である．

このような状況に対処する一つの方法として，従来の日本ではよく行われてい

た主治医判定のように，患者毎の反応プロファイルをいくつかのカテゴリー，例えば，「著明改善，改善，不変，悪化，著明悪化」と分類する方法が考えられる．もちろん，従来の主治医判定のような主観的な要素が強いものは適切でなく，誰が評価しても（ある程度）同じ評価が可能な基準の標準化を工夫することが重要である．しかし，反応プロファイルの判定基準を事前に決定するのが容易でない場合も少なくない．その場合には，統計学的に最適な分類をしてくれる方法を考える必要がある．本章では，無作為化比較試験による治療効果として表現される個体毎の反応プロファイルを分類する方法として，丹後[9)36)44)]が提案した「混合分布モデル」(mixture model)[*1)]，この混合分布モデルに共変量の調整を比例オッズモデル (proportional odds model) で組み込んだモデル (Taguchi and Tango[35]); Nakamura et al.[25]) を紹介する．ただ，モデルの名称が混合効果モデル (mixed-effects model) と紛らわしいので，本章では「潜在プロファイルモデル」(latent profile model) と呼ぶ．この方法は，観察はできないが，潜在的に存在するいくつかのクラスを仮定し，それぞれのクラスが従う分布の混合分布 (mixture distribution)[19)] に基づく方法なので，潜在クラスモデル (latent class model)[21)22)31)] などとも呼ばれている．

一方，Verbeke and Lesaffre[39)40)] は，混合効果モデルの個体間差を表す変量効果（例えば，b_{0i}）が一つの正規分布に従うのではなく，いくつかの正規分布の混合分布を仮定して，反応プロファイルの異質性を表すモデルを提案している．しかし，このモデルでは，混合効果モデルと同じく平均的な反応プロファイルの差で治療効果を推定しており，「同一治療群内における個人毎の反応プロファイルには異質性はあるものの，平均的な反応プロファイルを超えた個体間差ではない」，という意味で，ここで取り上げる潜在プロファイルモデルとは異なる．

また，現実の臨床試験では，患者がプロトコールで決められている観察時点に来院しなかったり，または，不定期に来院したり，など，観察時点のずれが生じたりすることは必ずしも珍しくない．臨床試験の解析のための「データ固定」の際に，この種のデータの取り扱いがよく問題となる．その方法としてよく採用されるのが，プロトコールで決められた観察時点の前後に適当な幅を設けておいて，そ

[*1)] 丹後[44)] は慢性肝炎患者に対するグリチロン錠二号の一部の欠測データのない両群それぞれ 82 名のデータに適用，Tango[36)] は欠測データがある場合への拡張モデルの提案．

の間で観察されていれば，その観察時点のデータとみなす方法である．前章まで解説してきた混合効果モデルは，事前に決められた観察時点のデータに基づく方法なので，この種の影響は少なくない[*2]．しかし，本章で紹介する潜在プロファイルモデルでは観察時点のずれの影響はなく，すべてのデータが利用できる利点がある．この意味で，定式化においては，ベースライン期間は1回であるが，治療期間においては，観察時点は個体毎に変化することを許容している．

11.1　潜在プロファイルモデル

ここでは，2群比較の問題を考え，モデルの表現法としては，第3章の分散分析型の表現をとり，薬剤（治療）群 $i(=1,2)$ に割り当てられた，患者 $j(=1,2,\ldots,n_i)$ における測定時点 t_{ijk} ($k=0,1,\ldots,K_{ij}$) の主要評価項目のデータを $y_{ij}(t_{ijk})$ としよう[*3]．新治療薬群を $i=2$，対照薬群を $i=1$ とし，全症例数は，$N=n_1+n_2$ である．ここで，$y_{ij}(0)$ はベースライン時点のデータである．また，ここでは，一般性を失うことなく，投薬に基づく「改善」は，「指標とする主要評価項目の値の減少」と等価なものとする．そこで，ベースラインデータからの差（change from baseline）

$$d_{ij}(t) = y_{ij}(t) - y_{ij}(0) \tag{11.1}$$

の反応プロファイルに対して，すべての薬剤群に共通に M 個の潜在プロファイルが存在することを仮定し，薬剤群 i の患者 j が $m(=1,\ldots,M)$ 番目の潜在プロファイルに属するという仮定の下で，次のモデルを導入する．

$$d_{ij}(t) \mid m = \mu_m(t) + \epsilon_{ijt}, \quad \epsilon_{ijt} \sim N(0,\sigma^2) \tag{11.2}$$
$$m = 0,1,\ldots,M-1 \ (M:\text{潜在プロファイルの数})$$

ここで，$\mu_m(t)$ は m 番目の潜在プロファイルの平均関数であり，ϵ_{ijt} は潜在プロファイル m が与えられたという条件のもとでは，互いに独立，$\epsilon_{ijt_1} \perp \epsilon_{ijt_2}$，と仮定する．潜在プロファイルの平均関数については，低次の多項式が提案されている[36)44]：

[*2]　もっとも，反応プロファイルに何らかの曲線を仮定した混合効果モデルでは，その影響はない．
[*3]　次節では経時的繰り返し測定デザインの混合効果モデルの表現に変更する．

11.1 潜在プロファイルモデル

$$\mu_m(t) = \sum_{r=1}^{R} \beta_{mr} t^r \tag{11.3}$$

ここで R は多項式の次数である．もっとも，全く変動しない不変プロファイル (unchanged profile) は $\mu_m(t) = 0$ である．例えば，$M = 3$ の場合は，

$$\mu(t) = \begin{cases} \mu_1(t) = \sum_{r=1}^{R} \beta_{1r} t^r (< 0) & \text{``改善''} \\ \mu_2(t) = 0 & \text{``不変''} \\ \mu_3(t) = \sum_{r=1}^{R} \beta_{3r} t^r (> 0) & \text{``悪化''} \end{cases} \tag{11.4}$$

となり，$M = 5$ の場合は

$$\mu(t) = \begin{cases} \mu_1(t) = \sum_{r=1}^{R} \beta_{1r} t^r (< \mu_2(t)) & \text{``著明改善''} \\ \mu_2(t) = \sum_{r=1}^{R} \beta_{2r} t^r (< 0) & \text{``改善''} \\ \mu_3(t) = 0 & \text{``不変''} \\ \mu_4(t) = \sum_{r=1}^{R} \beta_{4r} t^r (> 0) & \text{``悪化''} \\ \mu_5(t) = \sum_{r=1}^{R} \beta_{5r} t^r (> \mu_4(t)) & \text{``著明悪化''} \end{cases} \tag{11.5}$$

と事前に設定することが多い．もっとも，この「不変プロファイルを真ん中に挟んだ対称性」は一般には成立しない．例えば，$M = 5$ の場合は，結果として改善プロファイルが三つ，不変プロファイルが一つ，悪化プロファイルが一つ，などとなるケースも少なくないことに注意したい．

さて，患者 $j(i)$ の反応プロファイル

$$\bm{d}_{ij} = \left(d_{ij}(t_{ij1}), \ldots, d_{ij}(t_{ijK_{ij}}) \right)^t$$

の確率密度関数は，次の混合分布で表現される：

$$g_i(\bm{d}_{ij} \mid \bm{\phi}_1) = \sum_{m=1}^{M} p_{im} f_m(\bm{d}_{ij}) \tag{11.6}$$

ここで，$(p_{i1}, \ldots, p_{iM})$ は薬剤群 i の M 個の潜在プロファイルの混合確率 (mixing probability) であり，$f_m(\cdot)$ は次式で与えられる m 番目の潜在プロファイルの密度関数である：

$$f_m(\bm{d}_{ij}) = \left(\frac{1}{2\pi\sigma^2} \right)^{\frac{K_{ij}}{2}} \exp\left\{ -\frac{1}{2\sigma^2} \sum_{k=1}^{K_{ij}} (d_{ij}(t_{ijk}) - \mu_m(t_{ijk}))^2 \right\} \tag{11.7}$$

ここで，$\bm{\phi}_1$ は次のパラメータ群のベクトルである：

$$\boldsymbol{\phi}_1 = (p_{11}, \ldots, p_{1M}, p_{21}, \ldots, p_{2M}, \beta_{11}, \ldots, \beta_{1R}, \ldots, \beta_{M1}, \ldots, \beta_{MR}, \sigma^2)^t.$$

これらのパラメータの推定は対数尤度 l

$$l = \sum_{i=1}^{2} \sum_{j=1}^{N_i} \log\{g_i(\boldsymbol{d}_{ij} \mid \boldsymbol{\phi}_1)\} \tag{11.8}$$

に基づく最尤法で推定できる.この潜在プロファイルモデルにおける薬剤効果の比較は次の仮説検定に帰着される:

$$H_0 : p_{11} = p_{21}, \ldots, \; p_{1M} = p_{2M} \tag{11.9}$$
$$H_1 : \text{not } H_0$$

潜在プロファイルの数 M が与えられれば,通常の尤度比検定が適用できる.更に患者毎の反応プロファイルの分類は,患者 $j(i)$ が m 番目の潜在プロファイルへ帰属する事後確率(ここでは,相対的帰属確率と呼ぶ)

$$\hat{Q}_{ij}(m) = \frac{\hat{p}_{im} f_m(\boldsymbol{d}_{ij})}{g_i(\boldsymbol{d}_{ij} \mid \hat{\boldsymbol{\phi}}_1)} \tag{11.10}$$

の最大となる潜在プロファイル m へ分類できる.ここで,$\hat{\boldsymbol{\phi}}_1$ は最尤推定値である.これにより,「改善群」,「悪化群」などに分類された患者の背景因子等の検討が可能となる.潜在プロファイルモデルの適合度は,それぞれの潜在プロファイルの 95% 範囲

$$\hat{\mu}_m(t) \pm 2\hat{\sigma} \tag{11.11}$$

と,相対的帰属確率 $\hat{Q}_{ij}(m)$ の最大値で対応する潜在プロファイルに分類された,患者個人の反応プロファイルの包含関係を視覚的に検討すればよい.

潜在プロファイルモデルのパラメータの最尤推定には,Newton–Raphson 法,または E-M アルゴリズム[5] が利用されているが,ここでは E-M アルゴリズムを紹介しよう.ただ,E-M アルゴリズムは初期値依存性が強いので,収束解の最適性の検討は慎重でなければならない.

1) Step 0:初期値の設定

薬剤群 i の患者 j がそれぞれの潜在プロファイルに属する相対的帰属確率 $Q_{ij}(m)$ の初期値を与える.具体的な方法の一つとしては,共通の測定回数 T(すべてが同じ回数であれば $T = K_{ij}$)を事前に定め,

11.1 潜在プロファイルモデル

$$S_{ij} = \sum_{k=1}^{T} d_{ij}(t_{ijk}),$$

の分布を参考にして，パーセンタイルを利用することが考えられる．例えば，三つのプロファイルに分類する場合（$M=3$）の初期値は次のように設定できる．

$$\begin{cases} Q_{ij}(1) = 1, & \text{if } S_{ij} < 25\%点 \\ Q_{ij}(2) = 1, & \text{if } S_{ij} \geq 75\%点 \\ Q_{ij}(0) = 1, & その他 \end{cases}$$

なお，欠測データがある場合は T 回分の和に修正する．例えば，$T=4$ で，1 時点のデータが欠測の場合は 3 個の和の 4/3 倍とする，など．

2) Step1：[M-step]

$Q_{ij}(m)$ が与えられたもとでのパラメータの最尤推定値を次式で計算する．

$$\hat{p}_{im} = \sum_{j=1}^{n_i} \hat{Q}_{ij}(m)/n_i \tag{11.12}$$

$\hat{\beta}_{mk}$ は次の重み付き最小 2 乗解

$$\sum_{i=1}^{2} \sum_{j=1}^{n_i} \sum_{m=1}^{M} \hat{Q}_{ij}(m) \sum_{k=1}^{K_{ij}} (d_{ij}(t_{ijk}) - \mu_m(t_{ijk}))^2 \tag{11.13}$$

そして，$\hat{\sigma}^2$ は

$$\hat{\sigma}^2 = \frac{\sum_{i=1}^{2} \sum_{j=1}^{n_i} \sum_{m=1}^{M} \hat{Q}_{ij}(m) \sum_{k=1}^{K_{ij}} (d_{ij}(t_{ijk}) - \hat{\mu}_m(t_{ijk}))^2}{\sum_{i=1}^{2} \sum_{j=1}^{n_i} K_{ij}} \tag{11.14}$$

で推定される．

3) Step2：[E-step]

この時点でのパラメータの推定値 $\hat{\phi}_1 = (\hat{p}_{im}, \hat{\beta}_{mk}, \hat{\sigma}^2)^t$ の推定値を利用して，相対帰属確率 $\hat{Q}_{ij}(m)$ を計算する．上記の M-step と E-step を収束するまで繰り返せば，最尤推定値が得られる．パラメータの推定値の標準誤差は Hessian 行列の逆行列を最尤推定値で評価したものを利用する．

11.2 比例オッズモデルを組み込んだ潜在プロファイルモデル

前節のモデルでは,治療効果は混合確率 $(r_{i1},\ldots,r_{iM})$ の差で評価されるので,式 (11.9) の帰無仮説が棄却されたとしても,多くとも自由度 $(M-1)$ の総括的な検定となり,治療効果の優劣には直接つながらない.更に,共変量の調整と潜在プロファイルの持つ順序性を考慮したモデル化となっていない.そこで,この二つの点を考慮した拡張モデルとして,比例オッズモデルを組み込んだ潜在プロファイルモデルを紹介しよう[25)35)].そこでは,治療効果は(共変量調整)オッズ比で推定できる.本章では,このオッズ比を改善オッズ比(improvement odds ratio)と呼ぶ.

ここでは,共変量調整を導入するため,前節の分散分析型の表現を,混合効果モデルの表現に修正する.すなわち,個人を i,繰り返しを j で表現し,前節の記号を次のように変更する:

$$ij \to i, \quad k \to j, \quad K_{ij} \to K_i, \quad d_{ij}(t) \to d_{ij}, \quad t_{ijk} \to t_{ij}$$

また,患者 i の q 個の共変量を $(w_{1i},\ldots,w_{qi})^t$ とし,最初の変量 w_{1i} を比較する治療群を表す変量

$$w_{1i} = 1\ (新薬群), \quad = 0\ (対照薬群)$$

とする.そうすると,共変量調整のための比例オッズモデルを組み込んだ潜在プロファイルモデルは次のように表現できる:

$$h(\boldsymbol{d}_i \mid \boldsymbol{\phi}_2) = \sum_{m=1}^{M} r_{im} f_m(\boldsymbol{d}_i) \tag{11.15}$$

$$\log\left(\frac{q_{im}}{1-q_{im}}\right) = \theta_m + \sum_{s=1}^{q} \gamma_s w_{si}, \quad m=1,\ldots,M-1 \tag{11.16}$$

ここで,r_{im} は個人 i が m 番目のプロファイルに属する確率を意味し,q_{im} は r_{im} の第 m 番目の潜在プロファイルまでの累積確率

$$q_{im} = r_{i1} + \cdots + r_{im} \tag{11.17}$$

を表し,$\boldsymbol{\phi}_2$ は拡張モデルに含まれるパラメータベクトルである.

$$\boldsymbol{\phi}_2 = (\beta_{11}, \ldots, \beta_{1R}, \ldots, \beta_{M1}, \ldots, \beta_{MR}, \sigma^2, \gamma_1, \ldots, \gamma_q, \theta_1, \ldots, \theta_{M-1})^t$$

この比例オッズモデルを組み込んだ潜在プロファイルモデルのパラメータの最尤推定値は次の対数尤度関数から求める：

$$l = \sum_{i=1}^{N} \log \{h(\boldsymbol{d}_i \mid \boldsymbol{\phi}_2)\} \tag{11.18}$$

この拡張モデルでは，2群比較の場合の治療効果は γ_1 で推定され，

$$\text{対照薬群に対する新薬群の改善オッズ比} = \exp(\gamma_1) \tag{11.19}$$

で定義できる．その仮説検定は片側有意水準 $\alpha/2$ で[*4]，次のとおり：

$$H_0 : \gamma_1 = 0, \ H_1 : \gamma_1 > 0 \tag{11.20}$$

前節のモデルとの比較のため，$M = 3$ の場合の治療群を示す共変量 w_{1i} 以外の共変量がない場合の比例オッズモデルを考えてみると，$\gamma = \gamma_1$ と置いて

$$\log\left(\frac{p_{i1}}{1 - p_{i1}}\right) = \begin{cases} \theta_1 & \text{（対照薬群）} \\ \theta_1 + \gamma & \text{（実薬群）} \end{cases}$$

$$\log\left(\frac{p_{i1} + p_{i2}}{1 - (p_{i1} + p_{i2})}\right) = \begin{cases} \theta_2 & \text{（対照薬群）} \\ \theta_2 + \gamma & \text{（実薬群）} \end{cases}$$

すなわち

$$m = 1 : r_{i1} = r_1 = \begin{cases} \dfrac{1}{1 + e^{-\theta_1}} & \text{（対照薬群）} \to \text{前節の } p_{11} \\ \dfrac{1}{1 + e^{-(\theta_1 + \gamma)}} & \text{（実薬群）} \to \text{前節の } p_{21} \end{cases}$$

$$m = 2 : r_{i2} = r_2 = \begin{cases} \dfrac{1}{1 + e^{-\theta_2}} - \dfrac{1}{1 + e^{-\theta_1}} & \text{（対照薬群）} \to \text{前節の } p_{12} \\ \dfrac{1}{1 + e^{-(\theta_2 + \gamma)}} - \dfrac{1}{1 + e^{-(\theta_1 + \gamma)}} & \text{（実薬群）} \to \text{前節の } p_{22} \end{cases}$$

という対応関係がある．一方，比例オッズ性の仮定（proportional odds assumption）を検証するには，次の非比例オッズモデル（non-proportional odds model）

[*4] 両側 α が原則であるが，ここでは片側の方向を示したものである．

$$\log\left(\frac{q_{im}}{1-q_{im}}\right) = \theta_m + \sum_{s=1}^{q}(\gamma_s + \eta_{s(m)})w_{si}, \quad \eta_{s(1)} = 0 \qquad (11.21)$$

を考えると，比例オッズ性の帰無仮説は

$$H_0: \eta_{s(m)} = 0, \quad s=1,\ldots,q;\ m=2,\ldots,M-1 \qquad (11.22)$$

となる．式 (11.21) の非比例オッズモデルの対数尤度関数は次のようになる：

$$l = \sum_{i=1}^{N}\log\{h(\boldsymbol{d}_i \mid \boldsymbol{\phi}_2, \boldsymbol{\eta})\} \qquad (11.23)$$

ここで $\boldsymbol{\eta} = (\eta_{1(2)},\ldots,\eta_{S(M-1)})$．対数尤度 (11.23) のエフィシェントスコアは

$$U(\boldsymbol{\phi}_2, \boldsymbol{\eta}) = \left(\frac{\partial l}{\partial \beta_{11}},\ldots,\frac{\partial l}{\partial \beta_{MR}},\frac{\partial l}{\partial \sigma^2},\frac{\partial l}{\partial \gamma_1},\ldots,\frac{\partial l}{\partial \gamma_q},\frac{\partial l}{\partial \theta_1},\right.$$
$$\left.\ldots,\frac{\partial l}{\partial \theta_{M-1}},\frac{\partial l}{\partial \eta_{1(2)}},\ldots,\frac{\partial l}{\partial \eta_{q(M-1)}}\right)$$

となり，比例オッズ性の仮定は次のエフィシェントスコア検定で行える：

$$X^2 = U(\hat{\boldsymbol{\phi}}_2, \boldsymbol{\eta}=0) H^{-1}(\hat{\boldsymbol{\phi}}_2, \boldsymbol{\eta}=0) U(\hat{\boldsymbol{\phi}}_2, \boldsymbol{\eta}=0)^t \sim \chi^2_{(M-2)q} \qquad (11.24)$$

ここに $\hat{\boldsymbol{\phi}}_2$ と $\hat{H}$ は，帰無仮説 (11.22) における最尤推定値と Hessian 行列である．患者毎の反応プロファイルの分類は前節のモデルと同様，事後確率で行い，適合度の評価も同様である．なお，比例オッズモデルを組み込んだ潜在プロファイルモデルの推定にあたっては，前節の潜在プロファイルモデルの推定結果を利用した EM アルゴリズムあるいは Newton–Raphson 法が適用可能であるが，現時点ではその収束に問題があるので[*5)]ここでは，OpenBUGS を利用したベイジアンアプローチによる推定法も併せて紹介する．

11.3 潜在プロファイルの個数

まず，改善の程度をいくつの順序カテゴリーに分類すべきか？という問題がその一つである．これまでの臨床試験の評価の継続性・結果の解釈という観点からは，これまでの臨床試験で行われている 3～5 程度に設定すべきと思われる．も

[*5)] 現時点（2015 年 1 月）では，比例オッズモデルを組み込んだ潜在プロファイルモデルの最尤推定値を求めるプログラムは，まだ試行錯誤が多く，一般に公開できるほどの一般性を有していない．このプログラムの開発は今後の課題である．

ちろん，臨床試験で使用する場合にはプロトコールに潜在プロファイルの数を事前に規定しておく必要がある．

一方で，統計学的検定等により，最適な群の数を検討する研究も盛んである．その場合に注意しなければならないのは，尤度比検定統計量は通常の漸近的カイ2乗分布に従わないという点である．なぜなら，その場合の帰無仮説は，パラメータ値がパラメータ空間の境界上にある（ある m に対して $p_{im} = 0$）ことを意味し，漸近的理論の正則条件を満たさないからである．Self and Liang[32]は，この場合の尤度比統計量の漸近分布を議論し，それがカイ2乗分布の混合分布となる場合の例を多くあげているが，ここでの混合分布モデルでは，必ずしもそうなるわけではなく，また，その分布の有意点を計算することは容易ではない．最近は，ブートストラップ法[7]を利用する[1)8)18)34)]，あるいは，何らかの情報量規準（AIC, BIC, 他）を利用する研究が盛んである．

11.4　グリチロン錠二号の臨床試験への適用

ここでは，図 11.1 のデータ[*6]へ適用した Nakamura et al.[25] による最尤推定値と，本書で新たに実施したベイジアンアプローチの推定値を併せて報告する．データセットの一部を表 11.1 に示した．その変数名は以下のとおり．

1) subject: 患者 id を示すカテゴリー変数
2) center: 施設コードを示すカテゴリー変数
3) treatment: 治療群（グリチロン群=1，プラセボ群=0）を表す連続変数
4) age: 年齢を示す連続変数
5) visit: 観察週数（0,4,8,12,16）を示すカテゴリー変数
6) gpt: 主要評価項目である肝機能検査 GPT のデータを示す連続変数．解析では対数変換データ（$\log(GPT + 1.0)$）を利用する．

主要評価項目である GPT を含めた肝機能検査はベースライン時点に1回，投薬期間の12週間に，4週，8週，12週と3回，投薬後4週，8週に測定する計画で，治療効果の評価期間は投薬後4週までの期間（$T = 4$）である．肝機能検査のデータ

---

*6) このデータは現時点では公表できないがその一部の完全データ 164 例は文献[44]あるいは図書[45]で公開されている．

表 11.1 グリチロン錠二号の臨床試験のデータの一部で，欠測データに NA を入れているデータファイル

No.	subject	center	treatment	age	visit	gpt
1	1	1	1	76	0	52
2	1	1	1	76	4	76
3	1	1	1	76	8	81
4	1	1	1	76	12	77
5	1	1	1	76	16	70
6	2	1	1	54	0	51
7	2	1	1	54	4	74
8	2	1	1	54	8	86
9	2	1	1	54	12	66
10	2	1	1	54	16	83
11	3	1	1	66	0	91
12	3	1	1	66	4	138
13	3	1	1	66	8	147
14	3	1	1	66	12	74
15	3	1	1	66	16	90
16	4	1	1	24	0	164
17	4	1	1	24	4	116
18	4	1	1	24	8	80
19	4	1	1	24	12	94
20	4	1	1	24	16	NA

は高値に裾を引く対数正規分布でよく近似できる性質を有しているので，統計解析では対数変換後の GPT の値のベースラインデータからの差（CFB）を用いている．ここでは，探索的に検討する目的で潜在プロファイルの個数を $M = 3, 4, 5$ の 3 通りを考える．また，潜在プロファイルの平均関数 $\mu_m(t)$ については，2 次多項式（$R = 2$）を適用した結果を報告する．3 次多項式（$R = 3$）の適用も検討したが，その結果は，いずれの場合も，2 次多項式の場合に比較して適合度に有意な改善が見られなかった（AIC が増加した）．治療群以外の共変量としてはベースライン時点の対数変換後の GPT のデータを考える．

11.4.1 推定結果：潜在プロファイルモデル

まず，$M = 3, 4, 5$ のケースで，潜在プロファイルモデルを適用し，推定された潜在プロファイル $\hat{\mu}_m(t)$ とその 95% 範囲 $\hat{\mu}_m(t) \pm 2\hat{\sigma}$，それに，それぞれの潜在プロファイルに分類された患者の反応プロファイルとを図 11.3〜11.5 に示した．また，それぞれの潜在プロファイルへの分類された患者数の分布を表 11.2 に示した．

11.4 グリチロン錠二号の臨床試験への適用　173

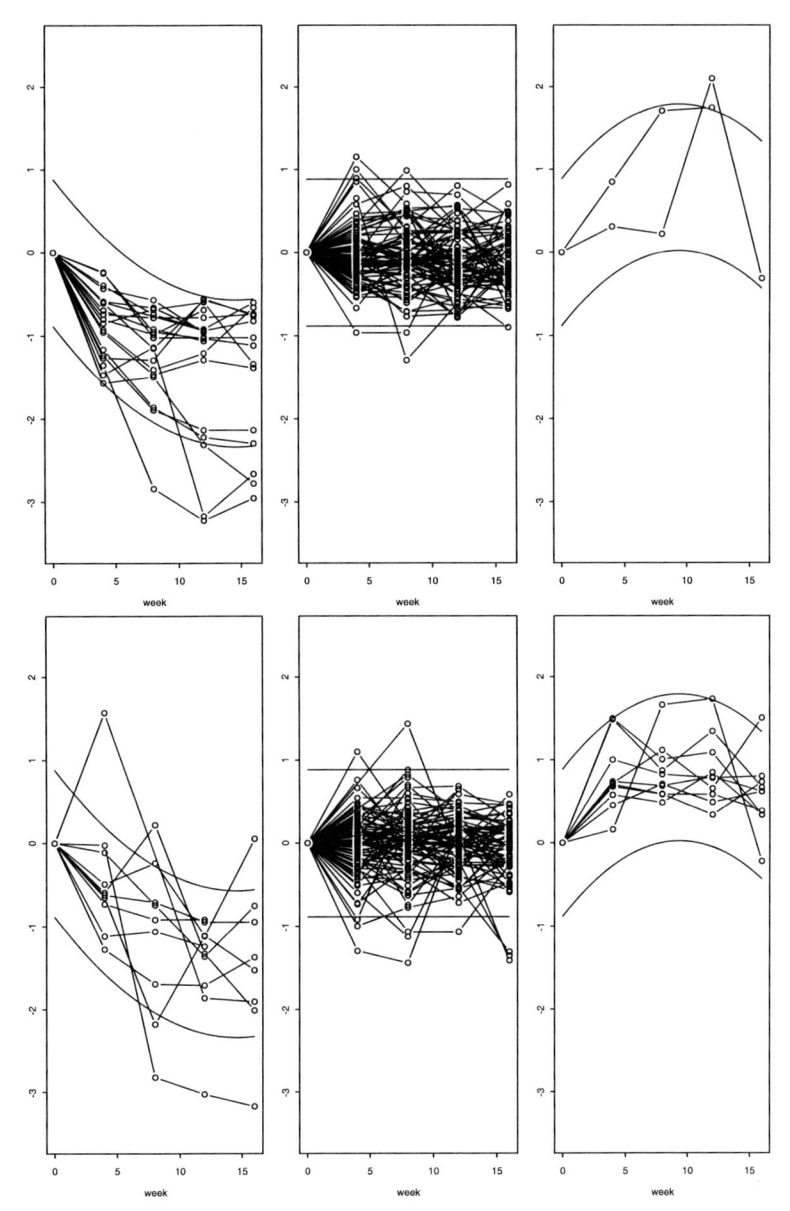

図 11.3　$M = 3$ の場合：上図がグリチロン群，下図がプラセボ群．Tango の潜在プロファイルモデルにより推定された潜在プロファイルとその 95% 範囲，それに，それぞれの潜在プロファイルに分類された患者の反応プロファイル．

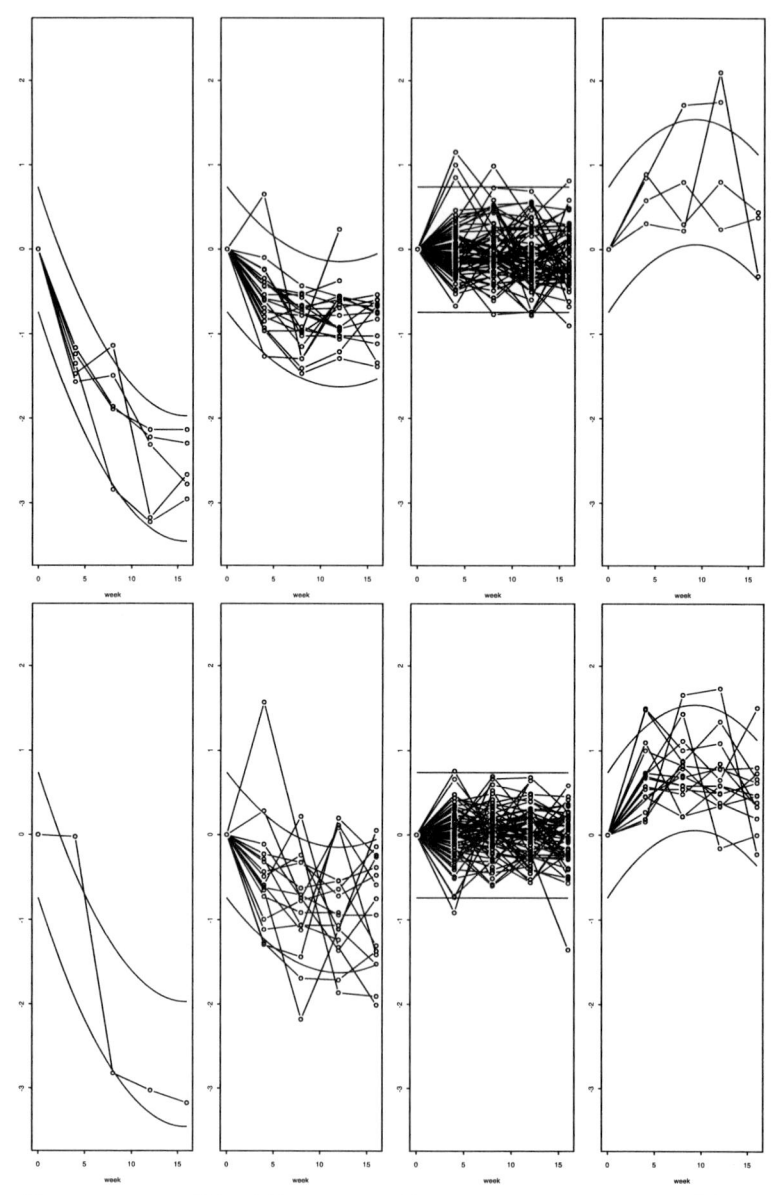

図 11.4　$M=4$ の場合：上図がグリチロン群，下図がプラセボ群．Tango の潜在プロファイルモデルにより推定された 4 つの潜在プロファイルとその 95% 範囲，それに，それぞれの潜在プロファイルに分類された患者の反応プロファイル．

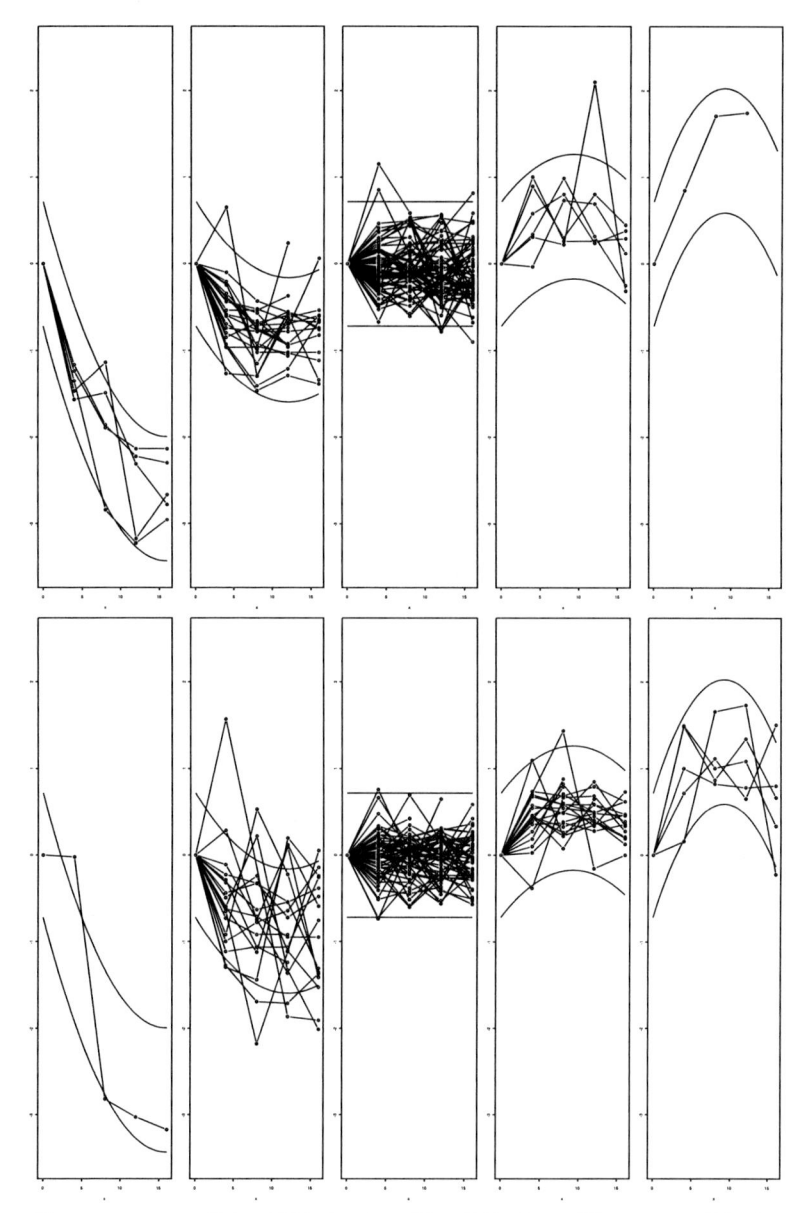

図 11.5　$M = 5$ の場合：上図がグリチロン群，下図がプラセボ群．Tango の潜在プロファイルモデルにより推定された 5 つの潜在プロファイルとその 95% 範囲，それに，それぞれの潜在プロファイルに分類された患者の反応プロファイル．

表 11.2 潜在プロファイルモデルのグリチロン錠二号の臨床試験データへの適用結果：$M = 3, 4, 5$ それぞれの潜在プロファイルへの分類された患者数．括弧内の数字は当該の潜在プロファイルの混合確率 $\hat{p}_{im}$ の推定値．

	著明改善	改善	不変	悪化	著明悪化	計
$M = 3$						
グリチロン		19 (17.0)	85 (80.1)	2 (2.9)		106 (100)
プラセボ		10 (10.3)	86 (77.3)	10 (12.4)		106 (100)
$M = 4$						
グリチロン	5 (4.7)	21 (20.4)	76 (69.6)	4 (5.3)		106 (100)
プラセボ	1 (1.0)	17 (16.1)	71 (65.5)	17 (17.4)		106 (100)
$M = 5$						
グリチロン	5 (4.7)	22 (20.8)	72 (66.0)	6 (7.4)	1 (1.0)	106 (100)
プラセボ	1 (1.0)	18 (16.5)	62 (59.1)	20 (19.1)	5 (4.3)	106 (100)

表 11.3 グリチロン錠二号の臨床試験への適用結果：$M = 3$ の場合の 4 種類のモデルの推定値（括弧内は標準誤差）の比較．不変プロファイルは $m = 2$ で $\beta_{21} = \beta_{22} = 0$ である．

パラメータ	潜在プロファイルモデル MLE	Bayesian	比例オッズ・潜在プロファイルモデル MLE	Bayesian
$-2 \log L$	1196.4	1176.0	1136.1	1128.0
AIC	1214.4		1154.1	
p_{11}	0.103	0.109 (0.030)		
p_{12}	0.773	0.779 (0.047)		
p_{13}	0.124	0.113 (0.039)		
p_{21}	0.170	0.170 (0.038)		
p_{22}	0.801	0.799 (0.042)		
p_{23}	0.029	0.031 (0.018)		
β_{11}	-0.199	-0.200 (0.018)	-0.195 (0.017)	-0.200 (0.017)
β_{12}	0.007	0.007 (0.001)	0.007 (0.001)	0.007 (0.001)
β_{31}	0.194	0.210 (0.030)	0.185 (0.028)	0.205 (0.027)
β_{32}	-0.010	-0.011 (0.002)	-0.010 (0.002)	-0.011 (0.002)
σ	0.451	0.453 (0.012)	0.452 (0.011)#	0.451 (0.011)
γ_1: 治療効果（改善オッズ比の対数）			0.896 (0.435)	0.890 (0.431)
γ_1: 95%CI			[0.043, 1.749]	[0.060, 1.755]
γ_2: ベースラインデータ			2.474 (0.409)	2.394 (0.379)
γ_2: 95%CI			[1.672, 3.276]	[1.687, 3.165]
θ_1			-12.858 (2.160)	-14.38 (2.030)
θ_2			-6.860 (1.744)	-7.982 (1.599)

$M = 3$ のモデルでは，「改善」の潜在プロファイルにおいて，95% 範囲から外れる患者毎の反応プロファイルが少なくないことが示され，下の方へ外れた患者の存在は「改善」というより「著明改善」の存在の可能性を示唆している．一方，$M = 4$ のモデルでは，$M = 3$ のモデルで「改善群」から外れていた患者が「著

11.4 グリチロン錠二号の臨床試験への適用

表 11.4 グリチロン錠二号の臨床試験への適用結果：$M = 4$ の場合の 4 種類のモデルの推定値（括弧内は標準誤差）の比較．不変プロファイルは $m = 3$ で $\beta_{31} = \beta_{32} = 0$ である．

パラメータ	潜在プロファイルモデル		比例オッズ・潜在プロファイルモデル	
	MLE	Bayesian	MLE	Bayesian
$-2\log L$	1011.1	989.8	936.7	928.5
AIC	1037.1		960.7	
p_{11}	0.009	0.018 (0.013)		
p_{12}	0.161	0.160 (0.037)		
p_{13}	0.655	0.652 (0.053)		
p_{14}	0.174	0.169 (0.042)		
p_{21}	0.047	0.055 (0.022)		
p_{22}	0.203	0.199 (0.041)		
p_{23}	0.696	0.690 (0.048)		
p_{24}	0.053	0.056 (0.025)		
β_{11}	-0.343	-0.343 (0.028)	-0.343 (0.029)	-0.343 (0.029)
β_{12}	0.011	0.011 (0.002)	0.011 (0.002)	0.011 (0.002)
β_{21}	-0.147	-0.151 (0.013)	-0.146 (0.013)	-0.151 (0.013)
β_{22}	0.006	0.006 (0.001)	0.006 (0.001)	0.006 (0.001)
β_{41}	0.172	0.178 (0.019)	0.171 (0.020)	0.178 (0.018)
β_{42}	-0.009	-0.010 (0.001)	-0.009 (0.001)	-0.010 (0.001)
σ	0.378	0.378 (0.010)	0.379 (0.008)$^\#$	0.378 (0.010)
γ_1: 治療効果（改善オッズ比の対数）			0.811 (0.359)	0.811 (0.359)
γ_1: 95%CI			[0.107, 1.515]	[0.126, 1.529]
γ_2: ベースラインデータ			2.454 (0.346)	2.423 (0.327)
γ_2: 95%CI			[1.776, 3.132]	[1.806, 3.097]
θ_1			-15.319 (2.042)	-16.86 (1.929)
θ_2			-12.164 (1.801)	-13.71 (1.690)
θ_3			-7.302 (1.492)	-8.662 (1.369)

明改善群」に分類されている．

モデルの AIC は

$$AIC = 1214.4\ (M = 3), \quad AIC = 1037.1\ (M = 4), \quad AIC = 1028.4\ (M = 5)$$

と潜在プロファイル数が多くなるにつれて小さくなっていることがわかる．式 (11.12) の混合確率 $\hat{p}_{im}$（i は治療群）と潜在プロファイルの係数 $\hat{\beta}_{mr}$ は表 11.3 ～11.5 に示した．次に，ベイジアンアプローチ（OpenBUGS code については次節で紹介）の推定値を同じ表（11.3～11.5）に掲載した．いずれのモデルでも，最尤推定値とほぼ同様の推定値が得られていることが観察できよう．

表 11.5 グリチロン錠二号の臨床試験への適用結果：$M = 5$ の場合の 4 種類のモデルの推定値（括弧内は標準誤差）の比較. 不変プロファイルは $m = 3$ で $\beta_{31} = \beta_{32} = 0$ である.

パラメータ	潜在プロファイルモデル		比例オッズ・潜在プロファイルモデル	
	MLE	Bayesian	MLE	Bayesian
$-2\log L$	994.4	941.7		883.0
AIC	1028.4			
p_{11}	0.010	0.018 (0.013)		
p_{12}	0.165	0.163 (0.037)		
p_{13}	0.591	0.600 (0.055)		
p_{14}	0.191	0.174 (0.045)		
p_{15}	0.043	0.045 (0.022)		
p_{21}	0.047	0.054 (0.022)		
p_{22}	0.208	0.202 (0.041)		
p_{23}	0.660	0.656 (0.052)		
p_{24}	0.074	0.069 (0.030)		
p_{25}	0.010	0.018 (0.013)		
β_{11}	-0.343	-0.347 (0.028)		-0.344 (0.028)
β_{12}	0.011	0.011 (0.002)		0.011 (0.002)
β_{21}	-0.146	-0.148 (0.013)		-0.148 (0.013)
β_{22}	0.006	0.006 (0.001)		0.006 (0.001)
β_{41}	0.117	0.128 (0.017)		0.126 (0.016)
β_{42}	-0.006	-0.006 (0.001)		-0.006 (0.001)
β_{51}	0.285	0.311 (0.042)		0.317 (0.042)
β_{52}	-0.016	-0.017 (0.003)		-0.018 (0.003)
σ	0.366	0.367 (0.010)		0.367 (0.010)
γ_1: 治療効果（改善オッズ比の対数）				0.833 (0.339)
γ_1: 95%CI				[0.183, 1.524]
γ_2: ベースラインデータ				2.340 (0.307)
γ_2: 95%CI				[1.768, 2.972]
θ_1				-16.42 (1.824)
θ_2				-13.24 (1.577)
θ_3				-8.753 (1.318)
θ_4				-6.315 (1.352)

11.4.2 推定結果：比例オッズモデルを組み込んだ潜在プロファイルモデル

次に，Nakamura et al.[25] による比例オッズモデルを組み込んだ潜在プロファイルモデルの最尤推定値（MLE）を同じ表（11.3, 11.4）に示した．なお，$M = 5$ の場合の推定値は Nakamura et al.[25] では報告されていない．$M = 3$ のモデルでは，

1) 治療効果の改善オッズ比の対数値（標準誤差）は $\gamma_1 = 0.896$ (0.435)
2) ベースラインデータの 1 単位当たりの改善オッズ比の対数値は $\gamma_2 = 2.474$ (0.409)

3) 治療効果の調整改善オッズ比の推定値と 95%信頼区間は 2.45（95%CI : 1.04, 5.74）, $p = 0.039$

と推定された．三つの潜在プロファイルと標準偏差 σ の推定値に関しては比例オッズモデルを組み込まないモデルとほとんど変わらなかった．しかし，このモデルの対数尤度，AIC の値は

$$-2\log(L) = 1136.1, \quad AIC = 1154.1$$

となり，比例オッズモデルでベースラインデータを調整することによりモデルの適合度は大きく改善した（AIC : 1214.4 → 1154.1）．比例オッズ性の検定（式 11.24）は $X^2 = 1.16$, $df = 2$, $p = 0.44$ と有意ではなかった．

$M = 4$ のモデルの AIC の値は

$$-2\log(L) = 936.7, \quad AIC = 960.7$$

であり，比例オッズ性の検定 (11.24) は $X^2 = 4.40$, $df = 4$, $p = 0.65$ と有意ではなかった．この結果，$M = 4$ の場合にも，潜在プロファイルとその標準偏差 σ の推定値は，比例オッズモデルでの共変量調整とは関係なくほぼ同じであったが，モデルの適合度の観点からは $M = 3$ のモデルに比較すると $M = 4$ のモデルは格段に改善された．また，$\gamma_1 = 0.811$ (0.359), $\gamma_2 = 2.454$ (0.346) と推定され，治療効果の改善オッズ比の推定値と 95%信頼区間は 2.25（95%CI : 1.11, 4.55），$p = 0.024$ と推定されている．

さて，$M = 5$ のモデルについては Nakamura et al.[25] (2012) は報告していないので，ここでは，OpenBUGS を利用したベイジアンアプローチによる推定値結果について解説する．まず，そのプログラムの妥当性（Nakamura らの推定値との類似性）も併せて検討するために，$M = 3, 4$ の場合の推定値と比較してみよう．結果はすでに表 11.3, 11.4 に示しているように，最尤推定値とほぼ同様の推定値が得られていることが確認できる．OpenBUGS では，混合分布モデルには AIC に相当する DIC（deviance information criterion）を計算してくれないので，$-2 \log L$ の値を求めた．それはモニターする変数に「deviance」と入力することで計算できる．その値は $M = 3, 4, 5$ となるにつれて 1128.0 → 928.5 → 883.0 と大きく減少し，$M = 5$ のモデルの適合度が良いことがわかる．このベイジアンモデルでも，最尤推定値とほぼ同様の推定値を示すことが期待され，治療効果に

関しては $\gamma_1 = 0.833$（95%CI : 0.183, 1.524）と推定された．つまり，治療効果の改善オッズ比の推定値と95%信用区間は2.30（95%CI : 1.20, 4.59）と推定され，$M = 4$のモデルとほぼ同様の結果であった．

11.4.3　R と OpenBUGS のプログラム

潜在プロファイルモデルの最尤推定値を求めるプログラムは，S-plus あるいは R で稼働するプログラムを公開する予定であるが，現時点では，データの入出力の部分の一般化が完成していないので，まだ，ダウンロードできる形になっていない．関心のある方は著者に連絡されたい．

また，比例オッズモデルを組み込んだ潜在プロファイルモデルの最尤推定値を求めるプログラムについては，収束の問題がまだ解決できていないので，一般に提供できるプログラムはまだ完成していない．そこで，前節では，

1) まず，潜在プロファイルモデルを適用
2) 次に，潜在プロファイルモデルの推定結果をパラメータの初期値，データの一部に利用して OpenBUGS を適用

する形でベイジアンアプローチによる推定結果を紹介した．この方法では，ほとんどの場合に，安定した推定結果が得られることが経験されている．ただ，比例オッズ性の検討のために非比例オッズモデル（式 (11.21)）を適用すると MCMC の収束状況は良くない．この点も今後の検討課題である．

ここでは，比例オッズモデルを組み込んだ潜在プロファイルモデルの OpenBUGS code について $M = 3$ のケースを以下に紹介する[7]．

OpenBUGS code (1)：比例オッズ・潜在プロファイルモデル（$M = 3$）

```
model {
  for(i in 1:N){
    T[i] ~ dcat( P[i, 1:3] )
    for(j in 1:nr[i]){
        lgbase[ ne[i]+j-1 ] <- log( base[ne[i]+j-1] + 1)
        cfb[i, j] <- log(gpt[ne[i]+j-1]+1) - log(base[ne[i]+j-1]+1)
        cfb[i, j] ~ dnorm(mu[ T[i], visit[ne[i]+j-1] ], tau)
    }
    P[i,1] <- 1/(1+exp( - (theta11 + gam1*treatment[ne[i]]
```

---

[7] ただ，OpenBUGS code の詳細な説明はここでは省略する．専門書を参考にされたい．

11.4 グリチロン錠二号の臨床試験への適用

```
                          + gam2*(lgbase[ne[i]] - base.bar) )))
   P[i,2] <- 1/(1+exp( - (theta22 + gam1*treatment[ne[i]]
                          + gam2*(lgbase[ne[i]] - base.bar) )))   - P[i,1]
   P[i,3]<-  1 - P[i,1] - P[i,2]
   }
   for (k in 1:4){
      mu[1, time[k]]< -beta11* time[k] + beta12 * time[k]*time[k]
      mu[3, time[k]]<- (beta11+alp31)* time[k]
                             + (beta12+alp32) * time[k]*time[k]
      mu[2, time[k]]<- 0
   }
   base.bar <- mean( lgbase[] )
# priors
beta11 ~ dnorm(0.0,1.0E-4)
beta12 ~ dnorm(0.0,1.0E-4)
theta11 ~ dnorm(0.0,1.0E-4)
theta22 ~ dnorm(0.0,1.0E-4)
alp31 ~ dnorm(0.0,1.0E-4)
alp32 ~ dnorm(0.0,1.0E-4)
gam1 ~ dnorm(0.0,1.0E-4)
gam2 ~ dnorm(0.0,1.0E-4)
tau ~ dgamma(1.0E-3,1.0E-3)
sigma  <- 1.0/ sqrt(tau)
#
        beta31<-beta11+alp31
        beta32<-beta12+alp32
        theta1<-theta11 - gam2*base.bar
        theta2<-theta22 - gam2*base.bar
}
```

OpenBUGS code の簡単な解説

* N は患者数
* T[i] は患者 i が属するプロファイルの番号 $1, 2, 3$. プログラムではデータを入力する list 文で「T=c(2, NA, 2, 2, 2, 1, ...」と指定しているが, この意味は潜在プロファイルモデルで推定された相対帰属確率が極めて大きい場合には, そのプロファイル (例, $Q > 0.9$) に強制的に割り付けている, ことを意味する. それ以外は NA と指定する.
* P[i,1], P[i,2], P[i,3] は患者 i のプロファイル $m(=1,2,3)$ に属する確率 r_{im}
* nr[i] は患者 i の測定回数

* `ne[i]` は全レコード中の患者 i のデータが初めて現れるレコード番号
* `beta11`, `beta12` などはパラメータ β_{11}, β_{12} などを表す
* `theta1`, `theta2` はパラメータ θ_1, θ_2 を表す
* `gam1`, `gam2` はパラメータ γ_1, γ_2 を表す

OpenBUGS code（2）：比例オッズ・潜在プロファイルモデル

```
# Initial values
list(tau =4,   beta11=-0.2, beta12=0.1,  alp31= 0.5,
 alp32= -0.01, theta11=0,theta22=1, gam1=0, gam2=0)
list(tau =5,   beta11=-0.3, beta12=0.04, alp31=0.35,
 alp32=-0.02, theta11=1, theta22=2, gam1=1, gam2=1)

#Data
list(N=212,  time=c(4,8,12,16),
nr=c(4,    4,    4,    3,    4,    4,    4,    4,    4,    4,
     4,    4,    4,    4,    4,    4,    3,    4,    4,    4,
     4,    4,    4,    4,    4,    3,    4,    4,    4,    4,
     4,    3,    4,    1,    4,    3,    3,    2,    4,    3,
     2,    4,    2,    3,    4,    4,    3,    4,    4,    4,
     ...... ),
ne=c(1,    5,    9,   13,   16,   20,   24,   28,   32,   36,   40,
  44,   48,   52,   56,   60,   64,   67,   71,   75,   79,   83,   87,
  91,   95,   99,  102,  106,  110,  114,  118,  122,  125,  129,  130,
 134,  137,  140,  142,  146,  149,  151,  155,  157,  160,  164,  168,
 171,  175,  179,  183,  187,  191,  194,  198,  202,  206,  210,  214,
  .... ) ,
T=c( 2, NA, 2, 2, 2, 1, 1, NA, 2, 2, 2, 2, 2, 2, 2, NA, 2, 2, 2, 2,
  2, 2, NA, NA, NA, 2, 2, 2, 2, 2, 2, 2, 2, 2, 2, 2, 2, NA, 3,
  NA, 1, 2, 2, 2, NA, 2, 2, 2, 2, ....)
)

id[]  center[] treatment[] age[] visit[] gpt[] base[]
1      1         1          76       4     76     52
1      1         1          76       8     81     52
1      1         1          76      12     77     52
1      1         1          76      16     70     52
2      1         1          54       4     74     51
2      1         1          54       8     86     51
2      1         1          54      12     66     51
2      1         1          54      16     83     51
3      1         1          66       4    138     91
....
END
```

11.4.4 混合効果正規線形回帰モデルとの比較

ここでは，潜在プロファイルモデルと前章まで解説してきた混合効果モデルとの比較を行う．特に，モデルのデータへの適合度を比較することが狙いであるので AIC で比較する．まず，ここで適用する混合効果モデルは，次の 10 のモデルである．

- 被説明変数を $y_{ij}(t_{ijk})$ と置いた Model I, II, III, IV, V
- 被説明変数をベースライン時点からの差 $d_{ij}(t_{ijk})$，共変量としてベースライン時点のデータ $y_{ij}(0)$ を調整した Model IIB, IIIB, VB
- 事前に定めた観察期間は治療効果を一定と仮定する Model IV, V, VB については，投与開始後 4 週後から 16 週後までの期間を一定と仮定する．

これらの結果を表 11.6 に示した．この結果から，Model III (AIC=1481.0) とベースライン調整では Model IIIB (AIC=1047.0) が最適なモデルとして選ばれた．通常の RM モデル群とベースライン調整の ANCOVA 型モデル群との間で，モデルの適合度の比較を AIC の値で比較することはできないが，それぞれのモデルの最尤推定値については，第 7 章の結果と同様に，比較可能なモデル間

$$\text{Model II vs. Model IIB, Model III vs. Model IIIB}$$
$$\text{Model V vs. Model VB}$$

ではベースライン調整をしない **RM** モデルの方が推定値の絶対値が若干大きく，**p** 値は若干小さいという一貫した推定（検定）結果が得られ，いずれも $p < 0.01$ でグリチロン錠二号の有意な治療効果が確認された．

さて，本章の潜在プロファイルモデルとモデルの適合度を比較できるのは，同じデータセットを使用しているベースライン調整の ANCOVA 型モデルである．

表 11.6 治療期間全体 (4, 8, 12, 16 週) での平均的な治療効果 (mean CFB) に関する 10 種類の正規線形混合効果モデルでの推定結果の比較．* は最適なモデル．

Model	β_{3j} に基づく推定値				Model	β_3 の推定値			
	推定値	標準誤差	p 値	AIC		推定値	標準誤差	p 値	AIC
I	−0.2256	0.0644	0.0005	1577.5	IV	−0.2238	0.0648	0.0006	1571.7
II	−0.2247	0.0719	0.0031	1562.0	V	−0.2230	0.07210	0.0022	1557.5
III	−0.2255	0.0766	0.0036	1481.0					
IIB	−0.1834	0.0642	0.0047	1106.2	VB	−0.1817	0.0641	0.0051	1102.3
IIIB	−0.1903	0.0649	0.0038	1047.0					

表 11.7 潜在プロファイルモデルのうつ病の患者に対する認知行動療法の臨床試験データへの適用結果：$M = 3, 4, 5$ それぞれの潜在プロファイルへの分類された患者数．括弧内の数字は当該の潜在プロファイルの混合確率 $\hat{p}_{im}$ の推定値．

	改善 (+++)	改善 (++)	改善 (+)	不変	悪化	計
$M = 3$						
BtheB		7 (15.3)	37 (65.5)	8 (19.2)		52 (100)
TAU		3 (7.3)	23 (50.9)	19 (41.8)		45 (100)
$M = 4$						
BtheB		7 (15.5)	36 (63.3)	9 (21.1)	0 (0.0)	52 (100)
TAU		3 (7.3)	25 (54.0)	13 (28.8)	4 (9.8)	45 (100)
$M = 5$						
BtheB	2 (4.0)	6 (13.1)	31 (57.2)	13 (25.8)	0 (0.0)	52 (100)
TAU	2 (4.2)	1 (3.4)	24 (51.4)	14 (31.1)	4 (9.8)	45 (100)

その最適モデル Model IIIB の AIC が 1047.0 であったのに対し，$M = 4$ の比例オッズモデルを組み込んだ潜在プロファイルモデルの AIC が 960.7 と大きく改善していることに注目したい．$M = 5$ のモデルでは更に適合度が改善しており，治療効果はどのモデルも有意であるが，モデルの適合度という観点からは，潜在プロファイルモデルの方がベターであり，また，その結果の解釈も，単に，平均プロファイルの差を推定するのではなく，表 11.2 に示したように，患者の改善の程度を統計学的に分類する評価法が優れている例と言えよう．

11.5　うつ病の患者に対する認知行動療法の臨床試験への適用

次に，第 7 章で事例に使用した「うつ病」の患者にコンピュータターミナルを介して設計された対話型プログラム（"Beat the Blues" と呼ばれている）により，認知行動療法を施す臨床試験データに混合効果モデルを適用してみよう．

まず，共変量調整のない潜在プロファイルモデルを $M = 3, 4, 5$ の三つのケースについて適用した結果の潜在プロファイルの最尤推定値と，それぞれの潜在プロファイルに分類された患者の反応プロファイルを図 11.6〜11.8 に示した．また，それぞれの潜在プロファイルに分類された患者数と推定された治療群毎の混合確率 $\hat{p}_{im}$ を表 11.7 に示した．

それぞれの AIC は

$$AIC = 1950.7 \ (M = 3), \quad 1946.4 \ (M = 4), \quad 1936.2 \ (M = 5)$$

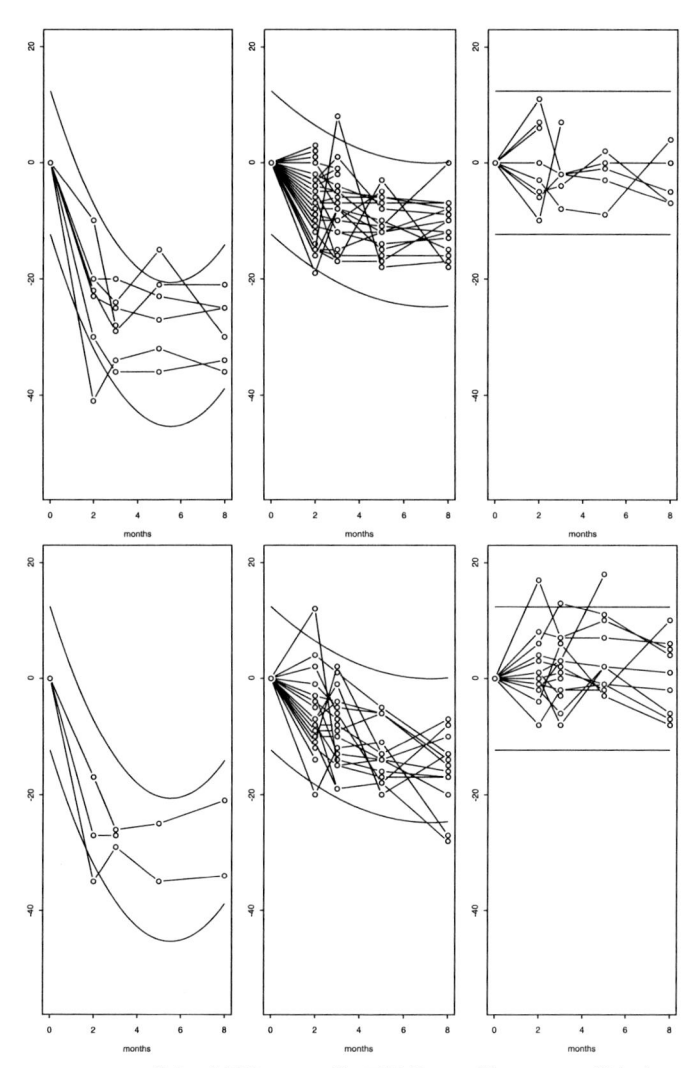

図 11.6　$M = 3$ の場合：上図が BtheB 群，下図が TAU 群．Tango の潜在プロファイルモデルにより推定（最尤推定値）された三つの潜在プロファイルとその 95% 範囲，それに，それぞれの潜在プロファイルに分類された患者の反応プロファイル．

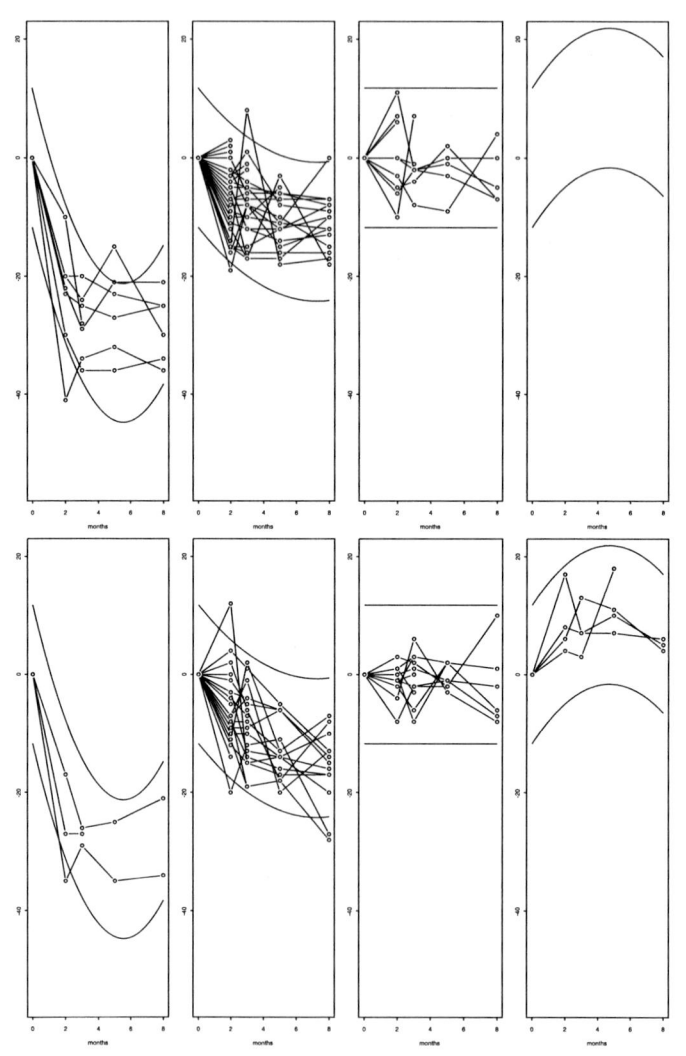

図 11.7 $M=4$ の場合：上図が BtheB 群，下図が TAU 群．Tango の潜在プロファイルモデルにより推定（最尤推定値）された四つの潜在プロファイルとその 95%範囲，それに，それぞれの潜在プロファイルに分類された患者の反応プロファイル．

11.5 うつ病の患者に対する認知行動療法の臨床試験への適用　　187

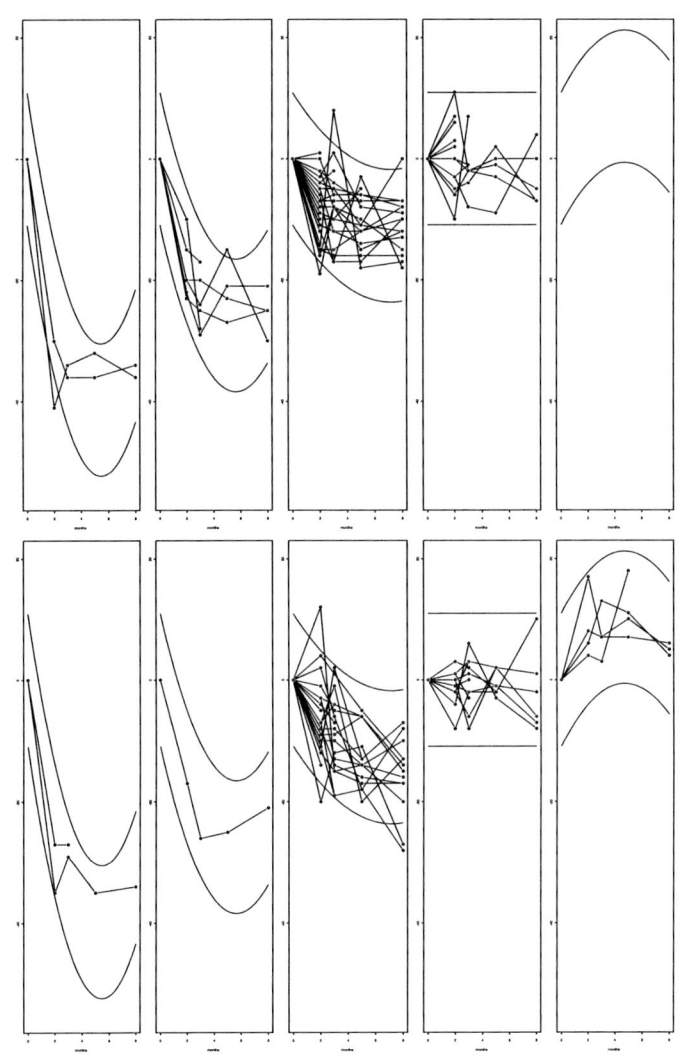

図 11.8　$M = 5$ の場合：上図が BtheB 群，下図が TAU 群．Tango の潜在プロファイルモデルにより推定（最尤推定値）された五つの潜在プロファイルとその 95% 範囲，それに，それぞれの潜在プロファイルに分類された患者の反応プロファイル．

と M が大きくなるにつれて, 小さくなる傾向が見られた.

そこで, $M = 3, 4, 5$ のそれぞれの場合について, 共変量として, 治療群, bdi 値のベースラインデータ, drug, length の 4 変数を使用し, OpenBUGS を利用したベイジアンアプローチにより, 比例オッズ・潜在プロファイルモデルの推定値を求めた (表 11.8 参照). その結果, ベースラインデータは有意な効果が検出され, 共変量調整後の治療の改善オッズ比は

1) $M = 3 : 5.99$ ($95\%CI : 1.56, 27.36$)
2) $M = 4 : 5.31$ ($95\%CI : 1.53, 21.26$)
3) $M = 5 : 4.28$ ($95\%CI : 1.38, 15.36$)

と有意な治療効果が推定された.

モデルの適合度の観点からは, 第 7 章で解説したベースライン調整を含む RM モデルの AIC の値の範囲が $1852.5 \sim 1896.8$ であったのに対し, $M = 5$ の場合の比例オッズモデルを組み込んだ潜在プロファイルモデルの AIC は, 共変量調

表 11.8 3 種類の潜在プロファイルモデルの最尤推定値 (MLE) と比例オッズ・潜在プロファイルモデルのベイジアン推定値. 括弧内は標準誤差. なお, 潜在プロファイルモデルでの治療群 i の混合確率 $\hat{p}_{im}$ の推定値は省略.

パラメータ	$M = 3$		$M = 4$		$M = 5$	
	MLE	Bayesian	MLE	Bayesian	MLE	Bayesian
AIC	1950.7		1946.4		1936.2	
$-2\log L$	1932.7		1920.4		1902.2	
$deviance$		1900.0		1887.0		1864.0
β_{11}	-11.92	-11.6 (0.73)	-11.91	-11.7 (0.71)	-15.17	-15.25 (1.10)
β_{12}	1.08	1.04 (0.11)	1.07	1.05 (0.10)	1.39	1.40 (0.16)
β_{21}	-3.45	-3.37 (0.41)	-3.43	-3.26 (0.40)	-9.74	-9.92 (0.84)
β_{22}	0.239	0.228 (0.055)	0.236	0.217 (0.054)	0.862	0.883 (0.123)
β_{31}	0.000	0.000	0.000	0.000	-3.53	-3.52 (0.39)
β_{32}	0.000	0.000	0.000	0.000	0.246	0.244 (0.053)
β_{41}			4.289	4.40 (1.16)	0.000	0.000
β_{42}			-0.454	-0.467 (0.173)	0.000	0.000
β_{51}					4.38	4.43 (1.02)
β_{52}					-0.465	-0.471 (0.153)
γ_1 (治療)		1.78 (0.71)		1.67 (0.66)		1.45 (0.61)
γ_2 (ベースラインデータ)		0.176 (0.044)		0.156 (0.039)		0.137 (0.033)
γ_3 (drug)		0.899 (0.733)		0.887 (0.743)		0.599 (0.590)
γ_4 (length)		-0.878 (0.665)		-0.805 (0.603)		-0.622 (0.530)
θ_1		-8.35 (1.67)		-7.67 (1.48)		-8.78 (1.51)
θ_2		-3.14 (0.00)		-2.53 (0.92)		-6.84 (1.29)
θ_3				0.100 (0.923)		-2.52 (0.80)
θ_4						0.254 (0.829)
σ	6.31	6.38 (0.29)	5.99	6.12 (0.29)	5.57	5.68 (0.27)

整のない潜在プロファイルモデルの $AIC = 1936.2$ より小さくなることが期待されるものの，混合効果モデルより適合度が良いかどうかは収束の問題のため現時点では不明である．しかし，混合効果モデルでは，いずれのモデルにおいても有意な治療効果が推定されなかったが，ベイジアンアプローチによる比例オッズモデルを組み込んだ潜在プロファイルモデルで，有意な治療効果が推定されている点は興味深い．

11.6 ま と め

本章で解説した潜在プロファイルモデルと共変量調整のために，比例オッズモデルを組み込んだ潜在プロファイルモデルを2種類のデータに適用し，混合効果モデルでは検出できない治療効果の特徴が観察され，様々な経時的繰り返し測定データで評価する RCT データへの適用可能性が示唆された．ただ，すでに述べたように現時点では，この比例オッズモデルを組み込んだ潜在プロファイルモデルの最尤推定値を求めるプログラムは，まだ試行錯誤が多く，一般に公開できるほどの一般性を有していない．このプログラムの開発は今後の課題である．

12

経時的繰り返し測定デザインの最適化とサンプルサイズ

本章では，第 1 章で解説した $1:T$ デザイン

$$\boldsymbol{y}_i = (\underbrace{y_{i0}}_{\text{ベースラインデータ}}, \underbrace{y_{i1},\ldots,y_{iT}}_{\text{評価期間のデータ}})^t \tag{12.1}$$

と，その拡張型の $S:T$ デザイン

$$\boldsymbol{y}_i = (\underbrace{y_{i(-S+1)},\ldots,y_{i0}}_{\text{ベースライン期間のデータ}}, \underbrace{y_{i1},\ldots,y_{iT}}_{\text{評価期間のデータ}})^t \tag{12.2}$$

に対する 2 群比較（新治療群 vs. 対照群）に関する一般化線形混合効果モデル (generalized linear mixed-effects model) の Model IV

$$g\{E(y_{ij} \mid b_{0i})\} = b_{0i} + \beta_0 + \beta_1 x_{1i} + \beta_2 x_{2ij} + \beta_3 x_{1i}x_{2ij} + \boldsymbol{w}_i^t \boldsymbol{\xi} \tag{12.3}$$

$$b_{0i} \sim N(0, \sigma_{B0}^2),$$

$$i = 1,\ldots,n_1 \text{（対照群）}, \quad i = n_1+1,\ldots,n_1+n_2 = N \text{（新薬群）}$$

$$j = \underbrace{-(S-1), -(S-2),\ldots,0}_{\text{ベースライン期間}}, \underbrace{1,\ldots,T}_{\text{評価期間}}$$

を主として考える．ここで，$g(.)$ は連結関数（link funciton）

$$g(\mu) = \begin{cases} \mu, & y \mid b_{0i} \sim N(\mu, \sigma_E^2) \\ \log\{\mu/(1-\mu)\}, & y \mid b_{0i} \sim \text{Bernoulli}(\mu) \\ \log \mu, & y \mid b_{0i} \sim \text{Poisson}(\mu) \end{cases} \tag{12.4}$$

である．また，

1) x_{1i} は新治療群であれば 1，対照群であれば 0 をとる 2 値の連続変数

2) x_{2ij} は測定時点 j がベースライン期間か治療開始後の測定時点かを表す指示変数で，ベースライン期間であれば 0，治療期間であれば 1 の値をとる 2 値の連続変数

である．$S:T$ デザインでは，

1) 欠測データが生じたとしても，「測定データが少なくとも一つは存在する」可能性が大きくなり，比較の弱い **MAR**（第 A 章参照）の仮定の下で，混合効果モデルを利用して尤度に基づく（欠測データを）無視できる解析 (likelihood-based ignorable analysis) が可能となる
2) 必要な症例数の低減が図れる

などの恩恵の可能性が大である．最近では，適切な補完モデルが必要な多重補完法 (MI, multiple imputation)，適切な欠測メカニズムのモデルが必要な IPW 法 (inverse probability weighting) あるいは，その中間に位置するとしての doubly robust 法などが提案されているが，これらの方法はあくまで感度分析の手法として位置づけるべきである．

以下では，まずは，基本デザインに必要なサンプルサイズ (sample size) について議論し，その拡張として「$S:T$ デザイン」に必要なサンプルサイズを検討する．

12.1 サンプルサイズの計算の基本方針

まず，基本デザインにおける治療効果の評価期間においては，治療効果がほぼ一定（β_3）を仮定し，変量効果がベースライン期間の個体間差 b_{0i} だけの場合を考慮した Model IV:

$$\text{Model IV}: \quad \boldsymbol{z}_{ij}^t \boldsymbol{b}_i = b_{0i}$$

の場合に必要なサンプルサイズを考える．なぜなら，Model IV では，本書で解説してきた，正規線形回帰モデル，ロジスティック回帰モデル，Poisson 回帰モデル，いずれにおいても，変量効果である個体間差 b_{0i} に対する十分統計量が存在し，その条件付き推測が可能となるので，変量効果 b_{0i} に関するモデル化に依存しないサンプルサイズの検討が可能となる．なお，特定の 1 時点での評価を定めた Model I にも適用できることは言うまでもない．

一方で，治療への反応にも個体間差を追加した Model V

$$\text{Model V:} \quad \boldsymbol{z}_{ij}^t \boldsymbol{b}_i = b_{0i} + b_{1i} x_{2ij}$$

については，一般論は難しいが，正規線形回帰モデルでは，必要なサンプルサイズの計算は簡単である．ただ後述するように，ロジスティック回帰モデルと Poisson 回帰モデル (Model V) のサンプルサイズの計算はモンテカルロシミュレーション (12.5 節) を利用したい．

12.2 正規線形回帰モデル

12.2.1 $1:T$ デザイン

式 (7.10) の Model IV の個体 i の尤度への貢献部分は式 (B.7) より

$$\begin{aligned}
p(\boldsymbol{y}_i \mid \boldsymbol{b}_i) &= \prod_{j=0}^{T} \phi(y_{ij} \mid \beta_0 + \boldsymbol{x}_{ij}^t \boldsymbol{\beta} + \boldsymbol{z}_{ij}^t \boldsymbol{b}_i, \sigma_E^2) \\
&= \prod_{j=0}^{T} \phi(y_{ij} \mid \beta_0 + b_{0i} + \beta_1 x_{1i} + \beta_2 x_{2ij} + \beta_3 x_{1i} x_{2ij} + \boldsymbol{w}_i^t \boldsymbol{\xi}, \sigma_E^2)
\end{aligned}$$
(12.5)

と表現できる．ここで期待値を，時点 j に関係しない部分 θ_{1i} と関係する部分 θ_{ij} ($j > 0$) に分けて

$$\theta_{1i} = \beta_0 + b_{0i} + \beta_1 x_{1i} + \boldsymbol{w}_i^t \boldsymbol{\xi} \tag{12.6}$$

$$\theta_{2ij} = \begin{cases} 0, & \text{for } j = 0 \\ \beta_2 + \beta_3 x_{1i}, & \text{for } j = 1, \ldots, T \end{cases} \tag{12.7}$$

とすると，

$$\begin{aligned}
&p(\boldsymbol{y}_i \mid \boldsymbol{b}_i) \\
&= \prod_{j=0}^{T} \phi(y_{ij} \mid \beta_0 + \boldsymbol{x}_{ij}^t \boldsymbol{\beta} + \boldsymbol{z}_{ij}^t \boldsymbol{b}_i, \sigma_E^2) \\
&= (2\pi \sigma_E^2)^{-T/2} \exp\left\{ -\frac{1}{2\sigma_E^2} \{ -2\theta_{1i} y_{i+} + \sum_{j=0}^{T} [y_{ij}^2 - 2\theta_{2ij} y_{ij} + (\theta_{1i} + \theta_{2ij})^2] \} \right\}
\end{aligned}$$
(12.8)

となり，結果変数の和 $y_{i+} = y_{i0} + y_{i1} + \cdots + y_{iT}$ がパラメータ θ_{1i} の十分統計量（sufficient statistic）となっていることがわかる．そこで，y_{i+} が与えられたもとでの $\boldsymbol{y}_i$ の条件付き分布は

$$\bar{y}_{i+}^* = \frac{1}{T}\sum_{j=1}^{T} y_{ij} \tag{12.9}$$

$$d_i^* = \bar{y}_{i+}^* - y_{i0} \tag{12.10}$$

と置くと，

$$p(\boldsymbol{y}_i \mid y_{i+}) = \left(\frac{T}{2(T+1)\pi\sigma_E^2}\right)^{1/2} \exp\left\{-\frac{T}{2(T+1)\sigma_E^2}(d_i^* - \beta_2 - \beta_3 x_{1i})^2\right\} \tag{12.11}$$

となる．したがって，治療効果の大きさ（effect size）β_3 の条件付き最尤推定値は混合効果モデルの最尤推定値と一致し

$$\hat{\tau} = \hat{\beta}_3 = \frac{1}{n_2}\sum_{i=1}^{N} d_i^* x_{1i} - \frac{1}{n_1}\sum_{i=1}^{N} d_i^*(1 - x_{1i}) \tag{12.12}$$

で与えられる．つまり，第2章，第3章で考えた CFB の妥当性を示している．また，その推定値は式 (4.18) の拡張であり，分散は

$$\mathrm{Var}(\hat{\tau}) = \mathrm{Var}(\hat{\beta}_3) = \frac{n_1 + n_2}{n_1 n_2}\left(1 + \frac{1}{T}\right)\sigma_E^2 \tag{12.13}$$

となる．

12.2.2　$S:T$ デザイン

これを一般化して，ベースライン期間に S 回の測定を行う $S:T$ デザイン

$$\boldsymbol{y}_i = (\underbrace{y_{i(-S+1)}, \ldots, y_{i0}}_{\text{ベースライン期間}}, \underbrace{y_{i1}, \ldots, y_{iT}}_{\text{治療期間}})$$

に拡張してみよう．

$$\bar{y}_{i+(post)}^* = \frac{1}{T}\sum_{j=1}^{T} y_{ij} \tag{12.14}$$

$$\bar{y}_{i+(pre)}^* = \frac{1}{S}\sum_{j=1-S}^{0} y_{ij} \tag{12.15}$$

$$d_i(S,T)^* = \bar{y}^*_{i+(post)} - \bar{y}^*_{i+(pre)} \tag{12.16}$$

と置くと，治療効果 β_3 の条件付き最尤推定値と混合効果モデルの最尤推定値は一致し，

$$\hat{\tau} = \hat{\beta}_3 = \frac{1}{n_2}\sum_{i=1}^{N} d_i(S,T)^* x_{1i} - \frac{1}{n_1}\sum_{i=1}^{N} d_i(S,T)^*(1-x_{1i}) \tag{12.17}$$

で推定され，その分散は

$$\mathrm{Var}(\hat{\tau}) = \mathrm{Var}(\hat{\beta}_3) = \frac{n_1+n_2}{n_1 n_2}\left(\frac{S+T}{ST}\right)\sigma_E^2 \tag{12.18}$$

となる．つまり，各群（同数）に必要なサンプルサイズ $n_{S,T}$ が単純な 1:1 デザインに比べて，

$$\frac{n_{S,T}}{n_{S=1,T=1}} = \frac{S+T}{2ST} \tag{12.19}$$

だけ少なくなる．一方，Model V においては，二つの混合効果 (b_{0i}, b_{1i}) に関する十分統計量による条件付き推測は破綻するが，混合効果モデルの枠組みで治療効果の推定値は Model IV と同じ式 (12.17) で与えられる．ただ，その分散は，式 (4.19) の拡張として

$$\mathrm{Var}(\hat{\tau}) = \mathrm{Var}(\hat{\beta}_3) = \frac{n_1+n_2}{n_1 n_2}\left\{\sigma_{B1}^2 + \left(\frac{S+T}{ST}\right)\sigma_E^2\right\} \tag{12.20}$$

で与えられる．したがって，必要なサンプルサイズ $n_{S,T}$ が単純な単純な 1:1 デザインに比べて，

$$\frac{n_{S,T}}{n_{S=1,T=1}} = \frac{\sigma_{B1}^2 + \left(\frac{S+T}{ST}\right)\sigma_E^2}{\sigma_{B1}^2 + 2\sigma_E^2} \tag{12.21}$$

だけ小さくなる．なお，Model IV, Model V, いずれの場合も有意水準 α，検出力 $100(1-\phi)\%$ で効果の大きさ β_3 を検出できる．サンプルサイズは

$$n_{S=1,T=1} = 2(Z_{\alpha/2} + Z_\phi)^2 \times \frac{\sigma_{B1}^2 + 2\sigma_E^2}{\beta_3^2} \tag{12.22}$$

で計算できる．ここに，Z_α は標準正規分布の上側 100α パーセンタイルである．

なお，ここで導いた条件付き最尤推定値の標準誤差，式 (12.18) と式 (12.20), が混合効果モデルの推定値と一致するかどうかを 7.1 節の完全ケースデータの解析結果を利用し，R で計算した例を次ページの囲みの中に示す．

次に，7.2 節の BDI スコアのオリジナルデータでは，欠測データを含む，含ま

12.2 正規線形回帰モデル

表 12.1 正規線形モデルの Model V における $\sigma_{B1}^2 = 40$, $\sigma_E^2 = 30$ の場合の比 $n_{S,T}/n_{S=1,T=1}$ の値

S	T				
	1	2	3	4	5
1	1.000	0.850	0.800	0.775	0.760
2	0.850	0.700	0.650	0.625	0.610
3	0.800	0.650	0.600	0.575	0.560
4	0.775	0.625	0.575	0.550	0.535
5	0.760	0.610	0.560	0.535	0.520

ないにかかわらず，ほぼ

$$\hat{\sigma}_{B1}^2 = 40, \ \hat{\sigma}_E^2 = 30$$

の推定値を得ているので，この場合に，$S:T$ デザインを計画した場合，$1:1$ デザインに比してどの程度サンプルサイズが減少するのか，式 (12.21) の比の値を表 12.1 に示した．

なお，非劣性マージン（non-inferiority margin）を $\Delta(>0)$ とした非劣性検定（non-inferiority test）

$$H_0: \beta_3 \leq -\Delta, \ H_1: \beta_3 > -\Delta \quad (\beta_3 > 0 \text{ が「効果あり」の場合})$$

または，

$$H_0: \beta_3 \geq \Delta, \ H_1: \beta_3 < \Delta \quad (\beta_3 < 0 \text{ が「効果あり」の場合})$$

に必要なサンプルサイズは，式 (12.22) の β_3 を $\beta_3 + \Delta \mathrm{sign}(\beta_3)$ に置き換えればよい．ここに，$\mathrm{sign}(x)$ は x の符号で

$$\mathrm{sign}(x) = \begin{cases} 1, & x > 0 \\ -1, & x < 0 \end{cases}$$

である．

7.1 節のデータに対する治療効果の標準誤差のチェックの例

⟨SAS program⟩
```
proc mixed data=dbbpre2 method=reml covtest;
class subject visit ;
model bdi = drug length treatment post treatment*post/s cl ddfm=sat ;
random intercept      /  subject= subject g gcorr ;     /* Model IV */
random intercept post /  subject= subject g gcorr ; /* Model V  */
repeated visit / type = simple subject = subject r  rcorr ;
```

⟨Model IV⟩
共分散パラメータ推定値
共分散パラメータ サブジェクト 推定値 標準誤差 Z 値 Pr > Z
Intercept   subject   45.5643 10.9177 4.17 <.0001
visit   subject   38.9453 3.8374 10.15 <.0001

固定効果の解
効果   post 推定値 標準誤差 自由度 t 値 Pr > |t|
treatment*post 1 -4.8604 1.9366 206 -2.51 0.0129

⟨Model V⟩
共分散パラメータ推定値
共分散パラメータ サブジェクト 推定値 標準誤差   Z 値 Pr > Z
UN(1,1) subject   51.3285 17.0421 3.01 0.0013   (Intercept)
UN(2,1) subject -24.9070 15.2391 -1.63 0.1022
UN(2,2) subject   57.9580 18.9239 3.06 0.0011   (post)
visit   subject   27.6907 3.1354 8.83 <.0001

固定効果の解
効果   post 推定値 標準誤差 自由度 t 値 Pr > |t|
treatment*post   -4.8604 2.6705 50 -1.82 0.0747

⟨R を利用した標準誤差の計算 (SAS の推定結果と一致)⟩
⟨Model IV⟩
> se2<-38.9453
> sqrt((1/25+1/27)*se2*(1+1/4))
[1] 1.936566
>
⟨Model V⟩
> se2<-27.6907
> sb2<-57.9580
> sqrt((1/25+1/27)*(sb2+se2*(1+1/4)))
[1] 2.670473

12.2.3　ベースライン調整の ANCOVA 型モデルの場合

ここでは，本来の RM モデルではないが，ベースラインデータを被説明変数としない ANCOVA 型モデルについて，基本デザインで，かつ，ベースライン調整を含まない Model VB

$$y_{ij} \mid b_{i(Ancova)} = \beta_0 + b_{i(Ancova)} + \beta_3 x_{1i} + \boldsymbol{w}_i^t \boldsymbol{\xi} + \epsilon_{ij} \tag{12.23}$$

$$j = 1, \ldots, T$$

$$\epsilon_{ij} \perp b_{i(Ancova)}, \quad b_{i(Ancova)} \sim N(0, \sigma_{B(Ancova)}^2), \quad \epsilon_{ij} \sim N(0, \sigma_E^2)$$

に必要なサンプルサイズを説明する．ここで，

$$\mathrm{Var}(y_{ij}) = \sigma_{B(Ancova)}^2 + \sigma_E^2 = \sigma_{B0}^2 + \sigma_{B1}^2 + 2\rho_B\sigma_{B0}\sigma_{B1} + \sigma_E^2$$

と置く．このモデルでの治療期間でほぼ一定と仮定した（あるいは平均的な）治療効果 β_3 は治療期間の平均値の群間差

$$\hat{\beta}_3 = \frac{1}{n_2}\sum_{i=1}^{N} \bar{y}_{i+}x_{1i} - \frac{1}{n_1}\sum_{i=1}^{N} \bar{y}_{i+}(1-x_{1i}) \tag{12.24}$$

で推定され，その分散は

$$\mathrm{Var}(\hat{\beta}_3) = \frac{n_1 + n_2}{n_1 n_2}\left(\sigma_{B(Ancova)}^2 + \frac{1}{T}\sigma_E^2\right) \tag{12.25}$$

で与えられる．したがって，必要なサンプルサイズは

$$\begin{aligned}
n &= 2(Z_{\alpha/2} + Z_\phi)^2 \times \frac{\sigma_{B(Ancova)}^2 + \sigma_E^2/T}{\beta_3^2} \\
&= \frac{2(Z_{\alpha/2} + Z_\phi)^2 \sigma^2}{\beta_3^2} \cdot \frac{1 + (T-1)\rho}{T}
\end{aligned} \tag{12.26}$$

で計算できる．ここに，ρ は個体をクラスターとしたクラスター内相関係数（intra-cluster correlation coefficient）

$$\rho = \frac{\sigma_{B(Ancova)}^2}{\sigma_{B(Ancova)}^2 + \sigma_E^2} = \frac{\sigma_{B0}^2 + \sigma_{B1}^2 + 2\rho_B\sigma_{B0}\sigma_{B1}}{\sigma_{B0}^2 + \sigma_{B1}^2 + 2\rho_B\sigma_{B0}\sigma_{B1} + \sigma_E^2} \tag{12.27}$$

である．このサンプルサイズの公式は多くの経時的繰り返し測定データの解析に関するテキスト（例：Diggle et al.[6])；Fitzmaurice et al.[11])）で「経時的繰り返し測定デザインにおけるサンプルサイズ」として解説している．重要なのは，その統計モデルが何か？を注意深く理解することである．

12.3 ロジスティック回帰モデル

12.3.1 1 : T デザイン

式 (8.14) の Model IV では，式 (B.14) を参照して

$$\mathrm{logit}\,\mathrm{Pr}\{y_{ij} = 1 \mid \boldsymbol{b}_i\} = b_{0i} + \beta_0 + \boldsymbol{x}_{ij}^t\boldsymbol{\beta} \tag{12.28}$$

と表現でき，いわゆるマッチドケースコントロール研究でよく使用される条件付きロジスティック回帰モデルと同様である．式 (8.14) の Model IV の個体 i の尤

度への貢献部分は式 (B.16) より

$$p(\boldsymbol{y}_i \mid \boldsymbol{b}_i) = \prod_{j=0}^{T} \frac{(\exp(b_{0i} + \beta_0 + \boldsymbol{x}_{ij}^t \boldsymbol{\beta}))^{y_{ij}}}{1 + \exp(b_{0i} + \beta_0 + \boldsymbol{x}_{ij}^t \boldsymbol{\beta})}$$

$$= \exp(y_{i+}\theta_{1i} + \sum_{j=0}^{T} y_{ij}\theta_{2ij}) \prod_{j=0}^{T} \frac{1}{1 + \exp(b_{0i} + \beta_0 + \boldsymbol{x}_{ij}^t \boldsymbol{\beta})} \tag{12.29}$$

と表現できる．ここに，

$$\theta_{1i} = \beta_0 + b_{0i} + \beta_1 x_{1i} + \boldsymbol{w}_i^t \boldsymbol{\xi} \tag{12.30}$$

$$\theta_{2ij} = \begin{cases} 0, & \text{for } j = 0 \\ \beta_2 + \beta_3 x_{1i}, & \text{for } j = 1, \ldots, T \end{cases} \tag{12.31}$$

である．したがって，結果変数の和 y_{i+}，つまり，治療によって期待される事象が起きた ($y_{ij} = 1$) 数がパラメータ θ_{1i} の十分統計量となっていることがわかる．したがって，和 $y_{i+} = t$ が与えられた下での $\boldsymbol{y}_i = (y_{i0}, \ldots, y_{iT})$ の条件付き分布，すなわち，尤度は，それぞれの $t(=1, 2, \ldots, T-1)$ に対して，

$$\Pr\{\boldsymbol{y}_i \mid y_{i+} = t, \beta_2, \beta_3\} = L_i(\beta_2, \beta_3 \mid t)$$
$$= \frac{\exp(\sum_{j=0}^{T} y_{ij}\theta_{2ij})}{\sum_{(j_0,\ldots,j_t) \in R_i(t)} \exp(\sum_{j \in (j_0,\ldots,j_t)} y_{ij}\theta_{2ij})} \tag{12.32}$$

であり，

$$R_i(t) = \binom{T+1}{t} \text{ 通りの } y_{i+} = t \text{ となる } j \text{ の組み合わせ } (j_0, \ldots, j_t) \text{ の集合} \tag{12.33}$$

である．

ここでは，主として $T = 1$ の $1:1$ デザイン場合を考える．この場合，$y_{i+} = 0, 2$ の場合は尤度に貢献しないので，$y_{i+} = y_{i0} + y_{i1} = 1$ の場合を考えれば十分であり，y_{i1} の条件付き確率分布，すなわち条件付き尤度は

$$\Pr\{y_{i1} \mid y_{i+} = 1, \beta_2, \beta_3\} = L_i(\beta_2, \beta_3 \mid s = 1) = \frac{\exp\{y_{i1}(\beta_2 + \beta_3 x_{1i})\}}{1 + \exp\{\beta_2 + \beta_3 x_{1i}\}} \tag{12.34}$$

12.3 ロジスティック回帰モデル

表 12.2 ベースライン時点と時点 1 との対応のある 2×2 分割表の例

新薬群 (2) ベースライン	時点 1 good	poor	計	対照群 (1) ベースライン	時点 1 good	poor	計
good		$y_{gp}^{(2)}$		good		$y_{gp}^{(1)}$	
poor	$y_{pg}^{(2)}$			poor	$y_{pg}^{(1)}$		
計			n_2	計			n_1

となり，全体の尤度関数は

$$L(\beta_2, \beta_3 \mid t=1) = \prod_{i:y_{i+}=1} \frac{\exp\{y_{i1}(\beta_2 + \beta_3 x_{1i})\}}{1 + \exp\{\beta_2 + \beta_3 x_{1i}\}} \tag{12.35}$$

となる．パラメータ (β_2, β_3) の条件付き最尤推定値は，それぞれ，

$$\hat{\beta}_2 = \log\left(\frac{y_{pg}^{(1)}}{y_{gp}^{(1)}}\right) \tag{12.36}$$

$$\hat{\beta}_3 = \log\left\{\left(\frac{y_{pg}^{(2)}}{y_{gp}^{(2)}}\right) \bigg/ \left(\frac{y_{pg}^{(1)}}{y_{gp}^{(1)}}\right)\right\} = \log\left(\frac{y_{pg}^{(2)} y_{gp}^{(1)}}{y_{gp}^{(2)} y_{pg}^{(1)}}\right) \tag{12.37}$$

で与えられる．ここに，$y_{pg}^{(k)}, y_{gp}^{(k)}$ は，第 7 章の事例の呼吸器症状の例で言えば，表 12.2 に示すように，群 $k(=1,2)$ において，ベースライン時点から観察時点 1 へ，状態が「poor → good」「good → poor」へ推移した 2×2 分割表の非対角成分の頻度である．つまり，対応のあるオッズ比を推定する構造となり

$$e^{\beta_2} = 対照群で「poor → good」となるオッズ比$$

$$e^{\beta_3} = 治療効果 = \frac{新薬群の「poor → good」となるオッズ比}{対照群で「poor → good」となるオッズ比}$$

となる．また，これらの 4 つの頻度を表 12.3 に示すように配置し，薬剤群毎に異なった状態へと推移した症例数の和を

$$s_1 = y_{pg}^{(1)} + y_{gp}^{(1)} \tag{12.38}$$

$$s_2 = y_{pg}^{(2)} + y_{gp}^{(2)} \tag{12.39}$$

と定義すると，治療効果 $e^{\hat{\beta}_3}$ は「薬剤群」と「状態の推移」で分割された 2×2 分割表から計算されるオッズ比に等しく，$\hat{\beta}_3$ の標準誤差は

$$s.e.(\hat{\beta}_3) = \sqrt{\frac{1}{y_{gp}^{(2)}} + \frac{1}{y_{pg}^{(2)}} + \frac{1}{y_{gp}^{(1)}} + \frac{1}{y_{pg}^{(1)}}} \tag{12.40}$$

表 12.3 「治療群」と「異なる状態への推移」との間の 2×2 分割表

群	異なる状態への推移		計
	poor $\to$ good	good $\to$ poor	
新薬群 (2)	$y_{pg}^{(2)}$	$y_{gp}^{(2)}$	s_2
対照群 (1)	$y_{pg}^{(1)}$	$y_{gp}^{(1)}$	s_1
計	m_1	m_0	s_+

で与えられ，帰無仮説 $H_0 : \beta_3 = 0$ のエフィシェントスコア検定が次式のように導かれる．

$$Z = \frac{\sqrt{s_+}(y_{pg}^{(2)}y_{gp}^{(1)} - y_{gp}^{(2)}y_{pg}^{(1)})}{\sqrt{m_0 m_1 s_2 s_1}} \sim N(0,1) \qquad (12.41)$$

しかし，これまでの議論から明らかなように，ロジスティック回帰モデルでは，条件付きエフィシェントスコアに基づくアプローチは非対角の頻度だけしか利用しないので，推定値の標準誤差が混合効果モデルのそれより大きくなる傾向が強く，したがって，それに基づくサンプルサイズは混合効果モデルのサンプルサイズに比べて過大な見積もりとなる．したがって，ロジスティック回帰モデルのサンプルサイズの計算は 12.5 節で解説するように，いずれのモデルにおいても，モンテカルロシミュレーションを利用して計算する．

12.4　Poisson 回帰モデル

12.4.1　$1:T$ デザイン

式 (9.10) の Model IV の個体 i の尤度への貢献部分は式 (B.23) より

$$\begin{aligned}
p(\boldsymbol{y}_i \mid \boldsymbol{b}_i) &= \prod_{j=0}^{T} \frac{\exp(y_{ij}(\beta_0 + \boldsymbol{x}_{ij}^t\boldsymbol{\beta} + \boldsymbol{z}_{ij}^t\boldsymbol{b}_i))}{y_{ij}!} \exp(-\exp(\beta_0 + \boldsymbol{x}_{ij}^t\boldsymbol{\beta} + \boldsymbol{z}_{ij}^t\boldsymbol{b}_i)) \\
&= \prod_{j=0}^{T} \Big(\frac{\exp(y_{ij}(\beta_0 + b_{0i} + \beta_1 x_{1i} + \beta_2 x_{2ij} + \beta_3 x_{1i} x_{2ij} + \boldsymbol{w}_i^t \boldsymbol{\xi}))}{y_{ij}!} \\
&\quad \times \exp(-\exp(\beta_0 + \boldsymbol{x}_{ij}^t\boldsymbol{\beta} + \boldsymbol{z}_{ij}^t\boldsymbol{b}_i)) \Big) \qquad (12.42)
\end{aligned}$$

と表現できる．ここで期待値を，時点 j に関係しない部分 θ_{1i} と関係する部分 θ_{ij} $(j > 0)$ に分けて

$$\theta_{1i} = \beta_0 + b_{0i} + \beta_1 x_{1i} + \boldsymbol{w}_i^t \boldsymbol{\xi} \qquad (12.43)$$

12.4 Poisson 回帰モデル

$$\theta_{2ij} = \begin{cases} 0, & \text{for } j = 0 \\ \beta_2 + \beta_3 x_{1i}, & \text{for } j = 1, \ldots, T \end{cases} \quad (12.44)$$

とすると,

$$p(\boldsymbol{y}_i \mid \boldsymbol{b}_i) = \exp(\theta_{1i} y_{i+} + \sum_{i=0}^{T} y_{ij} \theta_{2ij}) \prod_{j=0}^{T} \frac{\exp(-\exp(\beta_0 + \boldsymbol{x}_{ij}^t \boldsymbol{\beta} + \boldsymbol{z}_{ij}^t \boldsymbol{b}_i))}{y_{ij}!} \quad (12.45)$$

となり, 結果変数の和 $y_{i+} = \sum_{j=0}^{T} y_{ij}$ がパラメータ θ_{1i} の十分統計量となっていることがわかる.

12.4.2 $S:T$ デザイン

これを一般化して, ベースライン期間に S 回の測定を行う $S:T$ デザイン

$$\boldsymbol{y}_i = (\underbrace{y_{i(-S+1)}, \ldots, y_{i0}}_{\text{ベースライン期間}}, \underbrace{y_{i1}, \ldots, y_{iT}}_{\text{治療期間}})$$

に拡張すると, 結果変数の和 $y_{i+} = \sum_{j_1=0}^{S-1} y_{i(-j_1)} + \sum_{j_2=1}^{T} y_{ij_2}$ がパラメータ θ_{1i} の十分統計量となっていることがわかる. 更に, ベースライン, 治療期間のそれぞれの観察期間の長さが一定な場合には, 結果変数（頻度）の期待値が表 12.4 に示す形で与えられる. したがって, $y_{i+} = \sum_{j_1=0}^{S-1} y_{i(-j_1)} + \sum_{j_2=1}^{T} y_{ij_2}$ を所与とした $(y_{i(-S+1)}, \ldots, y_{i0}, y_{i1}, \ldots, y_{iT})$ の条件付き分布は次に示す多項分布となる.

$$\Pr\{y_{i(-S+1)}, \ldots, y_{i0}, y_{i1}, \ldots, y_{iT}) \mid y_{i+}\} = \text{Multinomial}(y_{i+}, \boldsymbol{p}) \quad (12.46)$$

ここに,

$$\boldsymbol{p} = (p_{i(-S+1)}, \ldots, p_{i0}, p_{i1}, \ldots, p_{iT})^t \quad (12.47)$$

表 12.4 Poisson 回帰モデルの Model IV：ベースライン期間で S 回, 治療期間で T 回の観察を行う試験デザインにおいて, 各観察期間の長さが一定な場合のベースライン期間に対する治療期間における結果変数（頻度）の期待値

群	ベースライン期間			治療期間			
	$-(S-1)$	$\cdots$	-1	0	1	2	$\cdots$	T
新薬群	1	$\cdots$	1	1	$e^{\beta_2+\beta_3}$	$e^{\beta_2+\beta_3}$	$\cdots$	$e^{\beta_2+\beta_3}$
対照群	1	$\cdots$	1	1	e^{β_2}	e^{β_2}	$\cdots$	e^{β_2}

$$p_{ij}(j \leq 0) = \begin{cases} \dfrac{1}{S + Te^{\beta_2}}, & i = 1, \ldots, n_1 \text{ (対照群)} \\ \dfrac{1}{S + Te^{\beta_2+\beta_3}}, & i = n_1 + 1, \ldots, n_1 + n_2 \text{ (新薬群)} \end{cases} \quad (12.48)$$

$$p_{ij}(j > 0) = \begin{cases} \dfrac{\beta_2}{S + Te^{\beta_2}}, & i = 1, \ldots, n_1 \text{ (対照群)} \\ \dfrac{e^{\beta_2+\beta_3}}{S + Te^{\beta_2+\beta_3}}, & i = n_1 + 1, \ldots, n_1 + n_2 \text{ (新薬群)} \end{cases} \quad (12.49)$$

である．条件付き尤度は

$$\begin{aligned}L_i(\beta_2, \beta_3) \propto &\prod_{i=1}^{n_1} \left(\dfrac{1}{S + Te^{\beta_2+\beta_3}}\right)^{\sum_{j=0}^{S-1} y_{i(-j)}} \left(\dfrac{e^{\beta_2+\beta_3}}{S + Te^{\beta_2+\beta_3}}\right)^{\sum_{j=1}^{T} y_{ij}} \\ &\times \prod_{i=n_1+1}^{n_1+n_2} \left(\dfrac{1}{S + Te^{\beta_2}}\right)^{\sum_{j=0}^{S-1} y_{i(-j)}} \left(\dfrac{e^{\beta_2}}{S + Te^{\beta_2}}\right)^{\sum_{j=1}^{T} y_{ij}} \end{aligned}$$
$$(12.50)$$

となる．パラメータ (β_2, β_3) の条件付き最尤推定値と標準誤差は混合効果モデルのそれぞれの最尤推定値と標準誤差と一致し，それは次式で与えられる (Tango[37])：

$$\hat{\beta}_2 = \log\left(\dfrac{Sy_{+1}^{(1)}}{Ty_{+0}^{(1)}}\right) \quad (12.51)$$

$$\hat{\beta}_3 = \log\left(\dfrac{y_{+1}^{(2)} y_{+0}^{(1)}}{y_{+0}^{(2)} y_{+1}^{(1)}}\right) \quad (12.52)$$

ここで，

$$y_{+0}^{(1)} = \sum_{i=1}^{n_1} \sum_{j(\leq 0)} y_{ij} \quad (12.53)$$

$$y_{+1}^{(1)} = \sum_{i=1}^{n_1} \sum_{j(>0)} y_{ij} \quad (12.54)$$

$$y_{+0}^{(2)} = \sum_{i=n_1+1}^{n_1+n_2} \sum_{j(\leq 0)} y_{ij} \quad (12.55)$$

$$y_{+1}^{(2)} = \sum_{i=n_1+1}^{n_1+n_2} \sum_{j(>0)} y_{ij} \quad (12.56)$$

12.4 Poisson 回帰モデル

表 12.5 群と時間との総頻度に関する 2 × 2 分割表

薬剤群	期間		計
	治療期間	ベースライン期間	
新薬群 (2)	$y_{+1}^{(2)}$	$y_{+0}^{(2)}$	s_2
対照群 (1)	$y_{+1}^{(1)}$	$y_{+0}^{(1)}$	s_1
計	m_1	m_0	s_+

であり,表 12.5 に示すように,治療効果 $e^{\hat{\beta}_3}$ は群と時間で 4 つの層に分割された総頻度の 2 × 2 分割表から計算されるオッズ比に等しく,$\hat{\beta}_3$ の標準誤差は

$$s.e.(\hat{\beta}_3) = \sqrt{\frac{1}{y_{+0}^{(2)}} + \frac{1}{y_{+1}^{(2)}} + \frac{1}{y_{+0}^{(1)}} + \frac{1}{y_{+1}^{(1)}}} \tag{12.57}$$

となる.また,帰無仮説 $H_0 : \beta_3 = 0$ のエフィシェントスコア検定は次の検定となる:

$$Z = \frac{\sqrt{s_+}(y_{+1}^{(2)} y_{+0}^{(1)} - y_{+0}^{(2)} y_{+1}^{(1)})}{\sqrt{m_0 m_1 s_2 s_1}} \sim N(0,1) \tag{12.58}$$

次に,有意水準 α,検出力 $100(1-\phi)\%$ で各群に必要なサンプルサイズは,上述のエフィシェントスコア検定に基づく 1 : 1 デザインの Tango[37] の方法を拡張して,次式($\beta_2 = 0$ を仮定)で計算できる.なお,計算式が煩雑となるため

$$e^{\beta_3} = \beta$$

と置き換えていることに注意.

$$n_{S,T} = \frac{1}{\mu_b(\beta-1)^2} \left(z_{\alpha/2} \sqrt{\frac{2(S+T)(\beta+1)(S+T\beta)}{ST\{2S+T(\beta+1)\}}} \right.$$
$$\left. + z_\phi \sqrt{\frac{(S+T)^3 \beta + (S+T\beta)^3}{ST(S+T)(S+T\beta)}} \right)^2 \tag{12.59}$$

なお,

$$n_{S=1,T=1} = \frac{1}{\mu_b(\beta-1)^2} \left(z_{\alpha/2} \sqrt{\frac{4(\beta+1)^2}{(\beta+3)}} + z_\phi \sqrt{\frac{8\beta + (1+\beta)^3}{2(1+\beta)}} \right)^2 \tag{12.60}$$

であるから,$S = T$ の場合を考えると

$$n_{T,T} = \frac{1}{T} n_{S=1,T=1} \tag{12.61}$$

表 12.6 Poisson 回帰モデル Model IV：有意水準 $\alpha = 5\%$，検出力 $100(1-\phi) = 80\%$ で効果の大きさ β を検出するために各群に必要な共通のサンプルサイズ $n_{S=1,T=1}$．ここに，μ_b はベースライン期間の一つの観察期間に期待される頻度（カウント）．

$\beta = e^{\beta_3}$	μ_b					
	5	10	15	20	25	30
0.90	581	291	194	146	117	97
0.88	397	199	133	100	80	67
0.86	287	144	96	72	58	48
0.84	216	108	73	54	44	36
0.82	168	84	56	42	34	28
0.80	134	67	46	34	27	23
0.78	109	55	37	28	22	19
0.76	90	45	30	23	18	15
0.74	75	38	25	19	15	13
0.72	64	32	22	16	13	11
0.70	55	28	19	14	11	10

となり，標本サイズの軽減が期待される．参考までに 1：1 デザインのサンプルサイズ $n_{S=1,T=1}$ を表 12.6 に示す．なお，混合効果モデル Model IV の最尤推定値（標準誤差）と，条件付き最尤推定値（標準誤差）の一致性を 9.2 節のデータの解析結果を利用し，R で計算した例を下記に示す．

```
              9.2 節の Model IV の治療効果の推定値のチェックの例
〈SAS program: Model IV〉
data epilong ;
  infile 'c:\book\RepeatedMeasure\epilepsy_long.txt' missover;
  input no  subject treatment visit seizure age;
  if visit=0 then post=0; else post=1;
proc glimmix data=epilong method=quad (qpoints=20);
  class subject visit/ref=first  ;
  model seizure  =  treatment   post treatment*post
              / d=poisson link=log offset=logt s cl ;
  random intercept / subject= subject g gcorr ;
  run ;

〈出力結果の一部〉
共分散パラメータの推定
共分散パラメータ サブジェクト 推定値 標準誤差
Intercept subject 0.6090 0.1170

固定効果の解
効果         推定値 標準誤差 自由度 t 値 Pr > |t| アルファ 下限値 上限値
post         0.1108 0.04689 234  2.36 0.0189 0.05 0.01842 0.2032
```

```
treatment*post  -0.1037  0.06505  234  -1.59  0.1123  0.05  -0.2318  0.02449
```

〈R を利用した標準誤差の計算 (SAS の推定結果と一致)〉
```
> c(yN1,yN0,yP1,yP0)
[1] 987 980 963 862
> sum(c(yN1,yN0,yP1,yP0))
[1] 3792
> log(yN1*yP0/yN0/yP1)
[1] -0.1036807
> sqrt(1/yN1 + 1/yN0 + 1/yP1 + 1/yP0)
[1] 0.06505454
> log(963/862)
[1] 0.1107981
> sqrt(1/963 + 1/862)
[1] 0.04688832
```

12.5 モンテカルロシミュレーションによるサンプルサイズの計算

ここでは，一般的な $S:T$ デザインを考え，一般化線形混合効果モデル Model V（Model IV は $\sigma_{B1} = 0$ に相当）

$$g\{E(y_{ij} \mid \boldsymbol{b}_i)\} = b_{0i} + \beta_0 + \beta_1 x_{1i} + (\beta_2 + b_{1i})x_{2ij} + \beta_3 x_{1i} x_{2ij} + \boldsymbol{w}_i^t \boldsymbol{\xi}$$

$$\boldsymbol{b}_i = (b_{0i}, b_{1i}) \sim N(\boldsymbol{0}, \boldsymbol{\Phi})$$

$$\boldsymbol{\Phi} = \begin{pmatrix} \sigma_{B0}^2 & \rho_B \sigma_{B0} \sigma_{B1} \\ \rho_B \sigma_{B0} \sigma_{B1} & \sigma_{B1}^2 \end{pmatrix}$$

を適用した際に，有意水準 α，検出力 $100(1-\phi)\%$ で治療効果の大きさ（effect size）β_3 を検出できる各群同数のサンプルサイズ $n_{S,T}$ を，モンテカルロシミュレーションで計算する手続きについて解説する．その際，ベースライン時点の群間差はなし（$\beta_1 = 0$），治療とは関係ない要因で，ベースライン時点から治療期間へ平均値が変化することはない（$\beta_2 = 0$）を仮定するが，それは不自然ではないだろう．ただ，すでに公式が与えられている正規線形モデルは省略する．なお，非劣性マージンを $\Delta(>0)$ とした非劣性検定

$$H_0: e^{\beta_3} \leq 1 - \Delta, \ H_1: e^{\beta_3} > 1 - \Delta \quad (\beta_3 > 0 \text{ が「効果あり」の場合})$$

または,

$H_0: e^{\beta_3} \geq 1+\Delta,\ H_1: e^{\beta_3} < 1+\Delta$ （$\beta_3 < 0$ が「効果あり」の場合）
に必要なサンプルサイズは，以下に解説する手続きにおいて

$$\beta_3 \Longrightarrow \beta_3 - \log\{1 - \Delta\mathrm{sign}(\beta_3)\}$$

と置き換えればよい．ここに，$\mathrm{sign}(x)$ は x の符号である．

12.5.1 ロジスティック回帰モデル

Step 1　各群同数のサンプルサイズを $n \leftarrow n_1$ に設定

Step 2　シミュレーションで作成するデータセットの数を N_{rep}（例：1000, 10000）と設定

Step 3　一つのデータセット $\{y_{ij} : i = 1, \ldots, 2n; j = -(S-1), \ldots, T\}$ の作成

$$
\begin{aligned}
&y_{ij} \mid b_{0i} \sim \mathrm{Bernoulli}(p_{ij}) \\
&p_{ij} = \frac{1}{1 + \exp\{-(\beta_0 + b_{0i} + b_{1i}x_{2ij} + \beta_3 x_{1i}x_{2ij})\}} \\
&i = 1, \ldots, n\ (対照群),\ n+1, \ldots, 2n\ (新薬群) \\
&j = -(S-1), -(S-2), \ldots, 0,\ 1, \ldots, T \\
&\boldsymbol{b}_i = (b_{0i}, b_{1i}) \sim N(\boldsymbol{0}, \boldsymbol{\Phi}) \\
&\boldsymbol{\Phi} = \begin{pmatrix} \sigma_{B0}^2 & \rho_B \sigma_{B0} \sigma_{B1} \\ \rho_B \sigma_{B0} \sigma_{B1} & \sigma_{B1}^2 \end{pmatrix}
\end{aligned}
$$

ここで，$\sigma_{B0}^2, \sigma_{B1}^2, \rho_B$ は，過去の臨床試験成績から見積もる．また，β_0 は，第8章の例で言えば，ベースライン時点で呼吸器症状が "good" となる対数オッズの期待値であり，これも，過去の成績等から見積もる必要がある．第8章の呼吸器症状のデータでは，ベースライン時点で呼吸器症状が "good" となる割合は，全体で $50/111 = 0.450$ であるので，その値を利用するならば，$\beta_0 = \log(0.45/(1-0.45))$ と設定する．

Step 4　Step 3 を N_{rep} 回繰り返す．

Step 5　N_{rep} 個のデータセット，それぞれについて混合効果モデルを適用し，

12.5 モンテカルロシミュレーションによるサンプルサイズの計算

治療効果が両側有意水準 α で有意となった回数 m_1 をカウントし，検出力（power）を $r_1 = m_1/N_{rep}$ で推定する

Step 6 Step 1〜Step 5 を異なるサンプルサイズ，$n_2, n_3, \ldots$ で繰り返し，それぞれ推定された検出力 $r_2, r_3, \ldots$ を求める．そこで x 軸にサンプルサイズ $n_1, n_2, n_3, \ldots$ を，y 軸に検出力の推定値 $r_1, r_2, r_3, \ldots$ をプロットして，描かれた検出力曲線が検出力 $y = (1 - \phi)$ と交わる標本の大きさ $n_{S,T}$ を推定する．もし得られた検出力曲線が不十分であれば，サンプルサイズを適当に変えて上記の Step 1〜Step 5 を繰り返す．

実例としては，第 8 章の呼吸器疾患の臨床試験データに適用した Model IV の結果

$$\hat{\beta}_3 = 2.07 \ (95\%\text{CI} : 0.84, 3.30), \quad p = 0.001, \quad \hat{\sigma}^2_{B0} = 5.745 \ (se = 1.60)$$

を利用して，検出力が 80% となるサンプルサイズを計算してみよう．ここでは，

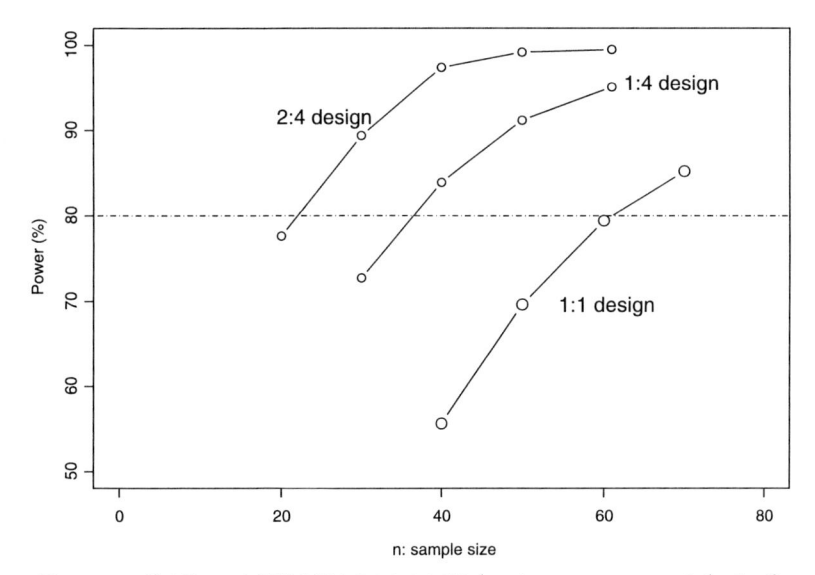

図 **12.1** ロジスティック回帰モデルの Model IV (random intercept model) で，次のパラメータ設定 $\beta_0 = \log(0.45/(1 - 0.45))$, $\beta_3 = 2.08$ ($e^{\beta_3} = 8.0$), $\sigma^2_{B0} = 5.50$, $\sigma^2_{B1} = 0$, の下で，3 種類のデザイン 1:1 design, 1:4 design, 2:4 design に対する推定検出力曲線

$\beta_0 = \log(0.45/(1-0.45))$,　　$\beta_3 = 2.08$ $(e^{\beta_3} = 8.0)$,　　$\sigma_{B0}^2 = 5.50$,　　$\sigma_{B1}^2 = 0$
と見積もってみよう．3種類のデザイン 1:1 design, 1:4 design, 2:4 design に対して，n の大きさを $n(=20, 30, \ldots, 70)$ と設定し，それぞれ 1000 回の繰り返しで推定した検出力曲線を図 12.1 に示した．図から推定されたそれぞれのデザインのサンプルサイズは $n_{1,1} = 61, n_{1,4} = 36, n_{2,4} = 23$ であった．つまり，1:1 design と比べると，1:4 design に必要なサンプルサイズは 41.0% の減少，2:4 design のそれは 62.3% の減少と推定される．

12.5.2　Poisson 回帰モデル

手順は前項と同様であるが，Step 3 だけを Poisson 回帰分析を表現する形に修正すればよい：

Step 3　一つのデータセット $\{y_{ij} : i = 1, \ldots, 2n; j = -(S-1), \ldots, T\}$ の作成

$$
\begin{aligned}
&y_{ij} \mid b_{0i}, b_{1i} \sim \text{Poisson}(\mu_{ij}) \\
&\mu_{ij} = \exp\{\beta_0 + b_{0i} + b_{1i}x_{2ij} + \beta_3 x_{1i}x_{2ij}\} \\
&i = 1, \ldots, n \text{ (対照群)},\ n+1, \ldots, 2n \text{ (新薬群)} \\
&j = -(S-1), -(S-2), \ldots, 0,\ 1, \ldots, T \\
&\boldsymbol{b}_i = (b_{0i}, b_{1i}) \sim N(\boldsymbol{0}, \boldsymbol{\Phi}) \\
&\boldsymbol{\Phi} = \begin{pmatrix} \sigma_{B0}^2 & \rho_B \sigma_{B0} \sigma_{B1} \\ \rho_B \sigma_{B0} \sigma_{B1} & \sigma_{B1}^2 \end{pmatrix}
\end{aligned}
$$

さて，ここでも，第 9 章でのてんかん患者に対する治療薬 Progabide の臨床試験データへ適用した Model V の結果を利用して検出力が 80% となるサンプルサイズを計算してみよう．最適なモデルは $\rho_B = 0$ であり，得られた推定値は以下のとおりであった：

$$\hat{\beta}_3 = -0.3087\ (95\% \text{CI} : -0.61, -0.006),$$
$$p = 0.0455,\quad \hat{\sigma}_{B0}^2 = 0.50,\quad \sigma_{B1}^2 = 0.24$$

これらの値から，

12.5 モンテカルロシミュレーションによるサンプルサイズの計算

$\beta_3 = -0.30$ ($e^{\beta_3} = 0.74$), $\sigma_{B0}^2 = 0.50$, $\sigma_{B1}^2 = 0.25$, $\rho_B = 0$

と見積もり，また，図 9.4 から，ベースライン期間の平均発作回数は両群あわせてほぼ 8 回程度であったので $\exp(\beta_0) = 8$, つまり，$\beta_0 = \log(8)$ と設定しよう．この試験のデザインはベースライン期間が 8 週間で，投与開始後，2 週間毎に 4 回測定されている．したがって，2 週間毎に考えれば 4:4 design となる．そこで，ここでは，同じ設定で，1:1 design, 1:4 design, 4:4 design に対して，n の大きさを $n(= 15, 20, 25, 30, 40, \ldots, 70)$ と設定し，それぞれ 1000 回の繰り返しで推定した検出力曲線を図 12.2 に示した．図から推定されたそれぞれのデザインのサンプルサイズは $n_{1,1} = 54$, $n_{1,4} = 38$, $n_{4,4} = 20$ であった．つまり，1:1 design と比べると，1:4 design に必要なサンプルサイズは 30% の減少，4:4 design のそれは 63% の減少と推定される．

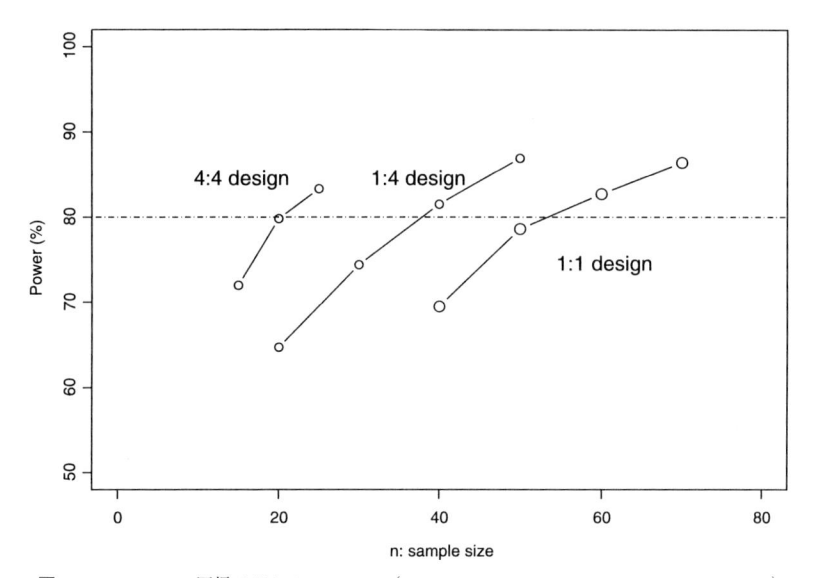

図 12.2 Poisson 回帰モデルの Model V (random intercept + random slope model) で，次のパラメータ設定 $\beta_0 = \log(8)$, $\beta_3 = -0.30$ ($e^{\beta_3} = 0.74$), $\sigma_{B0}^2 = 0.50, \sigma_{B1}^2 = 0.25, \rho_B = 0$ の下で，3 種類のデザイン 1:1 design, 1:4 design, 4:4 design に対する推定検出力曲線

A

欠測データ，欠測値

　多くの調査，縦断的研究などでは，対象者の回答の不完全性，計画された観察時点に現れない（突発的理由，あるいは，症状が悪く来院できない），副作用あるいは死亡などで脱落，追跡不能（loss to follow-up），などの事象がよく起こる．いずれにしてもその理由が介入に関係があるものとないものがあるが，どちらかわからない場合も少なくない．欠測データ（missing data）があると，一般に
1) 検出力が落ちる．
2) 効率が落ちる（推定誤差が大きくなる）．
3) 欠測データに検証不可能な仮定を置いた解析が必須となるが，誤った仮定は推定値にバイアスが生じる．

このような場合，測定されていない欠測データを含むケースを除いて，完全にデータが揃っているケースだけを用いた完全ケース解析（complete case analysis）は往々にして偏りのあるパラメータ推定となることが多い．したがって，欠測データが存在する不完全データの解析では
1) 欠測データに正しい仮定を置き，
2) その仮定の下で，不偏な推定値と不偏な推定誤差を得るように，
3) そして，利用可能なデータはすべて利用して，効率の良い解析をする

ように努めなければならない．しかし，欠測データに対する正しい仮定などだれもわからないことがほとんどなので，仮定を変えて結果がどのように変化するかを評価する感度分析（sensitivity analysis）が必要不可欠となる．

A.1 欠測データメカニズム

ここでは，Rubin[17]によって提案された欠測データメカニズム (missing data mechanism) の確率モデルを解説しよう．欠測データがある場合の統計モデルとしては，結果変数 (outcome)，エンドポイント (endpoint) を表す変数 y（ここでは，経時的繰り返し測定デザインを想定してベクトルと考える）に対して欠測の有無を表す指示変数を r（$r_i = 1$（測定），$= 0$（欠測））とすると，データのモデルとして

$$p(y, r \mid \theta, \xi)$$

という同時分布を考える必要がある．ここで θ, ξ はそれぞれ，データの測定プロセス，欠測プロセスを表すパラメータである．この同時分布は

$$p(y, r \mid \theta, \xi) = p(y \mid \theta) p(r \mid y, \xi) \qquad (A.1)$$

と独立な二つのプロセスへ分解できることに注意したい．第2項が欠測データメカニズムの条件付き確率であり，それは変数が測定されたか，欠測したかを分類するモデルに相当する，という意味で選択モデル (selection model) と呼ばれる．この欠測データメカニズムの確率を測定されたデータと欠測データに分けて再表現した確率

$$p(r \mid y, \xi) = p(r \mid y_{obs}, y_{mis}, \xi)$$

に関するいくつかのモデルを仮定することで欠測データは次の3種類に分類できる：

- **MCAR**（missing completely at random）：ある変数が欠測となる確率は，測定されたデータ，あるいは欠測データ，の如何にかかわらず，他の変数のデータには依存しない，つまり

$$p(r \mid y_{obs}, y_{mis}, \xi) = p(r \mid \xi)$$

という仮定が成立する場合である．例えば，患者さんが visit 予定日を忘れて来院しなかった場合である．この場合には，完全ケース解析が可能である．しかし，それはすべての利用可能なデータを利用していないという意味で効率が悪い．むしろ，次の MAR に基づく解析が薦められる．

- **MAR**（missing at random）：ある変数が欠測となる確率は測定されたデータだけに依存し，欠測している変数の本来の値には依存しない

$$p(r \mid y_{obs}, y_{mis}, \xi) = p(r \mid y_{obs}, \xi)$$

という仮定が成立する場合である．例えば，

1) 老人ほど血圧を測る傾向が大きいことが知られており，年齢という変数も測定されている場合，血圧の欠測データは MAR と仮定できるかもしれない．
2) また，肺活量の検査は結構体力が必要な検査なので若年層の子供の検査データには欠測が多くなる傾向があるが，欠測確率は真の肺機能とは無関係であると考えられる場合，肺活量の欠測確率は年齢を考慮すれば MAR と考えることができる．

図 A.1 には 30 歳代と 60 歳代の男性の血圧を調査した架空のデータを示した．30 歳代は 15/50 = 30% が欠測データであり測定されたデータの平均値は 127.33．一方，60 歳代は 5/50 = 10% が欠測データであり，測定されたデータの平均値は 160.11 であった．ただ，欠測の状況はそれぞれの年齢階級内では測定されていない血圧の値に依存せずに，ランダムに生起している．

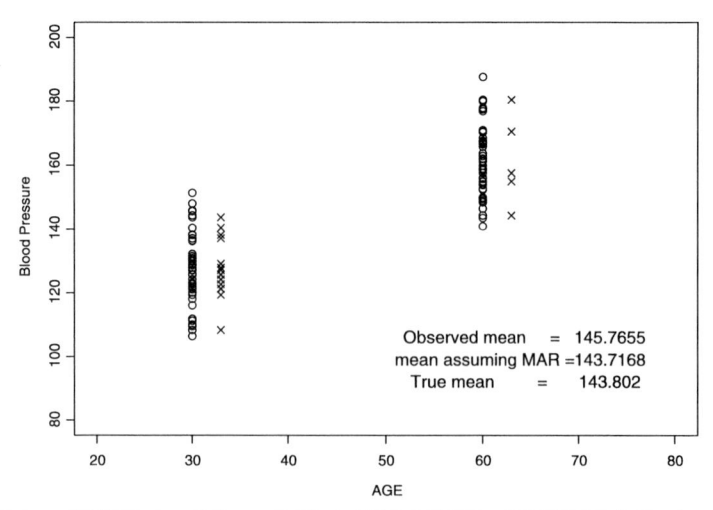

図 A.1 年齢階級（30 歳代，60 歳代）と血圧との散布図．○は測定されたデータ，× は missing data．

また，年齢のデータは全員測定されている．

この場合，「血圧が欠測となる確率は年齢だけに依存したMAR」である．すなわち，

$$\Pr\{r_{BP} = 0 \mid BP, Age\} = \Pr\{r_{BP} = 0 \mid Age\}$$
$$\Pr\{r_{BP} = 1 \mid BP, Age\} = \Pr\{r_{BP} = 1 \mid Age\}$$

となる．このような場合に，血圧が測定されているデータ（complete case analysis）だけで単純平均をとると，高値へ偏りが生じ

$$\frac{35 \times 127.33 + 45 \times 160.11}{35 + 45} = 145.77$$

となる．なぜだろうか？ もし，欠測データが測定されていたとすると，真の（未知）平均値は143.80である．

もし，血圧の欠測メカニズムがMCARであれば，完全ケース解析（complete case analysis）による血圧の平均値の推定は

$E(BP \mid r_{BP} = 1)$
 $= E(BP \mid r_{BP} = 1, Age = 30) \Pr\{Age = 30 \mid r_{BP} = 1\}$
 $\quad + E(BP \mid r_{BP} = 1, Age = 60) \Pr\{Age = 60 \mid r_{BP} = 1\}$
 $= E(BP \mid Age = 30) \Pr\{Age = 30\} + E(BP \mid Age = 60) \Pr\{Age = 60\}$
 $= E(BP) \quad$ ：不偏推定値

となる．しかし，欠測確率が年齢で変化するMARの場合に完全ケース解析を行うと

$$\begin{aligned}
&\Pr\{BP \mid r_{BP} = 1, Age = 30\} \\
&= \frac{\Pr\{BP, r_{BP} = 1, Age = 30\}}{\Pr\{r_{BP} = 1, Age = 30\}} \\
&= \frac{\Pr\{r_{BP} = 1 \mid BP, Age = 30\} \Pr\{BP, Age = 30\}}{\Pr\{r_{BP} = 1 \mid Age = 30\} \Pr\{Age = 30\}} \\
&= \Pr\{BP \mid Age = 30\} \quad\quad\quad\quad\quad\quad\quad\quad (A.2)
\end{aligned}$$

となるが，

$$\Pr\{Age = 30 \mid r_{BP} = 1\} = \frac{\Pr\{Age = 30, r_{BP} = 1\}}{\Pr\{r_{BP} = 1\}}$$

$$= \frac{\Pr\{r_{BP} = 1 \mid Age = 30\}}{\Pr\{r_{BP} = 1\}} \Pr\{Age = 30\}$$
$$\neq \Pr\{Age = 30\}$$

となるので

$$E(BP \mid r_{BP} = 1)$$
$$= E(BP \mid r_{BP} = 1, Age = 30) \Pr\{Age = 30 \mid r_{BP} = 1\}$$
$$\quad + E(BP \mid r_{BP} = 1, Age = 60) \Pr\{Age = 60 \mid r_{BP} = 1\}$$
$$= 127.33 \times \frac{35}{35 + 45} + 160.11 \times \frac{45}{35 + 45}$$
$$= 145.77 \neq E(BP)$$

と不偏推定値とはならない．したがって，MAR の場合は，MAR の性質（式 (A.2)）を利用して

$$E(BP) = E(BP \mid Age = 30) \Pr\{Age = 30\}$$
$$\quad + E(BP \mid Age = 60) \Pr\{Age = 60\}$$
$$= E(BP \mid r_{BP} = 1, Age = 30) \Pr\{Age = 30\}$$
$$\quad + E(BP \mid r_{BP} = 1, Age = 60) \Pr\{Age = 60\}$$

と変形できるので，その不偏推定値は

$$\hat{E}(BP) = 127.33 \times \frac{50}{50 + 50} + 160.11 \times \frac{50}{50 + 50}$$
$$= 143.72$$

となり，真の平均値 143.80 に近くなることがわかる．

一般には，測定されたデータに基づく同時分布は

$$p(\boldsymbol{y}_{obs}, \boldsymbol{r} \mid \boldsymbol{\theta}, \boldsymbol{\xi}) = \int p(\boldsymbol{y}, \boldsymbol{r} \mid \boldsymbol{\theta}, \boldsymbol{\xi}) d\boldsymbol{y}_{mis} \tag{A.3}$$

$$= \int p(\boldsymbol{y}_{obs}, \boldsymbol{y}_{mis} \mid \boldsymbol{\theta}) p(\boldsymbol{r} \mid \boldsymbol{y}_{obs}, \boldsymbol{y}_{mis}, \boldsymbol{\xi}) d\boldsymbol{y}_{mis} \tag{A.4}$$

$$= \int p(\boldsymbol{y}_{obs}, \boldsymbol{y}_{mis} \mid \boldsymbol{\theta}) p(\boldsymbol{r} \mid \boldsymbol{y}_{obs}, \boldsymbol{\xi}) d\boldsymbol{y}_{mis} \tag{A.5}$$

$$= p(\boldsymbol{y}_{obs} \mid \boldsymbol{\theta}) p(\boldsymbol{r} \mid \boldsymbol{y}_{obs}, \boldsymbol{\xi}) \tag{A.6}$$

となる．第 2 項は θ を含んでいないので，欠測データメカニズムを考慮す

る必要がない，ことがわかる．つまり，この場合は欠測データは無視できる(ignorable) ことになり，利用可能なすべてのデータを利用した尤度（最尤推定法）に基づく解析が可能となる．この方法を「尤度に基づく無視できる解析 (likelihood-based ignorable analysis)」あるいは「無視できる最尤法 (ignorable maximum likelihood method)」などと呼ぶ．

- **MNAR**（missing not at random）：ある変数が欠測となる確率は測定されていないデータに依存するという仮定．例えば，ケースコントロール研究で，曝露に関するデータが欠測している場合，その確率は本来の曝露の値に依存しているかもしれないという仮定．この場合には欠測データメカニズムに妥当なモデルが必要である．その典型例は，良いかどうかは別にして，r の y へのロジスティック回帰モデルがよく利用される．

ところで，上記の Rubin の三つの仮定がすべてではないことに注意しよう．現実には状況に応じた様々な仮定が必要となってくる．例えば，いくつかの禁煙プログラムを比較する無作為化比較試験で，結果変数を $y=1$（喫煙），$y=0$（禁煙）とするとき，

- $p(r=0 \mid y=0) = 0$
- $p(r=0 \mid y=1) = \alpha$

という欠測データメカニズムが想定されるかもしれない．つまり，結果変数が欠測であるとき，それは，まだ喫煙中である可能性が高いと判断できる場合である．

さて，式 (A.1) の同時分布には，この他に，次の分解も可能である：

$$p(\boldsymbol{y},\boldsymbol{r} \mid \boldsymbol{\theta},\boldsymbol{\xi}) = p(\boldsymbol{y} \mid \boldsymbol{r},\boldsymbol{\theta},\boldsymbol{\xi})p(\boldsymbol{r} \mid \boldsymbol{\xi}) \tag{A.7}$$

右辺の第 1 項は欠測パターン $\boldsymbol{r}$ の下での分布（尤度）で，第 2 項はその重みであり，$\boldsymbol{y}$ の周辺分布はそれぞれの欠測パターンの混合モデルとなる．この意味で MNAR の仮定の下でこの分解に基づく解析はパターン混合モデル (pattern mixture model) と呼ばれる．第 1 項の可能な統計モデルとして，$\boldsymbol{y}$ の $\boldsymbol{r}$ への線形回帰モデルが利用できる場合がある．

A.2 欠測データの補完

本書の事例の解析では，欠測データがある場合には，補完モデルに依存しない

「無視できる最尤法」を勧めているが，ここでは，欠測データに MAR が成立し，「補完モデルが適切」という条件下では妥当な方法である**多重補完法（multiple imputation）**を紹介する．ただし，適切な補完モデルの探索が問題となるが，これは一般には難しい．代表的な多重補完法は次に示す流れである：

1) 欠測データの補完モデルとして回帰モデルを使用する
2) 回帰モデルによる欠測データの予測（事後）分布から独立の M セットの補完されたデータセットを作成する
3) Rubin のルールで要約する

多重補完法が提案される前に使用されてきた主な補完法は

- LOCF（last observation carried forward）：臨床試験の解析で，ITT がらみで使用されるケースが多い．保守的，と言われているものの，一般的な正当化が困難な方法．

    EMEA (the European drugs regulator, 2001; but since revised): "The statistical analysis of a clinical trial generally requires the imputation of values to those data that have not been recorded …" "last observation carried forward … is likely to be acceptable if measurements are expected to be relatively constant over time." とあるが，その妥当性は一般にはない．
- 平均値による補完（mean imputation）：標準誤差が小さくなりすぎる
- 回帰による推定値で補完（regression imputation）：標準誤差が小さくなるとともに，相関が誇張される

などがあったが，いずれも理論的に根拠のない方法であった．

A.3 補完モデル

A.3.1 1個の変数だけに欠測データがある場合の補完モデル

まず最初に，1個の変数だけに欠測データが存在する簡単な場合を考える．n 個のケースで，k 個の変数 $x_1, x_2, \ldots, x_k$ が測定され，変数 x_1 にだけ，MAR が仮定できる欠測データが $(n - n_{obs})$ 個ある状況を考える．ここに，n_{obs} は測定されたデータの個数である．なお，補完モデル（imputation model）には解析に含まれているすべての変数（結果変数，共変量にかかわらず）を入れるのが鉄則である（White et al.[42]）．

a. 正規線形回帰モデルを利用する場合

1) 残りの変数 $x_2, \ldots, x_k$ はすべて完全データである．
2) 補完モデルは 変数 x_1 の 残りの変数群 $x_2, \ldots, x_k$ に対する正規線形回帰モデル

$$x_1 \sim N(\beta_0 + \beta_2 x_2 + \beta_3 x_3 + \cdots + \beta_k x_k, \sigma^2)$$

を仮定し，データが全部揃っている完全ケースに対して適用し，回帰係数の推定値 $\hat{\boldsymbol{\beta}}, \hat{\sigma}^2$ を求める．

3) 回帰係数の推定値 $\hat{\boldsymbol{\beta}}$，その分散共分散行列の推定値 V，平均2乗誤差 $\hat{\sigma}^2$ が所与の下で，$\boldsymbol{\beta}, \sigma^2$ の事後分布から乱数 $\boldsymbol{\beta}^*, \sigma^{*2}$ をランダムに抽出する．ここで，$1/\sigma^2$ の事後分布は

$$\frac{1}{\sigma^2} \mid \boldsymbol{y}_{obs} \sim \frac{\chi^2_{n_{obs}-k}}{(n_{obs}-k)\hat{\sigma}^2} \tag{A.8}$$

であり，$\boldsymbol{\beta}$ の事後分布は

$$\boldsymbol{\beta} \mid \boldsymbol{y}_{obs}, \sigma^2 \sim N(\hat{\boldsymbol{\beta}}, V) \tag{A.9}$$

となる．したがって，自由度 $(n_{obs}-k)$ の χ^2 分布に従う乱数を1個 X^2 抽出すると，

$$\sigma^{*2} = \frac{\hat{\sigma}^2(n_{obs}-k)}{X^2} \tag{A.10}$$

と計算できる．また，標準正規分布 $N(0,1)$ に従う k 個の独立な乱数列 $\boldsymbol{u} = (u_1, \ldots, u_k)^t$ を抽出して

$$\beta^* = \hat{\beta} + \frac{\sigma^*}{\hat{\sigma}} \boldsymbol{u} V^{1/2} \tag{A.11}$$

と計算できる．ここに，$V^{1/2}$ は V の Cholesky 分解である．

4) さて，欠測データ x_1 はその予測分布

$$x_1^* \sim N(\beta_0^* + \beta_2^* x_2 + \beta_3^* x_3 + \cdots + \beta_k^* x_k, \sigma^{*2}) \tag{A.12}$$

から抽出することになるので，標準正規分布 $N(0,1)$ に従う乱数 v を1個抽出して

$$x_1^* = \beta_0^* + \beta_2^* x_2 + \beta_3^* x_3 + \cdots + \beta_k^* x_k + v\sigma^* \tag{A.13}$$

と計算できる．

5) （注意）非対称な分布を示すデータの場合は正規性への変換をしてから行うのが一つの方法．

b. ロジスティック回帰モデルを利用する場合

1) 補完モデルはロジスティック回帰モデルである

$$\text{logit } p(x_1 = 1) = \beta_0 + \beta_2 x_2 + \beta_3 x_3 + \cdots + \beta_k x_k = \boldsymbol{\beta x}$$

2) 正規線形モデルと同様に，データが全部揃っている完全ケースに対して適用し，回帰係数の推定値 $\hat{\boldsymbol{\beta}}$ とその分散共分散行列の推定値 V を求める．

3) $\boldsymbol{\beta}$ の事後分布は漸近的に $N(\hat{\boldsymbol{\beta}}, V)$ となる．そこで，式 (A.11) と同様に，標準正規分布 $N(0,1)$ に従う k 個の独立な乱数列 $\boldsymbol{u} = (u_1, \ldots, u_k)^t$ を抽出することにより

$$\beta^* = \hat{\beta} + \boldsymbol{u} V^{1/2} \tag{A.14}$$

と計算できる．ここに，$V^{1/2}$ は V の Cholesky 分解である．

4) 結局，$p_1 = [1 + \exp(-\boldsymbol{\beta}^* \boldsymbol{x})]^{-1}$ を計算し，区間 $[0, 1]$ の一様分布の乱数 u を1個抽出し，次式で補完することになる．

$$x_1^* = \begin{cases} 1, & \text{if } u < p_1 \\ 0, & \text{otherwise} \end{cases}$$

A.3.2　複数の変数に欠測データがある場合の補完モデル

この場合には，次に示す，MICE (multiple imputation by chained equation) が便利である．

1) すべての欠測データに対し，適当に（測定されたデータからの random sampling，平均値など）補完しておく．ここで適当に補完された値は，以下の手続きで，順次，置き換えられることに注意．

2) まず，変数 x_1 の欠測データに対して，他のすべての変数群 $(x_2, \ldots, x_k)$ を利用して前節で述べた補完モデルを適用し，補完された値で置き換える．

3) 次に，変数 x_2 の欠測データに対して，他の変数群 $(x_1, x_3, \ldots, x_k)$ で補完する．

4) 同様に変数 $x_3, x_4, \ldots, x_k$ と繰り返す．これで1回目のサイクルが終了．

5) 結果の安定性を得るために，上記のサイクルを10から20程度繰り返す．

6) その後，サイクルを M 回繰り返して補完されたデータセットを M 個作成

する.

A.4 Rubin のルール

まず，M セットの補完値から生成される擬似的な（補完されたデータを含む）完全データ M セットからパラメータ $\boldsymbol{\theta}$ に関する推測を行う Rubin のルールを解説する．各擬似的完全データセットから得られる推定量を $\hat{\boldsymbol{\theta}}_m$ $(m=1,\ldots,M)$ としよう．補完モデルでは，推定値としては，

$$\hat{\boldsymbol{\theta}}_{IM} = \frac{1}{M}\sum_{m=1}^{M}\hat{\boldsymbol{\theta}}_m \qquad (A.15)$$

を用いる．分散の推定量は，$\hat{\boldsymbol{\theta}}_m$ の分散の推定量 V_m から

$$\hat{\mathrm{Var}}(\hat{\boldsymbol{\theta}}_{IM}) = W_{IM} + (1+M^{-1})B_{IM} \qquad (A.16)$$

ここに，

$$\text{補完内分散}: W_{IM} = \frac{1}{M}\sum_{m=1}^{M} V_m \qquad (A.17)$$

$$\text{補完間分散}: B_{IM} = \frac{1}{M-1}\sum_{m=1}^{M}(\hat{\boldsymbol{\theta}}_m - \hat{\boldsymbol{\theta}}_{IM})(\hat{\boldsymbol{\theta}}_m - \hat{\boldsymbol{\theta}}_{IM})^T \qquad (A.18)$$

である．また，検定・信頼区間などの推測には近似的には

$$\nu = (M-1)\left\{1+\frac{W_{IM}}{B_{IM}}(1+\frac{1}{M})^{-1}\right\}^2 \qquad (A.19)$$

を自由度とする t 分布，あるいは，標準正規分布を利用すればよい．すなわち

$$\frac{\hat{\theta}_{IM}-\theta}{\sqrt{\hat{\mathrm{Var}}(\hat{\theta}_{IM})}} \sim t_\nu \text{ (or } N(0,1)) \qquad (A.20)$$

$$\hat{\theta}_{IM} \pm t_\nu\left(\frac{\alpha}{2}\right)\sqrt{\hat{\mathrm{Var}}(\hat{\theta}_{IM})} \qquad (A.21)$$

である．

A.5 Rubin のルールの妥当性：ベイジアンアプローチ

ここでは，Rubin のルールに基づく多重補完法はベイジアンアプローチの枠組

みで正当化されることを示そう．MAR の仮定の下では，式 (A.6) から，測定されたデータに基づく事後分布 $p(\boldsymbol{\theta} \mid \boldsymbol{y}_{obs})$ によって推測が行われる．その確率密度関数は，

$$p(\boldsymbol{\theta} \mid \boldsymbol{y}_{obs}) = \int p(\boldsymbol{\theta} \mid \boldsymbol{y}_{obs}, \boldsymbol{y}_{mis}) p(\boldsymbol{y}_{mis} \mid \boldsymbol{y}_{obs}) d\boldsymbol{y}_{mis} \quad (A.22)$$

と表現され，完全データに基づく事後分布を $\boldsymbol{y}_{mis}$ の予測分布で平均して得られるものである．つまり，

1) 予測分布 $p(\boldsymbol{y}_{mis} \mid \boldsymbol{y}_{obs})$ から欠測データをランダムに補完する
2) 補完された欠測データと完全データからなるデータセット $p(\boldsymbol{\theta} \mid \boldsymbol{y}_{obs}, \boldsymbol{y}_{mis})$ から θ を推定する
3) 1) と 2) を繰り返し，M 個の擬似的完全データに基づいて，推定結果を Rubin のルールで要約する

というプロセスとなる．したがって，十分な繰り返し回数があれば，

$$\lim_{M \to \infty} \hat{\boldsymbol{\theta}}_{IM} = \lim_{M \to \infty} \frac{1}{M} \sum_{m=1}^{M} \hat{\boldsymbol{\theta}}_m \to E(\boldsymbol{\theta} \mid \boldsymbol{y}_{obs}) \quad (A.23)$$

となり，事後平均 $E(\boldsymbol{\theta} \mid \boldsymbol{y}_{obs})$ に収束する．また，式 (A.16) の分散も

$$\lim_{M \to \infty} W_{IM} = \lim_{M \to \infty} \frac{1}{M} \sum_{m=1}^{M} V_m \to E(\text{Var}(\boldsymbol{\theta} \mid \boldsymbol{y}_{obs}, \boldsymbol{y}_{mis}) \mid \boldsymbol{y}_{obs}) \quad (A.24)$$

$$\lim_{M \to \infty} B_{IM} \to \text{Var}(E(\boldsymbol{\theta} \mid \boldsymbol{y}_{obs}, \boldsymbol{y}_{mis}) \mid \boldsymbol{y}_{obs}) \quad (A.25)$$

となり，次式で与えられる事後分散に対応することがわかる．

$$\text{Var}(\boldsymbol{\theta} \mid \boldsymbol{y}_{obs}) = E(\text{Var}(\boldsymbol{\theta} \mid \boldsymbol{y}_{obs}, \boldsymbol{y}_{mis}) \mid \boldsymbol{y}_{obs}) + \text{Var}(E(\boldsymbol{\theta} \mid \boldsymbol{y}_{obs}, \boldsymbol{y}_{mis}) \mid \boldsymbol{y}_{obs}) \quad (A.26)$$

つまり，ベイジアンアプローチでパラメータ $\boldsymbol{\theta}$ の事前分布に無情報事前分布を仮定することで，$\hat{\boldsymbol{\theta}}_{IM}$ は最尤推定量を近似している，と解釈ができる．

さて，欠測データの予測分布から補完するプロセスは

$$p(\boldsymbol{y}_{mis} \mid \boldsymbol{y}_{obs}) = \int p(\boldsymbol{y}_{mis} \mid \boldsymbol{y}_{obs}, \boldsymbol{\xi}) p(\boldsymbol{\xi} \mid \boldsymbol{y}_{obs}) d\boldsymbol{\xi} \quad (A.27)$$

となる．すなわち，

1) 測定データが所与の下での事後分布 $p(\boldsymbol{\xi} \mid \boldsymbol{y}_{obs})$ からパラメータの値 $\boldsymbol{\xi}$ をランダムに抽出する

2) パラメータの値 $\boldsymbol{\xi}$ が所与の下での補完モデル $p(\boldsymbol{y}_{mis} \mid \boldsymbol{y}_{obs}, \boldsymbol{\xi})$ から欠測データを補完する

と表現される.

B

最尤推定値と数値積分

本章では，経時的繰り返し測定デザインの基本デザイン（第 12 章参照）のデータに適用する混合効果モデルの推定，検定に必要な最尤推定値の求め方，それに必要な数値積分（求積法）など，について解説する．

B.1 混合効果モデルの尤度

B.1.1 正規線形回帰モデル

基本デザインの経時的繰り返し測定データ

$$\boldsymbol{y}_i = (y_{i0}, y_{i1}, \ldots, y_{iT})^t, \quad i = 1, \ldots, N$$

に対して，個体間差を表現する変量効果 $\boldsymbol{b}_i$（$q \times 1$ ベクトル）が与えられたという条件の下で

$$y_{ij} \mid \boldsymbol{b}_i = \beta_0 + \boldsymbol{x}_{ij}^t \boldsymbol{\beta} + \boldsymbol{z}_{ij}^t \boldsymbol{b}_i + \epsilon_{ij} \tag{B.1}$$

$$\epsilon_{ij} \sim N(0, \sigma_E^2), \quad \epsilon_{ij_1} \perp \epsilon_{ij_2} \tag{B.2}$$

$$\boldsymbol{b}_i \sim N(\boldsymbol{0}, \boldsymbol{\Phi}) \tag{B.3}$$

というモデル化となる．ここに，

$$\boldsymbol{x}_{ij} = (x_{1ij}, \ldots, x_{kij})^t \tag{B.4}$$

$$\boldsymbol{\beta} = (\beta_1, \ldots, \beta_k)^t \tag{B.5}$$

$$\boldsymbol{z}_{ij} = (z_{1ij}, \ldots, z_{qij})^t \tag{B.6}$$

は，それぞれ，母数効果の共変量ベクトル（サイズ k），その係数ベクトル，変量効

果の共変量ベクトル（サイズ q）であり，ϵ_{ij} は誤差の確率変数である．また，個体間差が与えられた条件付きの（個体内では）測定データ $\boldsymbol{y}_i = (y_{i0}, y_{i1}, \ldots, y_{iT})^t$ は互いに独立（$\epsilon_{ij_1} \perp \epsilon_{ij_2}$）という仮定がある．つまり，個体 i の尤度への貢献は

$$p(\boldsymbol{y}_i \mid \boldsymbol{b}_i) = \prod_{j=0}^{T} \phi(y_{ij} \mid \beta_0 + \boldsymbol{x}_{ij}^t \boldsymbol{\beta} + \boldsymbol{z}_{ij}^t \boldsymbol{b}_i, \sigma_E^2) \tag{B.7}$$

ここに，

$$\phi(x \mid \mu, \sigma_E^2) = \frac{1}{\sqrt{2\pi}} \exp\left\{-\frac{(x-\mu)^2}{2\sigma_E^2}\right\} \tag{B.8}$$

であり，混合効果 $\boldsymbol{b}_i$ の確率密度関数は

$$f(\boldsymbol{b}_i \mid \boldsymbol{\Phi}) = \frac{1}{(2\pi)^{q/2}\sqrt{|\boldsymbol{\Phi}|}} \exp\left\{-\frac{\boldsymbol{b}_i^t \boldsymbol{\Phi}^{-1} \boldsymbol{b}_i}{2}\right\} \tag{B.9}$$

である．したがって，尤度は

$$\begin{aligned} L(\boldsymbol{\beta}, \Phi, \sigma_E^2) &= \prod_{i=1}^{N} \int_{-\infty}^{\infty} p(\boldsymbol{y}_i \mid \boldsymbol{b}_i) f(\boldsymbol{b}_i \mid \boldsymbol{\Phi}) d\boldsymbol{b} \\ &= \prod_{i=1}^{N} \int_{-\infty}^{\infty} \left\{\prod_{j=0}^{T} \phi(y_{ij} \mid \beta_0 + \boldsymbol{x}_{ij}^t \boldsymbol{\beta} + \boldsymbol{z}_{ij}^t \boldsymbol{b}_i, \sigma_E^2)\right\} f(\boldsymbol{b}_i \mid \boldsymbol{\Phi}) d\boldsymbol{b} \end{aligned} \tag{B.10}$$

となる．特に，ベースライン時点の個体間差だけを変量効果で表現した Model IV, $\boldsymbol{b}_i = b_{0i}, \boldsymbol{z} = z_{1ij} = 1$, の場合には

$$b_{0i} \sim N(0, \sigma_{B0}^2) \tag{B.11}$$

であるから，尤度は

$$\begin{aligned} &L(\boldsymbol{\beta}, \sigma_{B0}^2, \sigma_E^2) \\ &= \prod_{i=1}^{N} \int_{-\infty}^{\infty} p(\boldsymbol{y}_i \mid b_{0i}) f(b_{0i} \mid \sigma_{B0}^2) db_{0i} \\ &= \prod_{i=1}^{N} \int_{-\infty}^{\infty} \left\{\prod_{j=0}^{T} \phi(y_{ij} \mid \beta_0 + \boldsymbol{x}_{ij}^t \boldsymbol{\beta} + u, \sigma_E^2)\right\} \phi(u \mid 0, \sigma_{B0}^2) du \end{aligned}$$

$$= (2\pi\sigma_{B0}^2)^{-n/2} \prod_{i=1}^{N} \int_{-\infty}^{\infty} \left\{ \prod_{j=0}^{T} \phi(y_{ij} \mid \beta_0 + \boldsymbol{x}_{ij}^t\boldsymbol{\beta} + u, \sigma_E^2) \right\} \exp\left\{-\frac{u^2}{2\sigma_{B0}^2}\right\} du \tag{B.12}$$

となる．

B.1.2 ロジスティック回帰モデル

ロジスティック回帰モデルでは

$$y_{ij} \mid \boldsymbol{b}_i \sim \text{Bernoulli}(p_{ij}) \tag{B.13}$$

$$\text{logit } p(y_{ij} \mid \boldsymbol{b}_i) = \text{logit } \Pr\{y_{ij} = 1 \mid \boldsymbol{b}_i\} = \beta_0 + \boldsymbol{x}_{ij}^t\boldsymbol{\beta} + \boldsymbol{z}_{ij}^t\boldsymbol{b}_i \tag{B.14}$$

$$\boldsymbol{b}_i \sim N(\boldsymbol{0}, \boldsymbol{\Phi}) \tag{B.15}$$

であり，

$$p(\boldsymbol{y}_i \mid \boldsymbol{b}_i)$$
$$= \prod_{j=0}^{T} \left(\frac{\exp(\beta_0 + \boldsymbol{x}_{ij}^t\boldsymbol{\beta} + \boldsymbol{z}_{ij}^t\boldsymbol{b}_i)}{1 + \exp(\beta_0 + \boldsymbol{x}_{ij}^t\boldsymbol{\beta} + \boldsymbol{z}_{ij}^t\boldsymbol{b}_i)} \right)^{y_{ij}} \left(\frac{1}{1 + \exp(\beta_0 + \boldsymbol{x}_{ij}^t\boldsymbol{\beta} + \boldsymbol{z}_{ij}^t\boldsymbol{b}_i)} \right)^{1-y_{ij}}$$
$$= \prod_{j=0}^{T} \frac{(\exp(\beta_0 + \boldsymbol{x}_{ij}^t\boldsymbol{\beta} + \boldsymbol{z}_{ij}^t\boldsymbol{b}_i))^{y_{ij}}}{1 + \exp(\beta_0 + \boldsymbol{x}_{ij}^t\boldsymbol{\beta} + \boldsymbol{z}_{ij}^t\boldsymbol{b}_i)} \tag{B.16}$$

である．したがって，尤度は

$$L(\boldsymbol{\beta}, \Phi) = \prod_{i=1}^{N} \int_{-\infty}^{\infty} p(\boldsymbol{y}_i \mid \boldsymbol{b}_i) f(\boldsymbol{b}_i \mid \boldsymbol{\Phi}) d\boldsymbol{b}$$
$$= \prod_{i=1}^{N} \int_{-\infty}^{\infty} \prod_{j=0}^{T} \frac{(\exp(\beta_0 + \boldsymbol{x}_{ij}^t\boldsymbol{\beta} + \boldsymbol{z}_{ij}^t\boldsymbol{b}_i))^{y_{ij}}}{1 + \exp(\beta_0 + \boldsymbol{x}_{ij}^t\boldsymbol{\beta} + \boldsymbol{z}_{ij}^t\boldsymbol{b}_i)} f(\boldsymbol{b}_i \mid \boldsymbol{\Phi}) d\boldsymbol{b} \tag{B.17}$$

となる．特に，ベースライン時点の個体間差だけを変量効果で表現した Model IV の場合は，

$$L(\boldsymbol{\beta}, \Phi)$$
$$= (2\pi\sigma_{B0}^2)^{-n/2} \prod_{i=1}^{N} \int_{-\infty}^{\infty} \left\{ \prod_{j=0}^{T} \frac{(\exp(\beta_0 + \boldsymbol{x}_{ij}^t\boldsymbol{\beta} + u))^{y_{ij}}}{1 + \exp(\beta_0 + \boldsymbol{x}_{ij}^t\boldsymbol{\beta} + u)} \right\} \exp\left\{-\frac{u^2}{2\sigma_{B0}^2}\right\} du \tag{B.18}$$

B.1.3 Poisson 回帰モデル

Poisson 回帰モデルの場合は

$$y_{ij} \mid \boldsymbol{b}_i \sim \text{Poisson}(\lambda_{ij}) \tag{B.19}$$

$$\log \lambda_{ij} = \log E(y_{ij} \mid \boldsymbol{b}_i) = \beta_0 + \boldsymbol{x}_{ij}^t \boldsymbol{\beta} + \boldsymbol{z}_{ij}^t \boldsymbol{b}_i \tag{B.20}$$

$$p(y_{ij} \mid \boldsymbol{b}_i) = \frac{(\lambda_{ij})^{y_{ij}}}{y_{ij}!} \exp(-\lambda_{ij}) \tag{B.21}$$

$$\boldsymbol{b}_i \sim N(\boldsymbol{0}, \boldsymbol{\Phi}) \tag{B.22}$$

であり,

$$p(\boldsymbol{y}_i \mid \boldsymbol{b}_i) = \prod_{j=0}^{T} \frac{\exp(y_{ij}(\beta_0 + \boldsymbol{x}_{ij}^t \boldsymbol{\beta} + \boldsymbol{z}_{ij}^t \boldsymbol{b}_i))}{y_{ij}!} \exp(-\exp(\beta_0 + \boldsymbol{x}_{ij}^t \boldsymbol{\beta} + \boldsymbol{z}_{ij}^t \boldsymbol{b}_i)) \tag{B.23}$$

である.したがって,尤度は

$$\begin{aligned}
L(\boldsymbol{\beta}, \Phi) &= \prod_{i=1}^{N} \int_{-\infty}^{\infty} p(\boldsymbol{y}_i \mid \boldsymbol{b}_i) f(\boldsymbol{b}_i \mid \boldsymbol{\Phi}) d\boldsymbol{b} \\
&= \prod_{i=1}^{N} \int_{-\infty}^{\infty} \prod_{j=0}^{T} \Bigg(\frac{\exp(y_{ij}(\beta_0 + \boldsymbol{x}_{ij}^t \boldsymbol{\beta} + \boldsymbol{z}_{ij}^t \boldsymbol{b}_i))}{y_{ij}!} \\
&\quad \times \exp(-\exp(\beta_0 + \boldsymbol{x}_{ij}^t \boldsymbol{\beta} + \boldsymbol{z}_{ij}^t \boldsymbol{b}_i)) f(\boldsymbol{b}_i \mid \boldsymbol{\Phi}) \Bigg) d\boldsymbol{b}
\end{aligned} \tag{B.24}$$

となる.特に,ベースライン時点の個体間差だけを変量効果で表現した Model IV の場合は,

$$\begin{aligned}
L(\boldsymbol{\beta}, \Phi) &= (2\pi \sigma_{B0}^2)^{-n/2} \prod_{i=1}^{N} \int_{-\infty}^{\infty} \Bigg\{ \prod_{j=0}^{T} \frac{\exp(y_{ij}(\beta_0 + \boldsymbol{x}_{ij}^t \boldsymbol{\beta} + u))}{y_{ij}!} \\
&\quad \times \exp(-\exp(\beta_0 + \boldsymbol{x}_{ij}^t \boldsymbol{\beta} + u)) \Bigg\} \exp\left\{ -\frac{u^2}{2\sigma_{B0}^2} \right\} du
\end{aligned} \tag{B.25}$$

となる.

Model IV の場合を例にとると,これまでの結果より,いずれの場合でも尤度

関数の中に，推定すべきパラメータ $\boldsymbol{\xi}$ を持つ関数の積分の項

$$\int_{-\infty}^{\infty} h_i(u \mid \boldsymbol{\xi}) \exp\left\{-\frac{u^2}{2\sigma_{B0}^2}\right\} du \tag{B.26}$$

が含まれており，正規線形モデルを除いて積分の評価が必要になる．

B.2 混合効果モデルの最尤推定値

この節では，解説を容易にするために，次のような変更を行う．

$$\begin{cases} \boldsymbol{x}_{ij} \leftarrow (1, x_{1ij}, \ldots, x_{kij})^t = (1, \boldsymbol{x}_{ij}^t)^t \\ \boldsymbol{\beta} \leftarrow (\beta_0, \beta_1, \ldots, \beta_k)^t = (\beta_0, \boldsymbol{\beta}^t)^t \end{cases} \tag{B.27}$$

B.2.1 正規線形回帰モデル

式 (B.1) を次式の行列の形で表現してみる．

$$\boldsymbol{y}_i \mid \boldsymbol{b}_i = \boldsymbol{X}_i \boldsymbol{\beta} + \boldsymbol{Z}_i \boldsymbol{b}_i + \boldsymbol{\epsilon}_i \tag{B.28}$$

$$= \boldsymbol{X}_i \boldsymbol{\beta} + \boldsymbol{\epsilon}_i^* \tag{B.29}$$

ここで，

$$\boldsymbol{\epsilon}_i^* \sim N(0, \boldsymbol{\Sigma}_i), \tag{B.30}$$

$$\boldsymbol{X}_i = (\boldsymbol{x}_{i0}, \boldsymbol{x}_{i1}, \ldots, \boldsymbol{x}_{iT})^t \quad ((T+1) \times (k+1)) \tag{B.31}$$

$$\boldsymbol{Z}_i = (\boldsymbol{z}_{i0}, \boldsymbol{z}_{i1}, \ldots, \boldsymbol{z}_{iT})^t \quad ((T+1) \times q) \tag{B.32}$$

$$\boldsymbol{\Sigma}_i = \sigma_E^2 \boldsymbol{I} + \boldsymbol{Z}_i \boldsymbol{\Phi} \boldsymbol{Z}_i^t \tag{B.33}$$

である．これらの表現を利用すると，式 (B.10) で表現された尤度は

$$\begin{aligned} L(\boldsymbol{\beta}, \boldsymbol{\Sigma}_i) &= \prod_{i=1}^{N} \int_{-\infty}^{\infty} p(\boldsymbol{y}_i \mid \boldsymbol{b}_i) f(\boldsymbol{b}_i \mid \boldsymbol{\Phi}) d\boldsymbol{b}_i \\ &= \prod_{i=1}^{N} (2\pi)^{-\frac{T+1}{2}} \exp\left\{-\frac{(\boldsymbol{y}_i - \boldsymbol{X}_i \boldsymbol{\beta})^t \boldsymbol{\Sigma}_i^{-1} (\boldsymbol{y}_i - \boldsymbol{X}_i \boldsymbol{\beta})}{2}\right\} \mid \boldsymbol{\Sigma}_i \mid^{-\frac{1}{2}} \end{aligned}$$
(B.34)

と変形でき，対数尤度は

$$l(\boldsymbol{\beta}, \boldsymbol{\Sigma}_i)$$

$$= -\frac{T+1}{2}\log(2\pi) - \frac{1}{2}\log(|\boldsymbol{\Sigma}_i|) + \sum_{i=1}^{N}\left\{-\frac{(\boldsymbol{y}_i - \boldsymbol{X}_i\boldsymbol{\beta})^t\boldsymbol{\Sigma}_i^{-1}(\boldsymbol{y}_i - \boldsymbol{X}_i\boldsymbol{\beta})}{2}\right\} \tag{B.35}$$

となる．これから，$\boldsymbol{\beta}$ の最尤推定量（ML）は，$\frac{\partial l}{\partial \boldsymbol{\beta}} = 0$ を分散パラメータ $\boldsymbol{\Sigma}_i$ が所与の下で解くと

$$\hat{\boldsymbol{\beta}}(\boldsymbol{\Sigma}_i) = \left(\sum_{i=1}^{N}\boldsymbol{X}_i^t\boldsymbol{\Sigma}_i^{-1}\boldsymbol{X}_i\right)^{-1}\sum_{i=1}^{N}\boldsymbol{X}_i^t\boldsymbol{\Sigma}_i^{-1}\boldsymbol{y}_i \tag{B.36}$$

となり，その分散は

$$\text{Var}(\hat{\boldsymbol{\beta}}(\boldsymbol{\Sigma}_i)) = \left(\sum_{i=1}^{n}\boldsymbol{X}_i^t\boldsymbol{\Sigma}_i^{-1}\boldsymbol{X}_i\right)^{-1} \tag{B.37}$$

となる．しかし，$\boldsymbol{\Sigma}_i$ の推定は，次に示す制限付き最尤推定量（REML, restricted maximum likelihood estimator）を利用する．その尤度は

$$L_{\text{REML}}(\boldsymbol{\Sigma}_i) = \int_{-\infty}^{\infty}L(\boldsymbol{\beta}, \boldsymbol{\Sigma}_i)d\boldsymbol{\beta} \tag{B.38}$$

そこで

$$\boldsymbol{y}_i - \boldsymbol{X}_i\boldsymbol{\beta} = (\boldsymbol{y}_i - \boldsymbol{X}_i\hat{\boldsymbol{\beta}}) - \boldsymbol{X}_i(\boldsymbol{\beta} - \hat{\boldsymbol{\beta}})$$

の関係を使用して，式 (B.38) の尤度は

$$L_{\text{REML}}(\boldsymbol{\Sigma}_i) = \int_{-\infty}^{\infty}\prod_{i=1}^{N}(2\pi)^{-\frac{T+1}{2}}\exp\left\{-\frac{(\boldsymbol{y}_i - \boldsymbol{X}_i\hat{\boldsymbol{\beta}})^t\boldsymbol{\Sigma}_i^{-1}(\boldsymbol{y}_i - \boldsymbol{X}_i\hat{\boldsymbol{\beta}})}{2}\right\}$$

$$\times \exp\left\{-\frac{(\boldsymbol{\beta} - \hat{\boldsymbol{\beta}})^t\boldsymbol{X}_i^t\boldsymbol{\Sigma}_i^{-1}\boldsymbol{X}_i(\boldsymbol{\beta} - \hat{\boldsymbol{\beta}})}{2}\right\}|\boldsymbol{\Sigma}_i|^{-\frac{1}{2}}d\boldsymbol{\beta}$$

$$= \prod_{i=1}^{N}(2\pi)^{-\frac{T+1-k}{2}}\exp\left\{-\frac{(\boldsymbol{y}_i - \boldsymbol{X}_i\hat{\boldsymbol{\beta}})^t\boldsymbol{\Sigma}_i^{-1}(\boldsymbol{y}_i - \boldsymbol{X}_i\hat{\boldsymbol{\beta}})}{2}\right\}$$

$$\times \left|\sum_{i=1}^{N}\boldsymbol{X}_i^t\boldsymbol{\Sigma}_i\boldsymbol{X}_i\right|^{-\frac{1}{2}}|\boldsymbol{\Sigma}_i|^{-\frac{1}{2}}$$

$$= \text{constant} \cdot L(\hat{\boldsymbol{\beta}}(\boldsymbol{\Sigma}_i), \boldsymbol{\Sigma}_i) \cdot \left|\sum_{i=1}^{N}\boldsymbol{X}_i^t\boldsymbol{\Sigma}_i\boldsymbol{X}_i\right|^{-\frac{1}{2}} \tag{B.39}$$

となる．つまり，$\boldsymbol{\Sigma}_i$ の制限付き最尤推定量は次の対数尤度を最大にする：

$$l_{\text{REML}}(\mathbf{\Sigma}_i) = l(\hat{\beta}(\mathbf{\Sigma}_i), \mathbf{\Sigma}_i) + \log\left(\left|\sum_{i=1}^{N} \mathbf{X}_i^t \mathbf{\Sigma}_i \mathbf{X}_i\right|^{-\frac{1}{2}}\right) \quad \text{(B.40)}$$

さて，式 (B.37) の分散の計算には $\mathbf{\Sigma}_i$ の推定に伴うバラツキが考慮されていないため，推定される標準誤差が実際より小さめの推定値となり，式 (B.36) と (B.37) を利用した Wald 検定は若干有意になりやすくなる傾向がある．このバイアスを修正するために，帰無仮説の下で，検定統計量の漸近分布を正規分布ではなく，適当に自由度を調整した t 分布，あるいは，F 分布で近似することが提案されている．なかでも，Satterthwaite の方法[29)] がよく利用される．例えば，帰無仮説 $H_0: \beta_k = 0$ に対しては，その線形対比を $\beta_k = \mathbf{c}^t\boldsymbol{\beta}$ と置くと

$$z = \frac{\mathbf{c}^t\hat{\boldsymbol{\beta}}}{\sqrt{\mathbf{c}^t(\sum_{i=1}^{N} \mathbf{X}_i^t \mathbf{\Sigma}_i^{-1} \mathbf{X}_i)^{-1}\mathbf{c}}} \sim N(0,1) \quad \text{(B.41)}$$

が通常の Wald 検定であるが，Satterthwaite の方法で t 分布近似する場合の自由度は

$$\nu = \frac{2(\mathbf{c}^t(\sum_{i=1}^{N} \mathbf{X}_i^t \mathbf{\Sigma}_i^{-1} \mathbf{X}_i)^{-1}\mathbf{c})^2}{\mathbf{g}^t \text{Cov}(\hat{\boldsymbol{\theta}})\mathbf{g}} \quad \text{(B.42)}$$

で与えられる．ここで，$\boldsymbol{\theta} = (\sigma_E^2, \sigma_{B0}^2, \ldots)^t$ は $\mathbf{\Sigma}_i$ の中で推定すべき分散パラメータのベクトルであり，

$$\mathbf{g} = \left.\frac{\partial\, \mathbf{c}^t(\sum_{i=1}^{N} \mathbf{X}_i^t \mathbf{\Sigma}_i^{-1} \mathbf{X}_i)^{-1}\mathbf{c}}{\partial \boldsymbol{\theta}}\right|_{\boldsymbol{\theta}=\hat{\boldsymbol{\theta}}}$$

である．

B.2.2　ロジスティック回帰モデル

ここでは，Model IV の場合を考える．記号の変更 (B.27) に注意して式 (B.18) の対数尤度を計算すると

$$l(\boldsymbol{\beta}, \Phi) = -\frac{N}{2}\log(2\pi\sigma_{B0}^2) + \sum_{i=1}^{N}\sum_{j=0}^{T} y_{ij}\mathbf{x}_{ij}^t\boldsymbol{\beta} + \sum_{i=1}^{N}\log\int_{-\infty}^{\infty} e^{g_i(u|\boldsymbol{\beta},\sigma_{B0}^2)}du \quad \text{(B.43)}$$

ここで

$$g_i(u \mid \boldsymbol{\beta}, \sigma_{B0}^2) = \sum_{j=0}^{T} y_{ij}u - \sum_{j=0}^{T}\log[1+\exp(\mathbf{x}_{ij}^t\boldsymbol{\beta}+u)] - \frac{u^2}{2\sigma_{B0}^2} \quad \text{(B.44)}$$

B.2 混合効果モデルの最尤推定値

である．また，

$$\frac{\partial g_i}{\partial \beta_s} = -\sum_{j=0}^{T} \frac{x_{sij} \exp(\boldsymbol{x}_{ij}^t \boldsymbol{\beta} + u)}{1 + \exp(\boldsymbol{x}_{ij}^t \boldsymbol{\beta} + u)} \tag{B.45}$$

$$\frac{\partial^2 g_i}{\partial \beta_s \beta_t} = \sum_{j=0}^{T} \frac{x_{sij} x_{tij} \exp(\boldsymbol{x}_{ij}^t \boldsymbol{\beta} + u)}{[1 + \exp(\boldsymbol{x}_{ij}^t \boldsymbol{\beta} + u)]^2} \tag{B.46}$$

$$\frac{\partial g_i}{\partial \sigma_{B0}^2} = \frac{u^2}{2\sigma_{B0}^4} \tag{B.47}$$

に注意して，対数尤度の $\boldsymbol{\beta}, \sigma_{B0}^2$ に関する偏微分を計算すると

$$\frac{\partial l}{\partial \beta_s} = \sum_{i=1}^{N} \sum_{j=0}^{T} y_{ij} \boldsymbol{x}_{ij}^t + \sum_{i=1}^{N} \frac{J_{i1s}}{J_{i0}} \tag{B.48}$$

$$\frac{\partial^2 l}{\partial \beta_s \beta_t} = \sum_{i=1}^{N} \frac{J_{i3st}}{J_{i0}} - \sum_{i=1}^{N} \frac{J_{i1s} J_{i1t}}{J_{i0}^2} \tag{B.49}$$

$$\frac{\partial l}{\partial \sigma_{B0}^2} = -\frac{N}{2\sigma_{B0}^2} + \frac{1}{2\sigma_{B0}^4} \sum_{i=1}^{N} \frac{J_{i2}}{J_{i0}} \tag{B.50}$$

ここに，

$$J_{i0} = \int_{-\infty}^{\infty} e^{g_i(u|\boldsymbol{\beta}, \sigma_{B0}^2)} du \tag{B.51}$$

$$J_{i1s} = \int_{-\infty}^{\infty} \frac{\partial g_i}{\partial \beta_s} e^{g_i(u|\boldsymbol{\beta}, \sigma_{B0}^2)} du \tag{B.52}$$

$$J_{i2} = \int_{-\infty}^{\infty} u^2 e^{g_i(u|\boldsymbol{\beta}, \sigma_{B0}^2)} du \tag{B.53}$$

$$J_{i3st} = \int_{-\infty}^{\infty} \frac{\partial^2 g_i}{\partial \beta_s \partial \beta_t} e^{g_i(u|\boldsymbol{\beta}, \sigma_{B0}^2)} du \tag{B.54}$$

である．したがって，パラメータ $\boldsymbol{\gamma} = (\boldsymbol{\beta}^t, \sigma_{B0}^2)^t$ の最尤推定値は，次の Newton–Raphson 反復収束法を利用すればよい．

$$\hat{\boldsymbol{\gamma}}^{(k+1)} = \hat{\boldsymbol{\gamma}}^{(k)} - \left(\frac{\partial^2 l}{\partial \boldsymbol{\gamma}^2}\right)_{\hat{\boldsymbol{\gamma}}^{(k)}}^{-1} \left(\frac{\partial l}{\partial \boldsymbol{\gamma}}\right)_{\hat{\boldsymbol{\gamma}}^{(k)}} \tag{B.55}$$

ただ，σ_{B0}^2 については，式 (B.50) より

$$\hat{\sigma}_{B0}^{2(k+1)} = \frac{1}{N} \sum_{i=1}^{N} \left(\frac{\hat{J}_{i2}}{\hat{J}_{i0}}\right)_{\hat{\boldsymbol{\beta}}^{(k)}} \tag{B.56}$$

という更新法も考えられる．

B.2.3　Poisson 回帰モデル

ここでも，Model IV の場合を考える．記号の変更 (B.27) に注意して式 (B.25) の対数尤度を計算すると

$$l(\boldsymbol{\beta}, \Phi) = -\frac{N}{2}\log(2\pi\sigma_{B0}^2) + \sum_{i=1}^{N}\sum_{j=0}^{T}(-\log y_{ij}! + y_{ij}\boldsymbol{x}_{ij}^t\boldsymbol{\beta})$$

$$+ \sum_{i=1}^{N}\log\int_{-\infty}^{\infty}e^{g_i(u|\boldsymbol{\beta},\sigma_{B0}^2)}du \quad (B.57)$$

ここで

$$g_i(u \mid \boldsymbol{\beta}, \sigma_{B0}^2) = u\sum_{j=0}^{T}y_{ij} - \sum_{j=0}^{T}\exp(\boldsymbol{x}_{ij}^t\boldsymbol{\beta} + u) - \frac{u^2}{2\sigma_{B0}^2} \quad (B.58)$$

である．$g_i(\cdot)$ に関する必要な偏微分は以下のとおりである．

$$\frac{\partial g_i}{\partial \beta_s} = -\sum_{j=0}^{T}y_{ij}x_{sij}\exp(\boldsymbol{x}_{ij}^t\boldsymbol{\beta} + u) \quad (B.59)$$

$$\frac{\partial^2 g_i}{\partial \beta_s \partial \beta_t} = -\sum_{j=0}^{T}y_{ij}x_{sij}x_{tij}\exp(\boldsymbol{x}_{ij}^t\boldsymbol{\beta} + u) \quad (B.60)$$

$$\frac{\partial g_i}{\partial \sigma_{B0}^2} = \frac{u^2}{2\sigma_{B0}^4} \quad (B.61)$$

そうすると，対数尤度の $\boldsymbol{\beta}, \sigma_{B0}^2$ に関する偏微分の計算から Newton–Raphson 法などの反復収束法により最尤推定値を求める一連のプロセスは，混合効果ロジスティック回帰モデルのプロセス，式 (B.48)〜(B.56)，と同じである．

B.3　積 分 の 評 価

さて，ロジスティック回帰モデルと Poisson 回帰モデルの最尤推定値を求めるプロセスに含まれる積分の項は $x = u/(\sqrt{2}\sigma_{B0})$ なる変数変換をすることにより

$$\int_{-\infty}^{\infty}f(x)e^{-x^2}dx = \int_{-\infty}^{\infty}e^{\log f(x)-x^2}dx = \int_{-\infty}^{\infty}e^{g(x)}dx \quad (B.62)$$

の定数倍と表現される．そこで，どのような関数 $f(x)$ でも，式 (B.62) の積分を計

算できるようにするために，$f(x)$，つまり，$g(x)$ を近似する方法を考えよう[4)27)]．

B.3.1　Laplace 近似

それには，関数 $g(x)$ をある x の値 $x = a$ の周りの Taylor 級数展開を行い 2 次の項で近似する方法（quadratic approximation）が考えられる．つまり，$x = a$ の周りに 2 次の項まで展開すると

$$g(x) \approx \tilde{g}(x \mid a) = g(a) + (x-a)g'(a) + \frac{1}{2}(x-a)^2 g''(a) \tag{B.63}$$

となり，これを式 (B.62) に代入すると

$$\int_{-\infty}^{\infty} e^{g(x)} dx \approx e^{g(a)} \int_{-\infty}^{\infty} \exp\left\{(x-a)g'(a) + \frac{1}{2}(x-a)^2 g''(a)\right\} dx$$

$$= \sqrt{\frac{2\pi}{-g''(a)}} \exp\left\{g(a) - \frac{(g'(a))^2}{2g''(a)}\right\} \tag{B.64}$$

と近似できる．問題は x 軸のどの点の周りに展開するかであるが，関数 $g(x)$ が単峰（unimodal）であれば，関数の最大となる点 x_{max}，つまり，$g'(x_{max}) = 0$，の周辺で近似する方法が最適であることがわかる．この最大値をとる点で Taylor 級数展開の 2 次までの項で近似する方法が Laplace 近似（Laplace approximation）である．すなわち，

$$g(x) \approx \tilde{g}(x \mid x_{max}) = g(x_{max}) + \frac{1}{2}(x-x_{max})^2 g''(x_{max}) \tag{B.65}$$

で近似することにより

$$\int_{-\infty}^{\infty} e^{g(x)} dx \approx \sqrt{-\frac{2\pi}{g''(x_{max})}} e^{g(x_{max})} \tag{B.66}$$

ここで，最大値では関数の 1 次微分は 0，2 次微分は負であることに注意．

具体的な計算のプロセスを説明するために，以下では，ロジスティック関数が一つの場合の簡単な積分

$$\int_{-\infty}^{\infty} \frac{\exp(\sqrt{2}(x-3))}{1+\exp(\sqrt{2}(x-3))} e^{-x^2} dx = \int_{-\infty}^{\infty} e^{g(x)} dx \tag{B.67}$$

を考えよう．ここで

$$g(x) = \sqrt{2}(x-3) - \log\{1 + \exp(\sqrt{2}(x-3))\} - x^2 \tag{B.68}$$

であり，それぞれの微分は

$$g'(x) = \sqrt{2} - \sqrt{2}\frac{\exp(\sqrt{2}(x-3))}{1+\exp(\sqrt{2}(x-3))} - 2x \tag{B.69}$$

$$g''(x) = -2\frac{\exp(\sqrt{2}(x-3))}{(1+\exp(\sqrt{2}(x-3)))^2} - 2 \tag{B.70}$$

となる．Newton–Raphson の反復収束法により $g'(x) = 0$ を解いて $x_{max} = 0.6814$ のとき最大値をとる．そこで，具体的に式 (B.63) を利用して $x = 2$ の周りで近似した場合と，式 (B.65) の Laplace 近似を利用した場合とを比較して，ロジスティック関数 $g(x)$ とその近似関数 $\tilde{g}(x)$ 更には，被積分関数である $e^{g(x)}$ と $e^{\tilde{g}(x)}$ を比較した図を，それぞれ，図 B.1 と図 B.2 に示した．Laplace 近似がより良い近似であることがわかるだろう．ちなみに，この積分は，式 (B.66) より 0.03975172 と計算される．この値の妥当性を検証するために，台形公式 (trapezoid rule) を利用して，

$$L = -5, \quad U = 5, \quad h = \frac{U-L}{K}, \quad x_k = L + (k-1)h, \quad k = 1,\ldots, K$$

と設定して

$$\int_{-\infty}^{\infty} e^{g(x)} dx \approx h \left\{ \frac{1}{2} e^{g(L)} + \sum_{k=1}^{K-1} e^{g(x_k)} + \frac{1}{2} e^{g(U)} \right\} \tag{B.71}$$

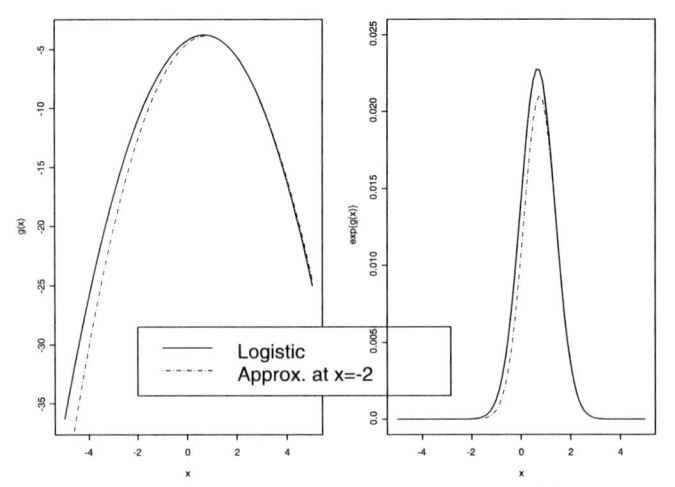

図 **B.1** 式 (B.68) で定義される関数 $g(x)$（左図）と被積分関数 $e^{g(x)}$（右図）の $a = 2$ の場合の式 (B.63) での近似関数との比較

B.3 積分の評価

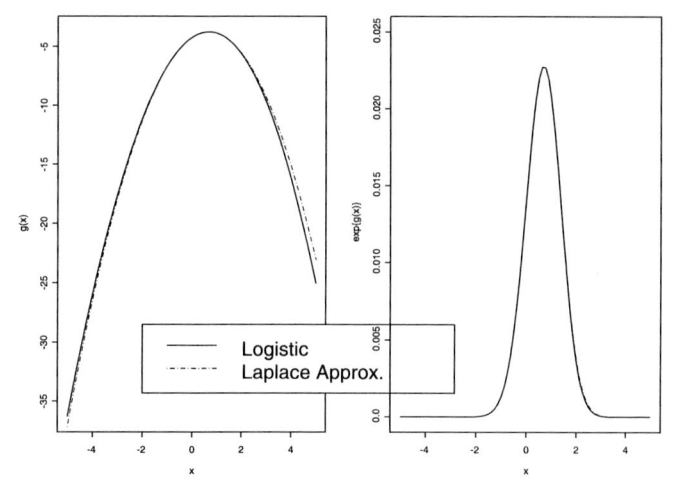

図 **B.2** 式 (B.68) で定義される関数 $g(x)$(左図)と被積分関数 $e^{g(x)}$(右図)の式 (B.65) による Laplace 近似の関数との比較

で求めた.$K = 10$ で 0.03963643,$K = 100$ で 0.03963724,$K = 1000$ で 0.03963724 であり,Laplace 近似がかなり正確であることが確認できる.

B.3.2 Gauss–Hermite 求積法

一方で,数値積分つまり,数値求積法 (numerical quadrature method) として

$$\int_{-\infty}^{\infty} f(x)dx \approx \int_{a}^{b} f(x)dx \approx \sum_{m=1}^{M} w_m f(x_m) \tag{B.72}$$

という形はよく知られている.ここで,$a = x_1 < \cdots < x_M = b$ はノード (nodes, abscissa) であり,w_m は正の重みである.この特殊なケースに式 (B.71) の台形公式も含まれる.混合効果モデルでよく使われる数値求積法には,次の Gauss–Hermite 求積法 (Gauss–Hermite quadrature formula) がある.変量効果に正規分布を仮定して導かれた混合効果モデルの尤度では,被積分関数が $f(x)e^{-x^2}$ の形となるが,そのようなケースに有効な方法で,

$$\int_{-\infty}^{\infty} f(x)e^{-x^2} dx \approx \sum_{m=1}^{M} w_m f(x_m) \tag{B.73}$$

と展開する.この方法の重要なポイントは Gaussian kernel と呼ばれる原点に $\exp(-x^2)$ の項があり,原点からわずかな距離で急速に 0 になるので,ほぼどの

表 B.1　Gauss–Hermite 求積法の $K=15$ の場合のノードと重み (x_m, w_m), $m=1,\ldots,15$

No.	x_m	w_m
1, 9	± 4.499990707	1.5224758×10^{-9}
2, 10	± 3.669950373	$1.05911555 \times 10^{-6}$
3, 11	± 2.967166928	$1.000044412 \times 10^{-4}$
4, 12	± 2.325732486	0.002778068843
5, 13	± 1.719992575	0.0307800339
6, 14	± 1.136115585	0.158488916
7, 15	± 0.565069583	0.412028687
8	0	0.564100309

ような関数 $f(x)$ でも x 軸ノードと重みは不変でよい，ということである．この意味で，ノードと重みのペアの「分布」

$$(x_m, w_m), \quad m = 1, 2, \ldots, M$$

は M が奇数のとき，ほぼ原点を通り，原点に対称な「分布」である．表 B.1 には $M=15$ の場合のノードと重み (x_m, w_m), $m=1,\ldots,15$ を掲載してあるが，ノードは左右対称なので，± を付け，重みは同じである．もちろん，近似の程度はノードの数 M に依存するが，表 B.1 の裾の方の重みの値を見てもわかるとおり，M の数が大きくなるにつれて裾の重みが 0 に急速に収束するので，$M \geq 15$ 以上であれば実質的な精度の改善はない，と言える．

そこで，式 (B.67) の評価に $M=15$ の Gauss–Hermite 求積法を適用してみたところ

$$\int_{-\infty}^{\infty} \frac{\exp(\sqrt{2}(x-3))}{1+\exp(\sqrt{2}(x-3))} e^{-x^2} dx = \int_{-\infty}^{\infty} (e^{g(x)+x^2}) e^{-x^2} dx$$

$$= \sum_{m=1}^{13} w_m e^{g(x_m)+x_m^2}$$

$$= 0.03963724$$

であり，式 (B.71) で求めた（ほぼ）真値に一致した．

B.3.3　適応型 Gauss–Hermite 求積法

式 (B.67) の簡単なケースでは Gauss–Hermite 求積法は真値に一致したが，一般にはそうはいかない．ここでは，更に精度を上げる工夫を紹介しよう．Gauss–Hermite 求積法は，どのような関数 $f(x)$ でも，原点の周りで近似する方法である

が，単に原点の周りで近似するよりは，Laplace 近似と同様に最大値をとるノード x_{max} の周りで近似する方が精度は良くなるはずである．更に，ノードの値も関数の最大値周辺の尖り具合，言い換えれば，関数の広がり具合を考慮に入れて，尖りが強ければ，ノードの間隔は狭く，尖りが弱ければノード間隔を広くする，といった，関数の最大値と形状に適応してノード間隔を選ぶことにより精度はよくなることが期待される．このように，関数の最大値をとるノード x_{max} を探して（通常 Newton–Raphson 法などの反復収束法で計算），関数の尖りの程度に適応してノード間隔を選ぶ方法を適応型 Gauss–Hermite 求積法（adaptive Gauss–Hermite quadrature）[*1]と呼ぶ．ところで，関数の最大値周辺の尖りの程度は関数の 2 次微分の絶対値であり，それは，分布の「標準偏差」に対応する量なので，

$$\hat{\sigma} = [-g''(x_{max})]^{-1/2} \tag{B.74}$$

と設定し，x_{max} の周りの基準化

$$y = \frac{x - x_{max}}{\sqrt{2}\hat{\sigma}} \tag{B.75}$$

を考える．ここで $\sqrt{2}$ が含まれているのは，式 (B.18), (B.25) でも見られるように，変量効果に正規分布を仮定する場合を想定しているためである．つまり，適応型 Gauss–Hermite 求積法では

$$\begin{aligned}
\int_{-\infty}^{\infty} f(x)e^{-x^2}dx &= \int_{-\infty}^{\infty} e^{g(x)}dx \\
&= \sqrt{2}\hat{\sigma} \int_{-\infty}^{\infty} e^{g(x_{max}+\sqrt{2}\hat{\sigma}x)}dx \\
&= \sqrt{2}\hat{\sigma} \int_{-\infty}^{\infty} e^{g(x_{max}+\sqrt{2}\hat{\sigma}x)+x^2} e^{-x^2}dx \\
&\approx \sqrt{2}\hat{\sigma} \sum_{m=1}^{M} w_m \exp\{g(x_{max}+\sqrt{2}\hat{\sigma}x_m) + x_m^2\}
\end{aligned} \tag{B.76}$$

で近似する．なお，Gauss–Hermite 求積法で，ノードの数が一つ（$M=1$）の場合は，$x_1 = 0, w_1 = \sqrt{\pi}$ であるので，適応型 Gauss–Hermite 求積法の近似値は式 (B.65) の Laplace 近似の値に一致する．

[*1] 注意したい点は，通常の Gauss–Hermite 求積法より精度の改善が期待される，という意味であり，この方法が最適であるとは言えない．

式 (B.67) のロジスティック関数の例に適用してみると

$$\int_{-\infty}^{\infty} \frac{\exp(\sqrt{2}(x-3))}{1+\exp(\sqrt{2}(x-3))} e^{-x^2} dx = \int_{-\infty}^{\infty} e^{g(x)} dx$$
$$= \sqrt{2}\hat{\sigma} \int_{-\infty}^{\infty} e^{g(x_{max}+\sqrt{2}\hat{\sigma}x)+x^2} e^{-x^2} dx$$
$$= \sqrt{2}\hat{\sigma} \sum_{m=1}^{13} w_m e^{g(x_{max}+\sqrt{2}\hat{\sigma}x_m)+x_m^2}$$
$$= 0.03963724$$

となり，通常の Gauss–Hermite 求積法と同じく真値に一致している．

B.3.4　より現実的な例への適用

式 (B.67) は少々簡単な例であったが，もう少し現実的な例として，第 8 章での呼吸器疾患に関するプラセボ対照 RCT のデータへの混合効果ロジスティック回帰モデルの Model IV

$$\begin{aligned} \operatorname{logit} \operatorname{Pr}(y_{ij}=1 \mid b_{0i}) &= \beta_0 + b_{0i} + \beta_1 x_{1i} + \beta_2 x_{2ij} \\ &\quad + \beta_3 x_{1i} x_{2ij} + \boldsymbol{w}_i^t \boldsymbol{\xi} \\ &= \beta_0 + \beta_1 x_{1i} + \beta_2 x_{2ij} + \beta_3 x_{3ij} \\ &\quad + \beta_4 x_{4ij} + \beta_5 x_{5ij} + \beta_6 x_{6ij} + b_{0i} \\ &= \boldsymbol{x}_{ij}^t \boldsymbol{\beta} + \boldsymbol{z}_{ij}^t \boldsymbol{b}_i \\ b_{0i} &\sim N(0, \sigma_{B0}^2) \end{aligned}$$

を考えよう．ここに，$x_{3ij} = x_{1i} \times x_{2ij}$，他の共変量 $(x_{4ij}, x_{5ij}, x_{6ij})^t$ は，（施設，女性，年齢）の 3 つで，それぞれの係数ベクトルが $\boldsymbol{\xi} = (\beta_4, \beta_5, \beta_6)^t$ である．モデルの最尤推定値（p.112）を利用するとして，

1) Intercept: $\hat{\beta}_0 = -0.28$
2) treatment: $\hat{\beta}_1 = -0.18$
3) postc: $\hat{\beta}_2 = -0.10$
4) treatment*postc: $\hat{\beta}_3 = 2.07$
5) 変量効果の標準偏差：$\hat{\sigma}_{B0} = \sqrt{5.745}$

を採用し，プラセボ群のある患者 i のデータが，

1) 施設：centre=1（$\hat{\beta}_4 =: 2.0$（centre $= 2$）; $=0$（centre $= 1$））
2) 性別：gender=1（$\hat{\beta}_5 = -0.41$）
3) 年齢：age=23（$\hat{\beta}_6 = -0.03$）
4) 治療群：treatment=0（プラセボ群）
5) 呼吸器の状態の推移：$\boldsymbol{y}_i = (1, 0, 0, 1, 1)^t$

である場合を考えよう．まず，式 (B.44), (B.51) で，変数変換 $u = \sqrt{2}\hat{\sigma}x$ を施して

$$J_{i0} = \int_{-\infty}^{\infty} e^{g_i(u|\hat{\boldsymbol{\beta}}, \hat{\sigma}_{B0}^2)} du = \sqrt{2}\hat{\sigma}_{B0} \int_{-\infty}^{\infty} e^{h_i(x)} dx$$

を計算してみよう（積分の前の定数 $\sqrt{2}\hat{\sigma}_{B0}$ は含めない）．ここで，

$$h_i(x) = -\sum_{j=0}^{T} y_{ij} x + \sum_{j=0}^{T} \log[1 + \exp\{\boldsymbol{x}_{ij}^t \hat{\boldsymbol{\beta}} + \sqrt{2}\hat{\sigma}_{B0} x\}] - x^2$$

である．さて，上記の患者の場合は，性と年齢以外の共変量の影響は 0 であるので

$$\boldsymbol{x}_{i0}^t \hat{\boldsymbol{\beta}} = \hat{\beta}_0 - 0.41 \times \text{gender} - 0.03 \times \text{age} = -1.38$$

$$\boldsymbol{x}_{ij}^t \hat{\boldsymbol{\beta}} = \hat{\beta}_0 + \hat{\beta}_2 - 0.41 \times \text{gender} - 0.03 \times \text{age} = -1.48, \quad j = 1, \ldots, 4$$

となるので

$$\begin{aligned} h_i(x) = {} & 3x - \log[1 + \exp(-1.38 + \sqrt{2}\hat{\sigma}_{B0} x)] \\ & - 4\log[1 + \exp(-1.48 + \sqrt{2}\hat{\sigma}_{B0} x)] - x^2 \end{aligned} \tag{B.77}$$

である．また，

$$\begin{aligned} h'(x) = {} & 3 - 2x - \sqrt{2} * \hat{\sigma} \frac{\exp(-1.38 + \sqrt{2}\hat{\sigma}_{B0} x)}{1 + \exp(-1.38 + \sqrt{2}\hat{\sigma}_{B0} x)} \\ & - 4\sqrt{2}\hat{\sigma} \frac{\exp(-1.48 + \sqrt{2}\hat{\sigma}_{B0} x)}{1 + \exp(-1.48 + \sqrt{2}\hat{\sigma}_{B0} x)} \\ h''(x) = {} & -2 - 2\hat{\sigma}^2 \frac{\exp(-1.38 + \sqrt{2}\hat{\sigma}_{B0} x)}{[1 + \exp(-1.38 + \sqrt{2}\hat{\sigma}_{B0} x)]^2} \\ & - 8\hat{\sigma}^2 \frac{\exp(-1.48 + \sqrt{2}\hat{\sigma}_{B0} x)}{[1 + \exp(-1.48 + \sqrt{2}\hat{\sigma}_{B0} x)]^2} \end{aligned}$$

である．まず，Laplace 近似を適用した結果を図 B.3 に示す．最大値のノードは $x_{max} = -0.018416$ であった．近似された積分は $I_i = 0.2732907$ であるが，図

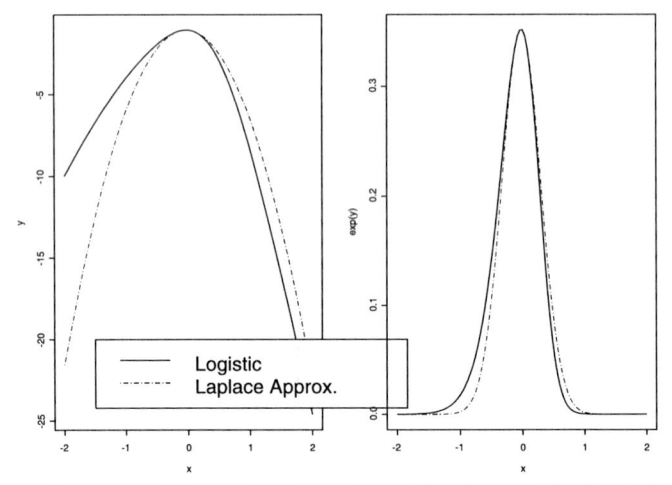

図 B.3 式 (B.77) で定義される関数 $h(x)$（左図）と被積分関数 $e^{h(x)}$（右図）の式 (B.65) による Laplace 近似の関数との比較

から見る限り，Laplace 近似では関数の近似が良くない．そこで，$M = 15$ の Gauss–Hermite 求積法と適応型 Gauss–Hermite 求積法を適用してみた．それぞれ 0.2606460, 0.2849804 と計算された．積分の真値を求めるのに，台形公式の式 (B.71) を利用して計算してみた．$L = -4, U = 4$ として，$K = 10$ で 0.3198999，$K = 50$ で，0.2849809，$K = 100$ で 0.2849809 であり，適応型 Gauss–Hermite 求積法が最も真値に近いことがわかるだろう．

次は，計算が少々複雑な 2 次微分が含まれる式 (B.54) の J_{i3st} を計算してみよう．ここでは，性 $(s = 5)$，年齢 $(t = 5)$ の 2 次部分を考える．この場合，i, j にかかわらず $x_{sij} = 1$, $x_{tij} = 23$ であるので，

$$\frac{\partial^2 g_i}{\partial \beta_s \partial \beta_t} = 23 \left\{ \frac{\exp(-1.38 + u)}{[1 + \exp(-1.38 + u)]^2} + 4 \cdot \frac{\exp(-1.48 + u)}{[1 + \exp(-1.48 + u)]^2} \right\}$$

となるので，

$$J_{i3st} = \int_{-\infty}^{\infty} \frac{\partial^2 g_i}{\partial \beta_s \partial \beta_t} e^{g_i(u|\hat{\boldsymbol{\beta}}, \hat{\sigma}_{B0}^2)} du = \sqrt{2}\hat{\sigma}_{B0} \int_{-\infty}^{\infty} e^{h_i(x)} dx$$

ここで

$$h_i(x) = \log\left(\frac{\exp(-1.38 + \sqrt{2}\hat{\sigma}_{B0}x)}{[1 + \exp(-1.38 + \sqrt{2}\hat{\sigma}_{B0}x)]^2} + 4 \cdot \frac{\exp(-1.48 + \sqrt{2}\hat{\sigma}_{B0}x)}{[1 + \exp(-1.48 + \sqrt{2}\hat{\sigma}_{B0}x)]^2}\right)$$
$$+ \log 23 + 3x - \log[1 + \exp(-1.38 + \sqrt{2}\hat{\sigma}_{B0}x)]$$

B.3 積分の評価

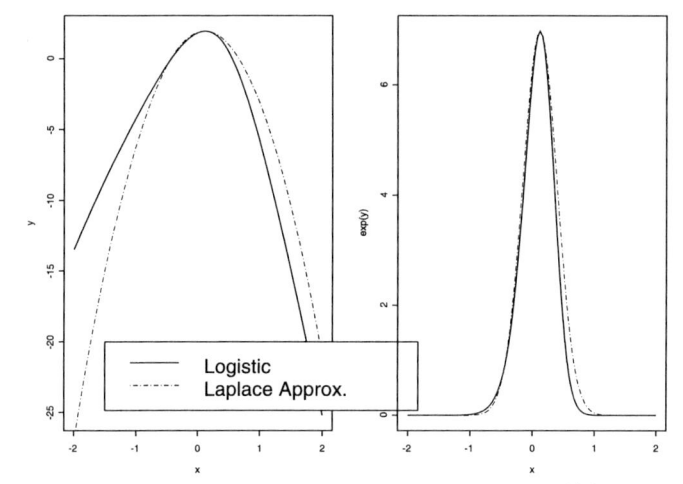

図 **B.4** 式 (B.78) で定義される関数 $h(x)$（左図）と被積分関数 $e^{h(x)}$（右図）の式 (B.65) による Laplace 近似の関数との比較

$$-4\log[1+\exp(-1.48+\sqrt{2}\hat{\sigma}_{B0}x)] - x^2 \tag{B.78}$$

である．偏微分の計算は省略しよう．積分の前の定数 $\sqrt{2}\hat{\sigma}_{B0}$ は含めない積分の評価に Laplace 近似を適用した結果を図 B.4 に示す．最大値のノードは $x_{max} = 0.1161$ であった．近似された積分は $I_i = 4.856587$ であるが，図から見る限り，Laplace 近似では関数の近似が良くない．そこで，$M = 15$ の Gauss–Hermite 求積法と適応型 Gauss–Hermite 求積法を適用してみた．それぞれ 4.053789, 4.331131 と計算された．積分の真値を求めるのに，台形公式の式 (B.71) を利用して計算してみた．$L = -4, U = 4$ として，$K = 10$ で 5.061485，$K = 50$ で，4.331131，$K = 100$ で 4.331131 であり，今回は適応型 Gauss–Hermite 求積法が真値に一致している．

同様に式 (B.52)～(B.54) なども，少々式が複雑になるが，計算し，式 (B.55) などの Newton–Raphson 反復収束法を利用して最尤推定値を求めればよい．

文　献

1) Aitkin, M., Anderson, D. and Hinde, J. Statistical modelling of data on teaching styles (with discussion). *Journal of Royal Statistical Society, Series A*, **144**: 419–461 (1981).
2) Daniels, M.J. and Hogan, J.W. *Missing Data in Longitudinal Studies - Strategies for Bayesian Modelling and Sensitivity Analysis*. Chapman & Hall/CRC (2008).
3) Davis, C.S. Semi-parametric and non-parametric methods for the analysis of repeated measurements with applications to clinical trials. *Statistics in Medicine*, **10**: 1959–1980 (1991).
4) Demidenko, E. *Mixed Models - Theory and Applications with R*. 2nd ed. John Wiley & Sons (2013).
5) Dempster, A.P., Laird, N.M. and Rubin, D.B. Maximum likelihood from incomplete data via the EM algorithm. *Journal of the Royal Statistical Society, Series B*, **39**: 1–22 (1977).
6) Diggle, P.J., Heagerty, P., Liang, K.Y. and Zeger, S.L. *Analysis of Longitudinal Data*, 2nd ed. Oxford University Press (2002).
7) Efron, B. *The Jackknife, the Bootstrap and Other Resampling Plans*. SIAM (1982).
8) Everitt, B.S. A Monte Carlo investigation of the likelihood ratio test for the number of components in a mixture of normal distributions. *Multivariate Behavioral Research*, **16**: 171–180 (1981).
9) Everitt, B.S. and Pickles, A. *Statistical Aspects of the Design and Analysis of Clinical Trials* (Revised Edition); Section 6.8, Other methods for the analysis of longitudinal data, pp.170–173, Imperial College Press (2004).
10) Everitt, B.S. and Hothorn, T. *A Handbook of Statistical Analysis Using R*, 2nd ed. CRC Press (2010).
11) Fitzmaurice, G.M., Laird, N.M. and Ware, J.H. *Applied Longitudinal Analysis*. 2nd ed. John Wiley & Sons (2011).
12) Greenhouse, S.W. and Geisser, S. On methods in the analysis of profile data. *Psychometrika*. **24**: 95–112 (1959).
13) Hardin, J.W. and Hilbe, J.M. *Generalized Estimating Equaitions*, 2nd ed. CRC Press (2013).
14) Huynh, H. and Feldt, L.S. Estimation of the Box correction for degrees of freedom for sample data in randomized block and split-plot designs. *Journal of Education Statistics*, **1**: 69–82 (1976).
15) Laird, N.M. and Ware, J.H. Random-effects models for longitudinal data. *Biometrics*, **38**: 963–974 (1982).
16) Little, R.C., Milliken, G.A., Stroup, W.W., Wolfinger, R.D. and Shabenberger, O. *SAS for Mixed Models*, 2nd ed. SAS Institute (2006).
17) Little, R.J.A. and Rubin, D.B. *Statistical Analysis with Missing Data* 2nd ed. John

Wiley & Sons (2002).
18) McLachlan, G.J. On bootstrapping the likelihood ratio test statistics for the number of components in a normal mixture. *Applied Statistics*, **36**: 318–324 (1987).
19) McLachlan, G.J. and Peel, D. *Finite Mixture Models*. John Wiley & Sons (2000).
20) Lee, Y., Nelder, J.A. and Pawitan, Y. *Generalized Linear Models with Random Effects - Unified Analysis via H-likelihood*. Chapman & Hall/CRC (2006).
21) Lin, H., McCulloch, C.E., Turnbull, B.W., Slate, E.H. and Clark L.C. A latent class mixed model for analysing biomarker trajectories with irregularly scheduled observations. *Statistics in Medicine*, **19**: 1303–1318 (2000).
22) Lin, H., Turnbull, B.W., McCulloch, C.E. and Slate, E.H. Latent class models for joint analysis of longitudinal; biomarker and event process data: application to longitudinal prostate-specific antigen readings and prostate cancer. *Journal of the American Statistical Association*, **97**: 53–65 (2002).
23) Marcus, R., Peritz, E. and Gabriel, K.R. On closed testing procedures with special reference to ordered analysis of variance. *Biometrika*, **67**: 655–660 (1976).
24) Muthen, B. and Shedden, K. Finite mixture modeling with mixture outcomes using the EM algorithm. *Biometrics*, **55**: 463–469 (1999).
25) Nakamura, R., Tango, T., Taguchi, N. and Hida, E. A mixture model combined with proportional odds model for longitudinal measurement data in randomized controlled trials. *The 28th International Biometric Conference*, Kobe (2012).
26) Pinheiro, J.C. and Bates, D.M. *Mixed-Effects Models in S and S-PLUS*. Springer-Verlag (2000).
27) Press, W.H., Teukolsky, S.A., Vetterling, W.T. and Flannery, B.P. *Numerical Recipes, the Art of Scientific Computing*, 3rd ed. Cambridge University Press (2007).
28) Proudfoot, J., Goldberg, D., Mann, A., Everitt, B.S., Marks, I. and Gray, J.A. Computerized, interactive multimedia cognitive-behavioural program for anxiety and depression in general practice. *Psychological Medicine*, **33**: 217–227 (2003).
29) Satterthwaite, F.E. Synthesis of Variance. *Psychometrika*, **6**: 309–316 (1941).
30) Schwartz, S., Raskin, P., Fonseca, V. and Graveline, J.F. Effect of troglitazone in insulin-treated patients with type II diabetes mellitus. *New England Journal of Medicine*, **338**: 861–866 (1998).
31) Skene, A.M and White, S.A. A latent class model for repeated measurements experiments. *Statistics in Medicine*, **11**: 2111–2122 (1992).
32) Self, S.G. and Liang, K.Y. Asymptotic properties of maximum likelihood estimates and likelihood ratio tests under nonstandard conditions. *Journal of American Statistical Association*, **82**: 605–610 (1987).
33) Thall, P. and Vail, S.C. Some covariance models for longitudinal count data with overdispersion. *Biometrics*, **46**: 657–671 (1990).
34) Thode, Jr., H.C., Finch, S.J. and Mendell, N.R. Simulated percentage points for the null distribution of the likelihood ratio test for a mixture of two normals, *Biometrics*, **44**: 1195–1201 (1988).

35) Taguchi, N. and Tango, T. A latent class mixture model combined with proportional odds model for repeated measurements in clinical trials. *The 24th International Biometric Conference*, Dublin (2008).
36) Tango, T. A mixture model to classify individual profiles of repeated measurements. In *Data Science, Classification and Related Methods*, Hayashi et al. (eds.). Springer-Verlag, 247–254 (1998).
37) Tango, T. Sample size formula for randomized controlled trials with counts of recurrent events. *Statistics and Probability Letters*, **79**: 466–472 (2009).
38) Tango, T. On the repeated measures designs and sample sizes for randomized controlled trials. *Biostatistics* (In press).
39) Verbeke, G. and Lesaffre, E. A linear mixed-effects model with heterogeneity in the random-effects population. *Journal of the American Statistical Association*, **91**: 217–221 (1996).
40) Verbeke, G. and Lesaffre, E. The effect of misspecifying the random effects distribution in linear mixed models for longitudinal data. *Computational Statistics and Data Analysis*, **23**: 541–556 (1997).
41) Verbeke, G. and Molenberghs, G. *Linear Mixed Models for Longitudinal Data*. Springer-Verlag (2001).
42) White, I.R., Royston, P. and Wood, A.M. Multiple imputation using chained equations: issues and guidance for practice. *Statistics in Medicine*, **30**: 377–399 (2011).
43) 矢野右人, 鈴木 宏, 熊田博光, 清水 勝, 林 直諒, 丹後俊郎. 慢性肝炎に対するグリチロン錠二号の二重盲検法による治療効果の検討. 臨床と研究, **66**: 2629–2644 (1989).
44) 丹後俊郎. 臨床試験における経時的測定データの解析のための混合分布モデル. 応用統計学, **18**: 143–161 (1989).
45) 丹後俊郎. 医学データ―デザインから統計モデルまで―, 第3章：経時的繰り返し測定に基づく治療効果の評価. データサイエンスシリーズ 10, 共立出版 (2002).
46) 丹後俊郎. 無作為化比較試験―デザインと統計解析, 第4章：経時的繰り返し測定の評価. 医学統計学シリーズ 5, 朝倉書店 (2003).
47) 丹後俊郎, Taeko Becque. ベイジアン統計解析の実際―WinBUGS を利用して. 医学統計学シリーズ 9, 朝倉書店 (2011).
48) 丹後俊郎, 山岡和枝, 高木晴良. 新版ロジスティック回帰分析―SAS を利用した統計解析の実際. 統計ライブラリー, 朝倉書店 (2013).
49) 髙田理浩, 丹後俊郎. 消化器疾患領域において患者日誌から症状消失の治療効果を推測する統計モデルの検討. 統計関連学会連合大会, 東京大学, 9月13～16日 (2014).

索　引

A

abscissa　233
adaptive Gauss–Hermite quadrature　235
adjusted effect size　9
adjustment　8
analysis of covariance（ANCOVA）　8
analysis of variance（ANOVA）　14
analysis of variance model　4
ANCOVA　8, 38
ANCOVA 型モデル　36, 41, 43, 44, 82, 113, 136, 196
ANCOVA-type model　36
ANOVA　14

B

baseline period　1
Bayes の定理　143
Bayesian　143
Bayesian inference　143
Bonferroni の調整法　7, 18
Brooks–Gelman–Rubin 診断　150
burn-in sample　148, 153

C

CFB　69
　——の平均値の差　69

change from baseline（CFB）　69
complete case analysis　58, 210, 213
compound symmetry　22, 36
compound symmetry model　24, 53
confidence interval　144
covariate adjustment　2
credible interval　144
CS　24

D

density　148

E

endpoint　1, 20, 211
exchangeable　22
exchangeable model　24

F

first-order autoregressive model　24
fixed-effects　16, 35, 46
follow-up period　1
frequentist　143

G

Gauss–Hermite 求積法　233
　適応型——　101, 128, 235
Gauss–Hermite quadrature formula　233

Gaussian kernel 233
general autoregressive model 24
generalized linear mixed-effects model 190

H

heterogeneous variance covariance 29
history 148
homogeneous variance covariance 29

I

ignorable maximum likelihood method 58
improper prior 145
imputation 150
imputation model 216
interaction 17
intra-cluster correlation coefficient 197
inverse probability weighting (IPW) 191
IPW法 191

L

Laplace 近似 231, 237
Laplace approximation 231
last observation carried forward 216
latent class model 163
latent profile model 163
likelihood 143
likelihood-based ignorable analysis 58, 191
linear contrast 19
linear mixed-effects model 46
link funciton 190
LOCF 2, 216
logistic regression model 97
long format 64, 95

M

MAR 46, 191, 212, 213
Markov chain Monte Carlo 144
MCAR 46, 211
MCMC 144
MI 191
MICE 218
missing at random (MAR) 46
missing completely at random (MCAR) 46
missing data 1, 15, 210
missing data mechanism 211
missing not at random (MNAR) 58
mixed-effects model 46
mixing probability 165
mixture distribution 163
mixture model 163
ML 227
MNAR 58
Monte Carlo シミュレーション 205
multiple imputation 191, 216
—— by chained equation 218

N

nodes 233
non-inferiority margin 195
non-inferiority test 195
non-informative prior 144
non-proportional odds model 169
numerical quadrature method 233

O

omnibus test 17
outcome 211

P

PA-model 104

索引　　245

pattern mixture model　215
Poisson 回帰モデル　156, 200, 208, 225, 230
population-average model　96, 104
posterior distribution　143
principle of closed testing procedure　18
prior distribution　143
proc glm　10
proportional odds assumption　169
proportional odds model　163

R

random-effects　16, 35, 46
randomized controlled trials（RCT）　143
ratio of odds ratio　99
RCT　143
reference category　16, 25, 99
reference group　25
REML　23, 46, 227
repeated measures design　1
repeated measures model　35
response profile　1
restricted maximum likelihood（REML）　23, 227
RM モデル　35, 39, 68
Rubin のルール　219

S

sample size　2, 15
Satterthwaite の方法　26, 57, 228
selection model　211
sensitivity analysis　210
serial correlation　15
split-plot design　14
　——の分散分析　21
SS-model　104
subject-specific model　96, 104
$S:T$ デザイン　3, 190, 191, 193, 201, 205

T

trapezoid rule　232
treatment period　1

U

unstructured　45
unstructured model　24, 27

ア 行

1 次自己回帰モデル　24
1：1 デザイン　2, 198, 203
1：T デザイン　4, 190, 192, 197, 200
一般化線形混合効果モデル　190
一般自己回帰モデル　24

エンドポイント　1, 211

オッズ比の比　99

カ 行

改善オッズ比　169
完全ケース解析　58, 210
完全ケースデータ　68
感度分析　210

基準カテゴリー　16, 25, 99
基本デザイン　4
共分散分析　8, 12
　——型の解析　2
共変量調整　2

クラスター内相関係数　197

結果変数　1, 211
欠測データ　1, 15, 58, 210
欠測データメカニズム　211

交互作用　10, 17
　「個体 × 時点」の――　15
　「時点 × 群」の――　23
　「薬剤群 × 時点」の――　22
交絡因子　8
「個体 × 時点」の交互作用　15
個体特異的モデル　96, 104, 107
混合確率　165
混合効果モデル　46
混合分布　163
混合分布モデル　163

　　　　サ　行

最尤推定量　227
　制限付き――　227
サンプルサイズ　2, 15, 190

事後分布　143
事前分布　143
　正しくない――　145
時点間相関　15, 22, 34, 36, 46, 53
「時点 × 群」の交互作用　23
自由度修正の方法　23
主要評価項目　20
信用区間　144
信頼区間　144

推定された密度関数　148
数値求積法　233

正規線形回帰　48
正規線形回帰モデル　145, 192, 222, 226
制限付き最尤推定量　227
制限付き最尤法　23, 46
積分の評価　230
線形混合効果モデル　46
線形対比　19, 25, 43
潜在クラスモデル　163
潜在プロファイル　164
　――の個数　170
潜在プロファイルモデル　163, 164, 168

選択モデル　211

総括的な検定　17
相対的帰属確率　166

　　　　タ　行

対応のあるオッズ比　107
台形公式　232
多重補完法　191, 216

調整　8
調整された効果の大きさ　9
治療期間　1
治療効果の不偏推定値　37

追跡期間　1

適応型 Gauss–Hermite 求積法　101, 128, 235

等分散共分散　29
等分散・等相関　22, 36
等分散・等相関モデル　24, 26, 53, 60

　　　　ナ　行

ノード　233

　　　　ハ　行

パターン混合モデル　215
反応プロファイル　1, 15, 161

非比例オッズモデル　169
評価項目　1
比例オッズ性の仮定　169
比例オッズモデル　163, 168, 169
非劣性検定　195, 205
非劣性マージン　195, 205
頻度論者　143

不等分散共分散　29
分散共分散構造　23
分散分析　14
分散分析モデル　4, 16

ベイジアン　143
ベイジアン推測　143
閉手順の原理　18
ベースライン期間　1
ベースラインデータ　1
変量効果　16, 35, 46, 48

補完　150
補完モデル　216
母集団平均モデル　96, 104, 105
母数効果　16, 35, 46
発作率の比の比　124

マ　行

無構造　45

無構造モデル　24, 26, 27, 60
無作為化比較試験　143
無視できる最尤法　58, 88
無情報事前分布　144

ヤ　行

「薬剤群 × 時点」の交互作用　22
薬効プロファイル　15

尤度　143
尤度に基づく無視できる解析　58, 191

ラ　行

連結関数　190

ロジスティック回帰モデル　97, 151, 197, 206, 224, 228

著者略歴

丹後俊郎(たんごとしろう)

1950年　北海道に生まれる
1975年　東京工業大学大学院理工学研究科修了
　　　　国立保健医療科学院を経て
現　在　医学統計学研究センター長
　　　　医学博士

医学統計学シリーズ 10
経時的繰り返し測定デザイン
―治療効果を評価する混合効果モデルとその周辺―　　定価はカバーに表示

2015年 9月15日　初版第1刷
2022年 2月25日　　　第3刷

　　　　　　　　　　　　著　者　丹　後　俊　郎
　　　　　　　　　　　　発行者　朝　倉　誠　造
　　　　　　　　　　　　発行所　株式会社　朝　倉　書　店
　　　　　　　　　　　　　　　　東京都新宿区新小川町 6-29
　　　　　　　　　　　　　　　　郵便番号　162-8707
　　　　　　　　　　　　　　　　電　話　03(3260)0141
　　　　　　　　　　　　　　　　ＦＡＸ　03(3260)0180
　　　　　　　　　　　　　　　　https://www.asakura.co.jp

〈検印省略〉

Ⓒ 2015〈無断複写・転載を禁ず〉　　　　　中央印刷・渡辺製本

ISBN 978-4-254-12880-2　C 3341　　Printed in Japan

JCOPY　〈出版者著作権管理機構 委託出版物〉

本書の無断複写は著作権法上での例外を除き禁じられています．複写される場合は，
そのつど事前に，出版者著作権管理機構（電話 03-5244-5088, FAX 03-5244-5089,
e-mail: info@jcopy.or.jp）の許諾を得てください．

好評の事典・辞典・ハンドブック

物理データ事典	日本物理学会 編	B5判 600頁
現代物理学ハンドブック	鈴木増雄ほか 訳	A5判 448頁
物理学大事典	鈴木増雄ほか 編	B5判 896頁
統計物理学ハンドブック	鈴木増雄ほか 訳	A5判 608頁
素粒子物理学ハンドブック	山田作衛ほか 編	A5判 688頁
超伝導ハンドブック	福山秀敏ほか編	A5判 328頁
化学測定の事典	梅澤喜夫 編	A5判 352頁
炭素の事典	伊与田正彦ほか 編	A5判 660頁
元素大百科事典	渡辺 正 監訳	B5判 712頁
ガラスの百科事典	作花済夫ほか 編	A5判 696頁
セラミックスの事典	山村 博ほか 監修	A5判 496頁
高分子分析ハンドブック	高分子分析研究懇談会 編	B5判 1268頁
エネルギーの事典	日本エネルギー学会 編	B5判 768頁
モータの事典	曽根 悟ほか 編	B5判 520頁
電子物性・材料の事典	森泉豊栄ほか 編	A5判 696頁
電子材料ハンドブック	木村忠正ほか 編	B5判 1012頁
計算力学ハンドブック	矢川元基ほか 編	B5判 680頁
コンクリート工学ハンドブック	小柳 洽ほか 編	B5判 1536頁
測量工学ハンドブック	村井俊治 編	B5判 544頁
建築設備ハンドブック	紀谷文樹ほか 編	B5判 948頁
建築大百科事典	長澤 泰ほか 編	B5判 720頁

価格・概要等は小社ホームページをご覧ください．